Dr. med. Petra Bracht
Prof. Dr. Claus Leitzmann

KLARTEXT ABNEHMEN

mosaik

Für unsere Kinder,
deren Kinder
und alle Kinder dieser Welt

Dr. med. Petra Bracht
Prof. Dr. Claus Leitzmann

KLARTEXT ABNEHMEN

Die Antworten auf alle wichtigen Fragen
Wie Sie dauerhaft Ihr Wunschgewicht erreichen

Plus 4-Wochen-Programm
mit Rezepten von Nicole Just
und Übungen von Roland Liebscher-Bracht

MOSAIK

MIX
Papier | Fördert gute Waldnutzung
FSC® C011124

Penguin Random House Verlagsgruppe FSC® N001967

1. Auflage
Originalausgabe Januar 2023

Übungsfotos: Liebscher & Bracht
Umschlag: Sabine Kwauka
Umschlagmotiv: shutterstock/TrifonenkoIvan
Redaktion: Sylvie Hinderberger (Buch I), Dr. Karin Henke-Wendt (Buch II und III)
Satz: Satzwerk Huber, Germering
Druck und Bindung: Mohn Media Mohndruck GmbH, Gütersloh
Printed in Germany
KW · IH
ISBN 978-3-442-39406-7
www.mosaik-verlag.de

Inhalt

BUCH II: DER BESTE WEG ZUM EFFIZIENTEN UND GESUNDEN ABNEHMEN

BUCH III: DER EINFLUSS VON STOFFWECHSEL UND NÄHRSTOFFEN AUF DAS ABNEHMEN

Anhang

Anstatt einer Einleitung

Liebe Leserin, lieber Leser,

immer mehr Menschen wiegen zu viel. Übergewicht ist heute längst nicht mehr das Problem ein paar weniger, sondern beinahe zur »Normalität« geworden. Gesund ist es deshalb aber noch lange nicht – im Gegenteil.

Dass sich wohl die wenigsten Übergewichtigen wirklich gut in ihrer Haut fühlen, ist das eine. Viel bedenklicher aber ist, dass mit dem Gewicht auch die Zahl der damit unvermeidlich verbundenen Krankheiten deutlich ansteigt, genauso wie das Risiko, viel zu früh sterben zu müssen.

Übergewicht öffnet so gut wie jeder Zivilisationskrankheit Tür und Tor. Denn der Körper gerät dadurch in eine Schieflage, aus der er sich nicht mehr selbst heraushelfen kann. Dabei vermag unser körpereigenes Selbsthilfesystem, der »innere Arzt«, Unvorstellbares zu leisten. Allerdings nur dann, wenn die »Arbeitsbedingungen« unseren genetischen Anforderungen entsprechen. Doch um diese Voraussetzungen wiederherzustellen oder zu optimieren, muss man wissen, wie die Funktionsebenen des Menschen in all ihren Vernetzungen wirken. Wie laufen biologische Details ab? Warum und wie reagiert der Körper in seiner Ganzheit? Und vor allem: Was können wir selbst dazu beitragen, damit es uns besser geht? Ein Riesenschritt in diese Richtung ist, sich von seinen überflüssigen Pfunden zu befreien. Es ist einfach offensichtlich, dass dauerhaftes Übergewicht krank macht, während Normgewicht zumindest bessere Voraussetzungen schafft, auch in späteren Zeiten Gesundheit zu erleben. Genau das ist der Grund, warum wir dieses Buch geschrieben haben!

Dieses Buch spricht Klartext.

Natürlich wissen wir, dass es bereits sehr viele Abnehmratgeber gibt. Allerdings versprechen die meist mehr, als sie halten können. Dieses Buch dagegen spricht Klartext. Wir haben dafür unsere Kenntnisse und Erfahrungen aus Wissenschaft und praktischer Medizin vereint, um gemeinsam wieder Klarheit zu schaffen – so wie wir es bei »Klartext Ernährung«, dem Vorgänger dieses Titels, auch schon getan haben. Wir wollen Ihnen als Leser Sicherheit geben und zeigen, was es wirklich heißt, gesund und dauerhaft abzunehmen.

Die Grundlagen für dieses anspruchsvolle Vorhaben sind die Beobachtungen der Naturgesetze, zuverlässig bestätigte wissenschaftliche Erkenntnisse und langjährige Erfahrungen. Neben unserer eigenen Berufserfahrung als Ärztin und Wissenschaftler greifen wir auch auf hochkarätiges Forscherwissen zurück, das in Studien von unabhängigen Wissenschaftlern die vielen positiven Ergebnisse und Heilungsverläufe bestätigt, die durch die richtige Ernährung und den daraus resultierenden Gewichtsverlust erzielt werden können. Gerade deshalb dürfen Sie sicher sein, dass unser Abnehmkonzept für Sie zu keiner Zeit gefährlich wird. Denn Ihr Körper bekommt alle Nährstoffe in der besten Zusammensetzung, die er für einen erfolgreichen Abnehmstoffwechsel und ein neues schlankes, gesundes Leben braucht.

Denn Tatsache ist auch: Das Problem mit dem Übergewicht lässt sich nicht lösen, wenn wir nur sieben Tage weniger essen, und leider auch dann nicht, wenn aus dieser einen Woche ein paar Wochen werden. Trotzdem versuchen es viele immer wieder. Etwa die Hälfte aller Erwachsenen hierzulande hat schon einmal eine Diät gemacht. Die meisten davon erfolglos.

Abzunehmen ist eben gar nicht so leicht – und das Gewicht dann dauerhaft zu halten erst recht nicht. Neben der Macht der Gewohnheiten lauern an jeder Ecke Fallstricke, die unsere guten Vorsätze untergraben. Evolutionäre Programme müssen beachtet, alte Verhaltensmuster überwunden und neue Routinen geschaffen werden. Wenn wir dauerhaft erfolgreich abnehmen wollen, müssen wir lernen, wieder auf die Signale unseres Körpers zu achten. Vor allem aber müssen wir wissen, was wir essen dürfen, sonst schlägt die Waage spätestens dann, wenn wir wieder beginnen, »normal« zu essen, schneller als gedacht erneut nach oben aus, und am Ende zeigt sie oft sogar noch mehr an als vor der Diät.

Im antiken Griechenland stand der Begriff »Diät« für eine gesunde Lebens- und Ernährungsweise und nicht als Synonym für eine Schlankheitskur. Genau zu dieser ursprünglichen Bedeutung müssen wir auch wieder zurück, wenn wir Übergewicht dauerhaft loswerden wollen. Um unser Wunschgewicht wirklich zu erreichen und es dann auch über viele Jahre zu halten, müssen wir unsere Ernährung grundlegend umstellen. Unser 4-Wochen-Programm ist der perfekte Einstieg dafür. Woche für Woche wird Fett verbrannt. Sie werden sich stetig besser fühlen und immer beweglicher werden. Krankheitssymptome werden verschwinden, Fett- und andere Blutwerte in den Normbereich zurückkehren. Und das, obwohl Sie jeden Tag zwei- bis dreimal genussvoll essen.

Um unser Wunschgewicht zu erreichen und zu halten, müssen wir unsere Ernährung grundlegend umstellen.

Es ist höchste Zeit für eine neue Herangehensweise an das Thema »gesundes, erfolgreiches Abnehmen«. Die Wissenschaft hat diesbezüglich wirklich viel zu bieten. Es geht also nicht um neue Hypes, um weitere Diäten, um noch mehr unseriöse Empfehlungen zum Thema Abnehmen, sondern um Fakten, wissenschaftlich erforscht und bewiesen.

Wir unterstützen Sie mit den neuesten ernährungswissenschaftlichen Erkenntnissen und Forschungsergebnissen und der Erfahrung aus über 30 Jahren ernährungsmedizinischer

Praxistätigkeit mit Patienten. Wir scheuen uns dabei auch nicht, unbequem zu werden und Sie zu Ihrem eigenen Vorteil zu fordern. Wir sprechen Klartext, auch wenn es vielleicht ab und an nervt und unbequem ist. Aber letzten Endes zählt das Ergebnis – und das wird Ihre Erwartungen nicht enttäuschen. Ganz im Gegenteil! Vielleicht fragen Sie sich gerade, warum Sie das alles nicht schon früher gewusst haben. Grübeln Sie nicht. Heute ist heute, und deswegen starten Sie JETZT!

Wir freuen uns darauf, Sie auf dem Weg zu Ihrem Wunschgewicht begleiten zu dürfen!

Ihre

Petra Bracht und Claus Leitzmann

Leseanleitung für dieses Buch

Drei Bücher in einem? Vielleicht kommt Ihnen diese Aufteilung schon bekannt vor. Auch bei unserem letzten gemeinsamen Buch »Klartext Ernährung« haben wir uns kurzerhand dazu entschlossen, aus einem Buch drei Bücher zu machen. Warum wir es hier wieder so machen? Weil Sie so Ihren Entschluss abzunehmen viel effizienter umsetzen können. Es steht Ihnen dabei völlig frei, ob Sie die Bücher in der Reihenfolge lesen, wie wir sie geschrieben haben, oder ob Sie einfach im Inhaltsverzeichnis nachschauen, was Sie besonders interessiert. Ob Sie Ihren gesunden Abnehmprozess starten und sich währenddessen in aller Ruhe die nötigen Informationen anlesen oder das Buch von Anfang bis Ende durchgehen und die Inhalte anschließend in die Tat umsetzen.

Wenn Sie, wovon wir ausgehen, direkt mit dem Abnehmen loslegen wollen, dann werden Sie am besten gleich aktiv und starten mit **Buch I** und unserem 4-Wochen-Abnehmprogramm. Damit geht es Ihren Fettzellen endgültig an den Kragen, und Ihre Gesundheit beginnt zurückzukehren. Selbst wenn Sie sich bisher (noch) nicht krank gefühlt haben, wird sich Ihr Wohlgefühl spürbar steigern.

Vielleicht erscheint es Ihnen etwas ungewöhnlich, dass wir gleich in die Vollen gehen. Doch das hat den Vorteil, dass Sie schon mittendrin sind in Ihrem neuen Leben, wenn Sie beginnen, sich mit dem spannenden Hintergrundwissen zum erfolgreichen und gesunden Abnehmen zu beschäftigen.

In **Buch II** finden Sie alle Informationen, die Sie brauchen, um bei Ihrem Vorhaben am Ball zu bleiben. Sie werden immer besser verstehen, warum die herkömmliche Ernährung und der heutige Lebensstil nicht nur übergewichtig machen, sondern auch krank. Wenn Sie das erst einmal wissen, werden Sie erkennen, dass unser Abnehmprogramm gleichzeitig auch diejenige Ernährung ist, mit der Sie diese negativen Entwicklungen wieder umkehren können. Wissen ist Macht – und Motivation pur.

Und wir setzen mit **Buch III** noch einen drauf: Darin erfahren Sie wirklich alle Details, die wir beim Thema gesundes Abnehmen für essenziell halten – von der Physiologie unseres Körpers bis hin zu Lebensmitteln und Nährstoffen, die das dauerhafte Abnehmen erfolgreich unterstützen.

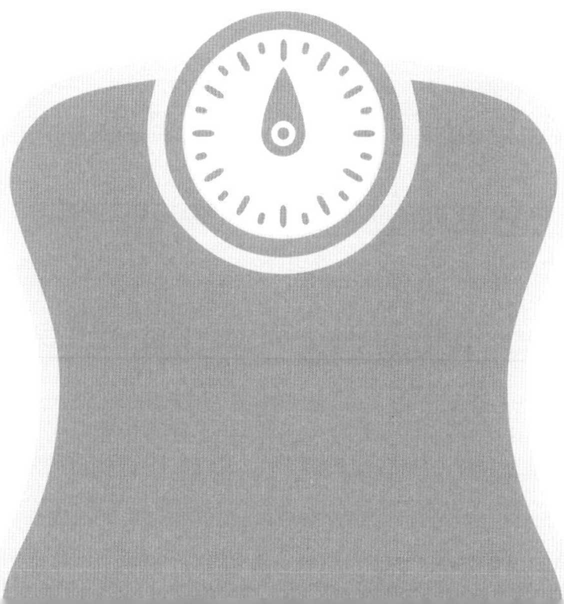

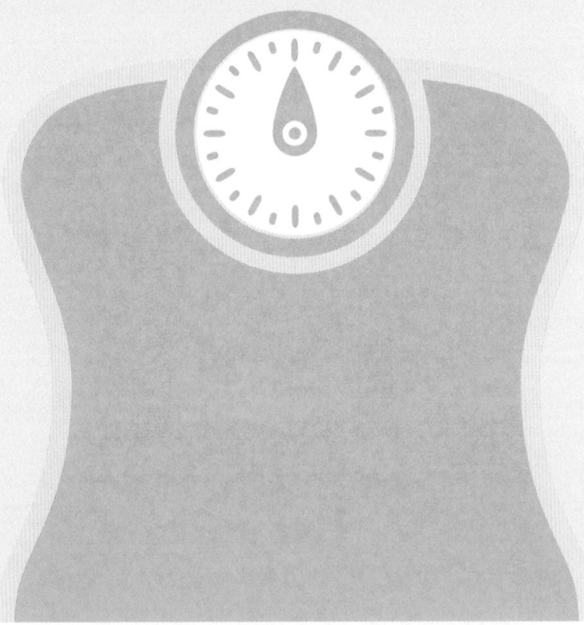

BUCH I

UNSER 4-WOCHEN-ABNEHM-PROGRAMM

I.
Sie wollen abnehmen? Also fangen Sie an!

»Der Weg zur Gesundheit führt durch die Küche, nicht durch die Apotheke.«

Sebastian Kneipp (1821–1897)

Wir meinen es ernst – und deshalb fallen wir gleich mal mit der Tür ins Haus: Deutschland wird immer dicker. 53 % der Erwachsenen haben einen Body-Mass-Index (BMI) von mehr als 25, fast 14 % davon sind sogar fettleibig (adipös), d. h., ihr BMI liegt über 30. Bei den über 65-Jährigen sind sogar fast 70 % der Männer und über 56 % der Frauen übergewichtig.

Mit den Kilos steigt das Risiko für schwere Krankheiten und einen frühzeitigen Tod.

Das Schlimmste daran ist nicht, dass all diese Menschen nicht dem vermeintlichen Schönheitsideal entsprechen – schlank, fit und jung aussehend –, wobei der soziale Druck nicht selten schwer auf ihnen lastet. Das Gefährliche ist, dass mit der Zahl der Kilos auch das Risiko für schwere Krankheiten und einen damit einhergehenden frühzeitigen Tod stetig steigt. Gerade die Fettdepots im Bauch (Eingeweidefett oder viszerales Fett) sind hochgradig krankheitsfördernd. Sie produzieren unter anderem entzündungsfördernde Botenstoffe (Zytokine), die Gefäßerkrankungen verursachen und im schlimmsten Fall zu Herzinfarkt und Schlaganfall führen können (siehe »Bauchfett ist ein stiller Killer«, Seite 227). Bei Frauen sollte der Bauchumfang in Höhe des Bauchnabels daher nicht mehr als 80 Zentimeter betragen, bei Männern nicht mehr als 94 Zentimeter. Liegt er darüber, ist es höchste Zeit abzunehmen.

Schieben Sie es nicht auf die lange Bank – tun ist besser als diskutieren. Mit unserem 4-Wochen-Abnehmprogramm (siehe Seite 48ff.) können Sie direkt anfangen. Diese vier Wochen genügen, damit sich die neue Ernährungs- und Lebensweise schon etwas festigt. Darüber hinaus wird Sie der Erfolg, den Sie auf der Waage sehen und an der Taille messen, beflügeln weiterzumachen. Also, warten wir nicht länger.

Während Sie sich Tag für Tag besser fühlen, können Sie sich in Ruhe mit dem Hintergrundwissen zum gesunden und erfolgreichen Abnehmen beschäftigen und sich durch den Rest dieses Buches lesen. Wir versprechen Ihnen, es wird spannend und Sie sicher noch mehr motivieren. Die Wissenschaft hat mittlerweile wirklich viel zum Thema »gesundes, erfolgreiches Abnehmen« zu bieten und bestätigt somit unsere jahrzehntelangen Erfahrungen aus der Praxis – genauso wie diese die Wissenschaft untermauern.

Die Wissenschaft bestätigt unsere jahrzehntelangen Erfahrungen aus der Praxis.

Die Vorteile unseres Abnehmprogramms

- Sie dürfen mehr und mit Genuss essen und werden endlich richtig satt.
- Ihre Nahrung ist von hoher Qualität, reich an Nähr–, Ballast- und sekundären Pflanzenstoffen und wenig verarbeitet.
- Sie hat eine perfekte glykämische Last.
- Sie enthält keine süchtig machenden Inhaltsstoffe, und Sie nehmen auch keine »dick machenden« Schadstoffe zu sich.
- Sie unterstützt den Aufbau eines gesunden Darmmikrobioms.
- Die Lebensmittel wirken entzündungshemmend.
- Heißhungerattacken bleiben aus.
- Sie nehmen kontinuierlich ab und können Ihr neues Gewicht auch halten.
- Ganz nebenbei tragen Sie zum Erhalt unserer Lebensgrundlagen bei.

1. Fünf Schritte zum Wohlfühlgewicht

Eins lässt sich leider nicht leugnen: Wenn Sie abnehmen wollen, haben Sie einen langen Weg vor sich. Denn was sich über Monate und Jahre, womöglich über Jahrzehnte angesammelt hat, verschwindet nicht einfach so innerhalb kurzer Zeit oder noch besser über Nacht. Es gibt für ein lang bestehendes Übergewicht keine kurzfristige Lösung. Deshalb können auch wir Ihnen hier keine Wunder versprechen. Was wir Ihnen aber versichern können: Große Veränderungen bewirken auch Großes.

Große Veränderungen bewirken Großes.

Es geht beim gesunden Abnehmen nicht darum, relativ schnell ein paar Pfunde zu verlieren, sondern darum, seine Essgewohnheiten langfristig zu verändern. Es gilt, die Schlüsselmechanismen des Körpers zu aktivieren, den Stoffwechsel anzukurbeln und die natürlichen Selbstheilungskräfte, Ihren »inneren Arzt«, im Kampf gegen Krankheiten und für mehr Wohlbefinden in Schwung zu bringen. Dann können Sie in Gesundheit schlank und dabei alt werden.

Die folgenden fünf Schritte bringen Sie ans Ziel.

1. Schritt: Setzen Sie auf Pflanzenkost

Wenn Sie abnehmen wollen, sollten Sie täglich nicht mehr als 1200 bis 1500 Kalorien zu sich nehmen – je nachdem wie viel Sie aktuell wiegen und wie aktiv Sie sind. Um trotzdem richtig satt zu werden, ist eine hohe Dichte an Mikronährstoffen wichtig und im Gegenzug eine niedrige Dichte an Kalorien. Genau das ist quasi automatisch der Fall, wenn Ihre künftige Nahrung einen möglichst hohen Anteil an Pflanzen und einen möglichst geringen Anteil an tierischen Produkten enthält. Statt industriell gefertigt sollte das, was Sie essen, außerdem wenig verarbeitet sein und im Idealfall aus kontrolliert biologischem Anbau stammen.

Vielseitige und ausgewogene Pflanzenkost versorgt Ihren Körper mit allem, was er braucht, ausgenommen Vitamin B_{12}, das supplementiert werden muss. Sie deckt den täglichen Bedarf an Nähr- und Wirkstoffen mehr als genug und liefert ausreichende Mengen an Eiweiß, selbst wenn Sie neben der Ernährungsumstellung viel Sport treiben. Die Geschmacksvielfalt und die reichlichen Makro- und Mikronährstoffe sorgen zudem dafür, dass Gelüste und Heißhunger bald ausbleiben und sich ein zufriedenes Sättigungsgefühl einstellt. So fällt Abnehmen leichter. Zudem verhindern Sie durch eine überwiegend pflanzliche Kost, dass Ihr Körper übersäuert und mögliche chronische Entzündungen weiter angefeuert werden.

Eine naturbelassene pflanzliche Kost mit ausreichend Ballaststoffen ist zudem ein Garant für eine optimal funktionierende Verdauung und ein gesundes, artenreiches Darmmikrobiom. Diese sind nach aktuellem wissenschaftlichen Stand nicht nur Voraussetzung für ein starkes Immunsystem, sondern spielen auch eine wichtige Rolle beim Abnehmen.

Das Mikrobiom von Übergewichtigen ist häufig durch falsche Essgewohnheiten, Fast Food, Fertig- und Industrienahrung, Zusatzstoffe, Gifte aus Pflanzenschutzmitteln, Schwermetalle, Bisphenole (Hormone aus Plastik) und viele andere Stoffe aus dem Gleichgewicht geraten. Es ist vor allem von schlechten Darmbakterien besiedelt, darunter solche, die durch den Verzehr von Fleisch und Eiern gefüttert werden sowie ein Molekül (Trimethylaminoxid, TMAO) produzieren, das die Entstehung von Bauchfett, Diabetes und Herzkrankheiten begünstigt. Doch Untersuchungen haben gezeigt, dass positive Veränderungen sehr schnell gehen können: Stellt man die Nahrung von fleischreich auf pflanzlich um, vermehren sich die guten Bakterienstämme so rasant, dass die Zahl der Darmbakterien mit reparierenden und entzündungsheilenden Aufgaben bereits nach 24 Stunden signifikant ansteigt.

Eine pflanzliche Ernährung ist nicht nur unserer Erfahrung nach die perfekte Ernährungsform, sondern auch aufgrund der objektiven Wissenschaft und Forschung. Sie retten mit ihr im besten Fall sich selbst – und auch das Leben vieler Tiere – und tragen zu einer besseren Klimabilanz bei.

Eine pflanzliche Ernährung ist die perfekte Ernährungsform – auch laut Wissenschaft und Forschung.

Jeder in seinem Tempo

Manche Menschen wollen und können von heute auf morgen 100 % geben und alles verändern. Andere tun sich vielleicht schwer damit, brauchen mehr Zeit und starten deswegen erst mal mit 50 %. Reduzieren Sie auf jeden Fall, soweit es Ihnen möglich ist, tierisches Eiweiß, das in Fleisch, Fisch, Milchprodukten und Eiern enthalten ist. Dasselbe gilt für Alkohol, Softdrinks und Zigaretten. Je weniger Sie davon konsumieren, desto eher erreichen Sie Ihr Wunschgewicht und verbessern Ihre Gesundheit.

2. Schritt: Meiden Sie Zwischenmahlzeiten

Unser Alltag ist oft hektisch, das färbt auch auf die Nahrungsaufnahme ab. Statt sich wie früher zu festen Uhrzeiten am Tisch zu versammeln, essen viele heute eher schnell zwischendurch oder sogar nebenbei – und kommen durch diese Häppchenmentalität schnell auf fünf oder mehr Mahlzeiten pro Tag.

Das Überangebot an Nahrung verleitet uns, beherzt zuzugreifen, wann immer sich die Möglichkeit bietet. Wir haben das Gefühl für richtigen Hunger und tatsächliche Sättigung verloren. Nicht nur die Fülle, die uns umgibt, verleitet uns permanent dazu, unserem Körper etwas zuzuführen, sondern auch die Art der Nahrung — meist ist sie zu fettig, zu salzig oder zu süß.

Unsere Gene sind auf den Wechsel zwischen Sättigung und Hunger programmiert.

Das ständige Essen und die seltenen Pausen zwischen den Mahlzeiten haben auch ihre Konsequenzen für unser Gewicht, unsere Gesundheit und das allgemeine Wohlbefinden. Denn unsere Gene sind von Natur aus auf den Wechsel zwischen Sättigung und Hunger programmiert. Nur in den

Ruhephasen, in denen unser Körper die zugeführte Nahrung ausreichend verarbeiten kann, können gesunderhaltende Mechanismen dafür sorgen, dass Abfallstoffe verwertet oder abtransportiert werden können. Wenn Sie gesund Gewicht verlieren wollen, müssen Sie also weg vom Snack zwischendurch und hin zu zwei oder drei größeren Mahlzeiten pro Tag.

Wer gesund Gewicht verlieren will, muss weg vom Snack zwischendurch hin zu zwei oder drei größeren Mahlzeiten pro Tag.

Allerdings: Auch wenn Sie sich an feste Essenszeiten gewöhnt haben, kann es sein, dass Sie einmal Gelüste oder eine richtige Heißhungerattacke überfallen. In diesen Momenten haben Sie zwei Möglichkeiten: Entweder Sie kämpfen gegen den Heißhunger an, da Ihre nächste Mahlzeit nicht mehr weit ist. Oder Sie geben sich den Gelüsten hin und gönnen sich gesunde Alternativen zu herkömmlichen Snacks. Oder Sie versuchen es mit einem großen Glas Wasser oder einer Tasse Tee. Sie bestimmen selbst, wie Sie in diesem Fall handeln.

Fünf Tipps, mit denen Sie Ihren Heißhunger besiegen:

- Achten Sie auf eine ausreichende Flüssigkeitszufuhr und trinken Sie ein großes Glas stilles Wasser oder eine Tasse Kräutertee.
- Überlegen Sie, ob es wirklich richtiger Heißhunger ist oder ob Sie nur gerne aus Langeweile zu kleinen Verführungen greifen möchten.
- Putzen Sie Ihre Zähne. Minzgeschmack neutralisiert, und Sie signalisieren Ihrem Körper, dass es erst einmal nichts zu essen gibt.
- Entfernen Sie sich aus der Küche oder gehen Sie direkt eine Runde an die frische Luft.
- Achten Sie in Zukunft darauf, dass Sie zu den Hauptmahlzeiten ausreichend essen und mit allen Makronährstoffen (Kohlenhydrate, Eiweiß und Fette) gut versorgt sind.

Oft signalisiert der Körper durch Gelüste, dass bestimmte Nährstoffe fehlen.

Manchmal lohnt es sich aber auch, Gelüsten nachzugeben und sie zu stillen. Denn oftmals signalisiert Ihnen Ihr Körper damit, dass Ihnen möglicherweise ein bestimmter Nährstoff fehlt oder dass Sie nicht ausreichend Kohlenhydrate, Eiweiß oder Fette zu sich genommen haben. Das ist jedoch kein Grund, zu Keksen, Chips oder Schokoriegeln zu greifen. Aufgrund des hohen Zucker- und Salzanteils sowie der gesättigten Fettsäuren werden Sie nämlich nur noch mehr davon essen wollen. Wie wäre es aber mit ein paar gesunden Snacks, die Sie genauso glücklich und satt machen können und Ihrem Gewichtsverlust insgesamt nicht im Weg stehen?

Leckere Rezeptideen für gesunde Snacks:

- **Trockenfrüchte** wie Datteln, Feigen, Aprikosen, Pflaumen und Rosinen sind nicht nur ausgesprochen süß, sondern auch noch reich an Nährstoffen.
- **Dunkle Zartbitterschokolade** oder Rohkostschokolade kann sehr zufriedenstellen. Achten Sie dabei auf einen Kakaoanteil von mindestens 80 % und gönnen Sie sich ein Stückchen. Optimalerweise enthält die Schokolade statt raffiniertem Zucker auch noch Dattelsüße oder Kokosblütenzucker. Schauen Sie sich dafür am besten einmal in einem Bioladen oder Reformhaus um.
- **Nussmischungen** jeder Art wie auch Nussmuse sind eine gesunde und ebenso leckere Alternative zu fettigen und verarbeiteten Süßigkeiten. Tipp: Eine Banane in Stücke schneiden und anschließend mit etwas Nussmus bestreichen. Sehr lecker, süß und sättigend zugleich!
- **Energiebällchen** mit Datteln, gehackten Nüssen und Rohkakao: Aus diesen wenigen Zutaten können Sie rohe Schokotrüffel zaubern. Dafür legen Sie Medjool-Datteln für einige Stunden in Wasser ein und zerhacken Nüsse

Ihrer Wahl. Nach einiger Zeit können Sie die beiden Zutaten zusammen mit 2–3 EL Kakaopulver pürieren und aus der Masse kleine Kugeln formen. Möchten Sie es extraschokoladig? Wälzen Sie die Trüffel anschließend noch einmal in Kakao oder Kokosraspeln.

3. Schritt: Essen Sie sich immer satt

Eine der besten Strategien gegen das ständige Zwischendurchsnacken ist, sich bei den vorgeschlagenen zwei oder drei Hauptmahlzeiten satt und zufrieden zu essen. Dass gerade das beim Abnehmen möglich sein soll, ist für viele unvorstellbar. Doch mit vollwertiger Pflanzenkost klappt es! Zum einen liegt das an der Vielfalt an pflanzlichen Lebensmitteln, die es Ihnen an nichts fehlen lassen (Ausnahme: Vitamin B_{12}, es muss supplementiert werden) und Ihren Geschmackssinn mehr als befriedigen werden. Durch den hohen Ballaststoffanteil verlangsamt sich zudem der Verdauungsprozess. Weil der Dünndarm durch die noch nicht vollständig verdaute Nahrung gut gefüllt ist, sendet eine Art »Sattbremse« in diesem letzten Abschnitt ein Signal ans Gehirn, dass noch kein Nachschub nötig ist.

Mit vollwertiger Pflanzenkost können Sie sich satt und zufrieden essen – und trotzdem abnehmen!

Neben grünem Blattgemüse sind vor allem Hülsenfrüchte eine gute Ballaststoffquelle. Sie sind zudem reich an Eiweiß und haben noch dazu einen positiven Effekt auf den Blutzucker. Ihre sättigende Wirkung hält sogar so lange an, dass Sie selbst bei der nächsten Mahlzeit weniger essen werden. In der Wissenschaft wird das als »Second Meal Effect« bezeichnet. Setzen Sie daher verstärkt auf Linsen, Erbsen, Bohnen, Kichererbsen, Erdnüsse und Soja.

Eine Suppe vor der Hauptmahlzeit trägt ebenfalls dazu bei, dass der Magen sich langsamer entleert – um ganze 25 %. Ein kleiner Salat dazu aktiviert die »Sattbremse« im Dünndarm zusätzlich. Beides führt dazu, dass Sie anschließend ganz von alleine weniger essen und kontinuierlich abnehmen, obwohl Sie zwei oder drei Portionen statt einer zu sich nehmen.

Wenn Sie bisher also befürchtet haben sollten, beim Abnehmen automatisch hungern zu müssen, und deshalb erst gar nicht den ersten Schritt gewagt haben, können wir Sie beruhigen: Wenn Sie gesund abnehmen, werden Sie bald keine Heißhungerattacken haben, und Ihr Magen wird nicht ständig erbarmungslos knurren. Der beste Beweis dafür sind die Rezepte unseres 4-Wochen-Abnehmprogramms (siehe ab Seite 72ff.).

Wenn Sie gesund abnehmen, werden Sie bald keine Heißhungerattacken mehr haben.

4. Schritt: Intervallfasten

Wichtig für das gesunde Abnehmen ist, dass sich Phasen, in denen Sie essen, mit solchen abwechseln, in denen Sie nicht essen. Dazu gehören über das Meiden von Snacks zwischendurch hinaus auch mehrstündige Essenspausen – welche aufgrund der guten Sättigungskraft pflanzlicher Kost aber kein Problem darstellen. Als sehr praktikabel hat sich dabei das 16/8-Intervallfasten erwiesen. Das heißt, Sie nehmen alle Mahlzeiten eines Tages innerhalb eines Zeitfensters von acht Stunden zu sich, und die anderen 16 Stunden essen Sie einfach nichts.

Was sich zunächst nach Verzicht und Kasteiung anhört, ist gut machbar, wenn Sie den richtigen Rhythmus dafür wählen. Für die meisten Menschen hat es sich bewährt, die Essenszeiten zwischen 12 Uhr mittags und 20 Uhr abends zu legen. Dadurch fällt der größte Teil der Fastenphase in die Nacht, in der Sie sowieso nicht essen, sondern schlafen. Wenn Sie 16/8-Intervallfasten regelmäßig praktizieren, wird es sehr schnell zur Gewohnheit.

Sie würden zwar noch effektiver abnehmen, wenn Sie die Essenphasen zwischen 8 und 16 Uhr legen. Dieses Zeitfenster ist aus chronobiologischer Sicht wohl das beste (siehe »Warum wir auf unsere innere Uhr hören sollten«, Seite 248). Allerdings sollten Sie sich auch nicht überfordern: Die Ernährung verändern, sich von alten Gewohnheiten trennen und dazu auch noch das Abendessen auslassen braucht schon einiges an Disziplin. Wer bis 20 Uhr essen darf, bleibt eher am Ball. Zumindest sagen das diejenigen, die sowieso nicht gerne frühstücken. Es bleibt daher Ihnen überlassen, welche Version Sie wählen. Das ist wichtig, wenn Sie auf Dauer Gewicht verlieren wollen.

Intervallfasten lässt Sie schlank und gesund alt werden.

Intervallfasten lässt Sie deshalb schlank und gesund alt werden, weil Sie dadurch das gesunde Gefühl von Sättigung und Hunger (wieder) kennenlernen. Indem Ihr Körper täglich von Aktivität zu Ruhephasen und damit vom Kohlenhydratstoffwechsel in den Fettstoffwechsel wechselt, verwertet er das Essen zudem optimal und muss die aufgenommenen Kalorien nicht in Fett umwandeln, um sie für »schlechte Zeiten« zu speichern. Sie profitieren stattdessen jeden Tag für einige Stunden von der Fettverbrennung, wobei zuerst das gefährliche Bauchfett abgebaut wird. Es wird zu sogenannten Ketonkörpern oder Ketonen abgebaut, die wiederum die Energieversorgung aller lebenswichtigen Organsysteme sicherstellen. Weil bei der Energiegewinnung mit Ketonkörpern weniger Sauerstoff benötigt wird, fallen außerdem wesentlich weniger aggressive Sauerstoffradikale an, die Schäden an den Zellwänden, aber auch am Erbgut verursachen können. Ketone wirken zudem beruhigend auf alle chronischen Entzündungsvorgänge und senken den »schlechten« LDL-Cholesterinspiegel. Selbst Krebszellen, die sich meist von Zucker ernähren, können sie den Garaus machen. Nicht zuletzt aktivieren die Ketone die Produktion der Stammzellen und sind somit mitverantwortlich für die Entstehung neuer Hirnzellen, die wiederum zusätzlich Botenstoffe wie Serotonin bilden, die uns in Hungerzeiten glücklich und zufrieden sein lassen. Dieses Fastenhoch, das man vom Heil- oder Langzeitfasten kennt, stellt sich übrigens auch beim Intervallfasten ein – und die damit einhergehende gute Stimmung trägt Sie quasi durch den Tag.

Keto- und Low-Carb-Diäten führen zur chronischen Übersäuerung des Körpers mit vielen negativen Folgen.

Wohlgemerkt: Das alles funktioniert nur, wenn Sie sich pflanzlich ernähren. Wird der ketogene Stoffwechsel dagegen durch eine stark fleischlastige Ernährung ausgelöst, kann das langfristig starke gesundheitsgefährdende Folgen haben. Weil Ketone an sich sauer sind, führen Keto- und Low-Carb-Diäten zu einer chronischen Übersäuerung des Körpers, die durch die zugleich hohe Eiweißzufuhr noch verstärkt wird. Das hat viele negative gesundheitliche Folgen wie Osteoporose, Nierenschäden oder Ablagerungen und Entzündungen in den Gefäßen. Gesund abnehmen geht anders.

Das Gehirn wird durch fleischlastige Keto-Diäten ebenfalls in Mitleidenschaft gezogen, weil es mehr als jedes andere Organ auf die regelmäßige Zufuhr von Zucker angewiesen ist. Bei weitgehendem Verzicht auf Kohlenhydrate muss dieser kompliziert aus Aminosäuren und Körperfetten hergestellt werden.

Während »normale« Keto-Diäten den Zustand des Fastens nur imitieren, um dadurch massiv die körpereigenen Fettdepots anzuzapfen, nutzen Sie beim 16/8-Intervallfasten mit überwiegend vollwertiger Pflanzenkost die Vorteile eines zeitweisen Ketonstoffwechsels auf sehr gesunde Weise zum dauerhaften Abnehmen und Schlanksein – so wie es genetisch vorgesehen ist.

Ein anderer Grund für den Gewichtsverlust beim Intervallfasten: Der Körper produziert beim Fasten das Hormon FIAF (Fasting-induced adipose factor), das die Fettspeicherung hemmt und zugleich den Fettabbau aktiviert (siehe Seite 254). Hier kommen abermals die gesunden Darmbakterien ins Spiel, die sich von Ballaststoffen ernähren. Denn sie erhöhen die FIAF-Produktion gewaltig. Da trifft es sich bestens, dass die Artenvielfalt der Darmbakterien beim Intervallfasten täglich bis zum Optimum zunimmt.

Ein weiteres Gewichtsregulans ist das Enzym AMPK, das ähnlich wie das Hormon FIAF den Schalter von Fettspeicherung auf Fettverbrennung umlegt (siehe Seite 260). Darüber hinaus reguliert AMPK – vor allem wenn wir uns im Hungermodus befinden, wie es beim Intervallfasten jeden Tag für ein paar Stunden geschieht – Verjüngungs- und Regenerationsprozesse.

Ein kleiner Wermutstropfen: AMPK rückt nicht nur den Fettdepots zu Leibe, sondern macht auch wieder Hunger. Möglicherweise lässt sich das jedoch durch den Verzehr von Nachtschattengewächsen wie Paprika, Auberginen, Tomaten, Kartoffeln, Chili, Gojibeeren oder rotem Pfeffer verhindern. Sie enthalten den sekundären Pflanzenstoff Nikotin, welches das im Gehirn ausgelöste Hungersignal reduziert und gleichzeitig die AMPK-Produktion im Körper erhöht.

Pflanzliches Intervallfasten ist *der* Königsweg zum Wohlfühlgewicht.

Pflanzliches Intervallfasten ist also *der* Königsweg zum Wohlfühlgewicht. Der renommierte Gen- und Altersforscher Professor David A. Sinclair von der Harvard University hält es sogar für die wirksamste Möglichkeit, die Zellen dauerhaft zu verjüngen und dadurch länger und vor allem gesund zu leben. Seine Forschungen haben ergeben, dass all die Krankheiten, an denen die meisten Menschen sterben, mit einer Ernährung mit zu hohem Anteil an tierischen Produkten (Fleisch, Fisch, Milchprodukte, Eier) und zugleich zu wenigen und zu kurzen Fastenperioden in Verbindung stehen. Denn beides lässt die Zellen schneller altern und entarten.

Auf einen Blick: Intervallfasten

- Sie essen täglich innerhalb von acht Stunden zwei bis drei Mahlzeiten. Die restlichen 16 Stunden wird gefastet (16/8-Intervallfasten).
- Wer mag, kann die Fastenphase mit der Zeit auf 18 oder sogar 20 Stunden ausweiten. Je länger die Essenspausen andauern, desto zügiger wird das Körperfett abgebaut – vor allem das gefährliche Bauchfett.
- Es gibt keine Zwischenmahlzeiten.
- Die idealen Essenszeiten liegen zwischen 12 Uhr mittags und 20 Uhr abends.
- Sind Sie abends eingeladen und können die Zeit nicht einhalten, nehmen Sie die erste Mahlzeit am nächsten Tag einfach entsprechend später zu sich. Steht ein Frühstück an, nehmen Sie die letzte Mahlzeit am vorherigen Tag früher ein, Hauptsache, Sie kommen auf Ihre 16-stündige Essenspause.
- Nehmen Sie kohlenhydratintensive Mahlzeiten bis in die frühen Nachmittagsstunden ein und setzen Sie abends auf pflanzliches Eiweiß, um nicht so schnell und so viel Insulin zu locken. Das unterstützt die nächtliche Fettverbrennung und die körpereigenen Aufräum- und Ausbesserungsarbeiten.
- Trinken Sie den ganzen Tag über mindestens 2,5–3 Liter Wasser und ungesüßten Tee – auch in den Essenspausen ist das erlaubt.

5. Schritt: Bewegen Sie sich

Ohne Bewegung funktioniert gesundes Abnehmen leider nicht. Bewegung macht uns im wahrsten Sinne des Wortes lebendig. Man verbraucht Kalorien, baut Fett ab und Muskeln auf. Außerdem wirkt Bewegung appetitmindernd und hilft auf diese Weise auch gegen Hunger. Schon etwa 7000 Schritte täglich, was insgesamt bis zu einer Stunde Gehen entspricht, reicht für diesen Regulationsmechanismus aus. Das ist leicht erreicht, wenn Sie jeden Tag einen längeren Spaziergang unternehmen und im Alltag beispielsweise fürs Einkaufen das Auto auch mal stehen lassen oder statt des Fahrstuhls konsequent die Treppe benutzen.

Bewegung verbraucht Kalorien, baut Fett ab und Muskeln auf.

Zusätzlich zur täglichen Bewegung empfehlen wir dreimal pro Woche je 45 Minuten beim Ausdauertraining richtig ins Schwitzen zu kommen, am besten draußen, weil der Sauerstoffgehalt höher ist und dadurch der Säure-Basen-Haushalt besser reguliert wird.

Am einfachsten ist es auch hier, wenn Sie laufen. Dazu brauchen Sie kein großes Equipment, und Sie können sich entsprechend Ihres Fitnesslevels immer weiter steigern. Starten Sie je nach individueller Leistungsfähigkeit mit langsamem Gehen, eventuell mit Walkingstöcken als Gleichgewichtstütze. In der nächsten Stufe setzen Sie die Stöcke bewusst ein, so wie es beim Nordic Walking eigentlich gedacht ist. Oder Sie gehen ohne Stöcke. So werden Sie mit der Zeit immer schneller, bis Sie am Ende ins Joggen wechseln – auch hier wieder zunächst langsam trabend, dann immer schneller werdend.

Generell ist Ausdauersport umso wirkungsvoller, je mehr verschiedene Muskeln dabei zum Einsatz kommen. Deswegen machen auch die Walkingstöcke Sinn, wenn man sie richtig zum Abstoßen einsetzt. Im Winter bietet sich alternativ Skilanglauf an. Auf dem Crosstrainer werden ebenfalls viele Muskeln gleichzeitig beansprucht, genauso wie beim Schwimmen. Allerdings ist es hier wichtig, sich für eine wirksame Belastung wirklich anzustrengen.

Ausdauersport ist umso wirkungsvoller, je mehr Muskeln zum Einsatz kommen.

Durch die Bewegung der Muskeln entstehen Botenstoffe, die den Stoffwechsel in anderen Organen direkt beeinflussen.

Noch schneller lässt sich der Körper neu ordnen und optimieren, wenn Sie zum Ausdauersport Krafttraining praktizieren und sich regelmäßig dehnen. Durch die Bewegung der Muskeln entstehen Botenstoffe, die Myokine (»mys« = Muskel, »kinos« = Bewegung), die den Stoffwechsel in anderen Organen auf direktem Wege beeinflussen. Die »Muskelhormone« sind dabei echte »Überredungskünstler«. Als Signalstoffe sind sie ausschlaggebend für die Aktivierung von Stoffwechselvorgängen in den Muskeln, der Leber und im Gehirn. Sie sorgen für die Vermehrung von Blutgefäßen, für Muskelwachstum, erhalten die Struktur und Funktion des Gehirns, kontrollieren die Verteilung von Fett und steuern den Abbau von Fett, insbesondere des gefährlichen Eingeweidefettgewebes.

Diese Erkenntnisse machen Sport und Bewegung endgültig zur Therapie. Sie zeigen, dass der Körper eine ganzheitliche Kommunikation nur aufrechterhalten kann, wenn er die Botenstoffe produziert, die spezielle Stoffwechselprozesse im Körper beeinflussen. Eine besondere Rolle kommt hier unseren Faszien (Bindegewebsstrukturen, die Muskeln und Organe umhüllen) bzw. dem mit Zwischenzellflüssigkeit gefüllten Raum zu. Denn ebenso wie die Nährstoffe und die Stoffwechselendprodukte müssen sich auch die Botenstoffe möglichst frei bewegen können. Und das gelingt nur, wenn die Struktur der Faszien durchlässig genug ist. Letzteres aber ist nur der Fall, wenn die Faszien durch die entsprechende Art der Muskeltätigkeit gut strukturiert werden.

Die Botenstoffe können sich nur frei bewegen, wenn die Struktur der Faszien durchlässig genug ist.

Petras Ehemann, der Schmerzexperte Roland Liebscher-Bracht, hat deswegen extra für dieses Buch ein einfaches, aber effektives Training für Sie zusammengestellt – egal auf welchem Fitnessniveau Sie sich befinden. Es nimmt gerade mal 15 Minuten pro Tag in Anspruch, aber unterstützt Ihr Abnehmen erheblich. Worauf es dabei besonders ankommt, erfahren Sie im Kapitel »So funktioniert unser 4-Wochen-Programm« (siehe Seite 48ff.).

Klartext

Gesundes dauerhaftes Abnehmen gelingt nur durch eine Ernährungsumstellung – weg von tierischen Produkten, hin zu pflanzlicher Kost. Genauso wichtig sind regelmäßige Essenspausen, also das Meiden von Snacks zwischendurch und eine 16-stündige Fastenphase (16/8-Intervallfasten). Dafür dürfen Sie sich in den täglichen zwei bis drei Mahlzeiten mit vollwertiger Pflanzenkost richtig satt essen, wodurch Heißhungerattacken ausbleiben. Das Tüpfelchen auf dem i ist regelmäßige Bewegung (fünf- bis sechsmal wöchentlich), die nicht nur Kalorien verbraucht, sondern durch den Muskelaufbau auch den Grundumsatz erhöht und den Fettstoffwechsel anregt.

2. Wie Sie alten Gewohnheiten ein Schnippchen schlagen

Gute Vorsätze sind das eine, sie umzusetzen das andere. Warum aber fällt es so schwer, neue Wege einzuschlagen, selbst wenn wir merken, wie gut uns eine neue, gesündere Ernährungsweise tut? Mangelnder Wille ist es weniger. Dass so viele Diäten scheitern, liegt einfach an unserer Natur.

Es ist unser biologisch eingebautes Bedürfnis, immer dann zu essen, wenn es etwas zu essen gibt. Genauso greifen wir automatisch zu Fettigem, Süßem und Stärkehaltigem, kurz: zu Hochkalorischem. Denn im Lauf der Evolution hat der Mensch gelernt, dass Nahrung nicht ständig in gleicher Menge verfügbar ist und es durchaus sein kann, dass es bald nichts mehr zu essen gibt. Aus diesem Grund hat es sich über Jahrmillionen bewährt, sich Fettpolster anzulegen.

Heute trifft dieses Prinzip für die meisten Menschen in den Wohlstandsgesellschaften nicht mehr zu. Trotzdem begleitet uns dieses instinktive Verhalten noch immer, und es wird vermutlich auch noch viele Tausende Generationen dauern, bis sich das ändert. Schließlich ist es fest in unserer DNA eingebaut. Es war und ist noch immer die Garantie dafür, dass wir als Spezies überleben.

Wir sind unseren Genen nicht machtlos ausgeliefert.

Wir sind unseren Genen jedoch nicht machtlos ausgeliefert, wie man lange Zeit dachte. Denn die Epigenetik, ein noch relativ junges Fachgebiet der Biologie, ist dafür verantwortlich, welche Faktoren die Aktivität eines Gens bestimmen. Zu diesen Faktoren zählen unter anderem unser Lebensstil und hier insbesondere unsere Ernährung und Bewegung, die durchaus in der Lage sind, bestimmte Gene quasi an- und auszuknipsen. Das gilt auch für die Übergewichtsgene.

So werden wir beispielsweise als gute oder schlechte Futterverwerter geboren. Doch durch unsere Ernährung haben wir großen Einfluss auf die Zusammensetzung unseres Darmmikrobioms und damit auch auf unsere Verdauung. Genauso können wir durch körperliche Aktivität bestimmen, wie viel der Nahrungsenergie unser Körper in Wärme umwandelt anstatt in Fettgewebe (siehe Seite 207).

Die mächtigsten Werkzeuge, die uns für die nötige Veränderung zur Verfügung stehen, sind unsere Ernährung und Bewegung – unterstützt durch viele begleitende Maßnahmen der täglichen Lebensführung wie gutem Schlaf, dem Beachten der Biorhythmen, Zufriedenheit mit dem Leben und Freude und Dankbarkeit für das Geschenk, überhaupt geboren zu sein.

Diese Geschenke sind so mächtig, dass sie sogar unsere Erbanlagen dahingehend beeinflussen können, dass sie negative, Krankheiten begünstigende Gene abschalten und positive gesundheitsfördernde Gene anschalten können.

Raus aus der Dopaminfalle

Unser Körper wird geregelt von Hormonen und Botenstoffen. Einer dieser Neurotransmitter ist Dopamin, dem bei Übergewicht eine tragende Rolle zukommt (siehe Seite 230). Es wird nämlich immer dann aktiviert, wenn wir einer »lustvollen« Tätigkeit nachgehen, Sex etwa oder auch Essen und Trinken. Dies ist abermals ein kluger Schachzug von Mutter Natur: Aktivitäten, die das Überleben sichern, werden mit Glücksgefühlen belohnt.

Dopamin kommt bei Übergewicht eine tragende Rolle zu.

Dopamin ist verantwortlich dafür, dass wir ständig und überall essen. Und weil gerade Fast Food, Fertignahrung und süße oder fettige Snacks das Hormon locken, greifen wir bevorzugt zu diesen Anti-Lebensmitteln. Die Marketingstrategien der Lebensmittelindustrie tun ihr Übriges dazu, uns zu verführen. Das Fatale ist nämlich, dass das Verlangen nach Dopamin nicht in irgendeiner Weise gedeckelt wird, sondern wir, wenn wir erst einmal auf den Geschmack gekommen sind, immer mehr davon haben wollen. Wir sind gierig nach den Glücksgefühlen und deshalb auch nach immer mehr von den Dingen, die uns den »Kick« bescheren. Und schon sitzen wir in der Falle (siehe Seite 230f.).

Die Leptinempfindlichkeit wieder aktivieren

Leptin signalisiert dem Gehirn nach der Nahrungsaufnahme, dass die Fettdepots aufgefüllt sind.

Ein weiteres Hormon beeinflusst unser Essverhalten maßgeblich: Leptin (siehe Seite 251). Es wird normalerweise nach der Nahrungsaufnahme ausgeschüttet, um dem Gehirn zu signalisieren, dass die Fettdepots aufgefüllt sind, das Essen somit seinen Zweck erfüllt hat und daher eingestellt werden kann. Ein angenehmes Gefühl der Sättigung macht sich breit.

Bei Übergewichtigen, deren Fettspeicher gut gefüllt sind, ist der Leptinspiegel eigentlich ständig erhöht. Trotzdem sind sie immer hungrig. Den Grund dafür haben Wissenschaftler erst nach langem Rätseln entdeckt: Es liegt am Insulin. Die Ausschüttung dieses Hormons wird vor allem durch Zucker, aber auch durch gesättigte Fettsäuren und tierisches Eiweiß gepusht und – jetzt kommt's – überdeckt selbst hohe Leptinspiegel, sodass das Gehirn diese einfach »übersieht« und sozusagen immer weiter auf das Signal wartet, dass genug gegessen wurde. Deswegen essen Übergewichtige viel mehr, als eigentlich nötig wäre, um satt zu sein. Und dadurch steigt das Gewicht zwangsläufig immer mehr an (siehe Seite 252).

Wenn Sie dagegen Süßigkeiten, Softdrinks, Fast Food und Fertignahrung, tierische Fette und Eiweiß meiden, normalisiert sich der Insulinspiegel im Blut, und das Gehirn kann auch das Leptin darin wieder wahrnehmen. Sie hören dann automatisch auf zu essen, wenn Sie satt sind, und es melden sich erst dann wieder Hungergefühle, wenn die Reserven aufgebraucht sind. Genau das bezwecken wir mit unserem 4-Wochen-Abnehmprogramm.

Alte Gewohnheiten durch neue ersetzen

Gesund abzunehmen und dauerhaft schlank zu bleiben beginnt also mit dem Wissen über die Mechanismen des Körpers – und wie wir sie beeinflussen können. Dabei geht es auch um die Macht der Gewohnheiten. Schließlich spielen unsere Essgewohnheiten eine wichtige Rolle.

Unsere Essgewohnheiten spielen eine große Rolle.

Jeder von uns trifft ständig größere oder kleinere Entscheidungen. Hunderte von Entscheidungen kommen so im Lauf des Tages zusammen – und wenn es oft die gleichen sind, dann werden daraus irgendwann Gewohnheiten. »Meistens macht man das, was man meistens macht«, ist eine gelungene Definition für den Begriff »Gewohnheit«. Denken Sie nur mal an diese Situation, die Sie sicher auch schon einmal erlebt haben: Sie fahren jeden Morgen den gleichen Weg zur Arbeit. Eines Montags werden Sie wegen einer größeren Baustelle umgeleitet. Obwohl ein großes Schild informiert, dass die Straße zwei Monate gesperrt bleiben wird, werden Sie am nächsten Tag vermutlich wieder an derselben Stelle landen. Sie sind die Strecke einfach gewohnt. Erst am übernächsten Tag denken Sie dann bewusst daran und nehmen gleich die Umleitung. Das üben Sie jetzt in den nächsten Tagen und umfahren so die Baustelle mit dem dazugehörigen Stau.

Nach einem erholsamen Wochenende fahren Sie wieder zur Arbeit, überlegen währenddessen vielleicht, was Sie noch für die Geburtstagsfeier am Abend organisieren müssen und was sonst so tagsüber auf Sie zukommen wird. Und was passiert? Sie stehen plötzlich wieder vor der Baustelle! Sie ärgern sich und nehmen sich vor, von nun an jeden Morgen aufmerksam an die Baustelle zu denken, was Ihnen auch gelingt – auch dann noch, wenn die beiden Monate endlich um sind und Sie eigentlich wieder auf Ihrem alten Weg fahren könnten. Denn die neue Gewohnheit ist zum Automatismus geworden.

Um die neuen Gewohnheiten zu etablieren, empfehlen wir, unser Abnehmprogramm mindestens 28 Tage lang zu machen.

Allerdings dauert es unterschiedlich lange, neue Gewohnheiten zu etablieren. Daher empfehlen wir, mindestens 28 Tage an unserem Abnehmprogramm dranzubleiben, gerne natürlich

Wenn man die neuen Veränderungen oft genug wiederholt, werden sie zur Routine.

auch länger. Denn sicher ist: Je häufiger man die neuen Veränderungen wiederholt, desto automatischer greift man auf sie zurück, und sie werden dann zur Routine.

Die Sache mit der Ausnahme

Es gibt noch eine Falle, die viele von uns kennen, in die wir aber trotzdem gerne hineingeraten: die angebliche Ausnahme.

Es wird auch in Zukunft Tage geben, an denen Sie es einfach nicht schaffen, die gesunde Ernährung, für die Sie sich nach der Lektüre dieses Buches entschieden haben, durchzuhalten. Sie sind beispielsweise auf einem Wochenmarkt, und der Geruch einer besonderen Bratwurst zieht Sie magisch an. Nichts kann Sie in diesem Augenblick davon abbringen, zu diesem Stand zu gehen, eine dieser Würste zu kaufen und dann auch noch genussvoll zu essen. Kein schlechtes Gewissen, kein Wissen um die wenig gesunden Inhaltsstoffe kann Sie aufhalten. Ist das jetzt wirklich eine Katastrophe oder nicht?

Wenn Sie sich noch am gleichen Tag wieder für die »gesünderen« Automatismen entscheiden, hat der Ausrutscher keine Konsequenzen.

Wenn Sie es schaffen, sich noch am gleichen Tag oder spätestens am nächsten wieder für die neuen »gesünderen« Automatismen zu entscheiden, dann hat dieser Ausrutscher keine Konsequenzen. Morgen ist schließlich auch noch ein Tag. Wenn Sie morgen jedoch abermals die gleiche Ausrede haben und sich so eine Ausnahme an die andere reiht, werden die alten Gewohnheiten wieder zu neuen – und das Wunschgewicht rückt schnell in weite Ferne. Denn alte Gewohnheiten mit all ihren Auswirkungen und vielleicht noch alte Glaubenssätze verschieben gute Vorsätze zunehmend ins Abseits.

Die Sache wird nicht einfacher, wenn wir dazu neigen, solche Ausnahmen als Gelegenheit zu nutzen, um gleich ganz aufzugeben. Nach dem Motto: »Wenn ich heute schon einmal schwach war, ist es sowieso schon egal, und der Tag ist gelaufen.« Dann geht es nämlich genauso weiter – und am nächsten oder gar übernächsten Tag womöglich genauso. Lassen

Sie daher einem Ausrutscher keine weiteren folgen. Was dabei hilft: Wenn es Ihnen das erste Mal gelungen ist, den alten Gewohnheiten zu widerstehen, wird das nächste Mal schon einfacher. Und irgendwann brauchen Sie solche Ausnahmen gar nicht mehr.

Das Beste ist: All das muss kein Traum bleiben. Wenn Sie zehn bis zwölf Tage durchhalten, werden Sie es selbst erleben. Bestimmt wird sich auch danach immer mal wieder der eine oder andere störende Gedanke breitmachen wollen. Aber Sie wollen dann einfach nicht mehr auf ihn hören. Denn eins sollten Sie unbedingt wissen: Nicht die Gedanken bestimmen Ihr Leben, sondern Sie bestimmen mit Ihren Gedanken Ihr Leben. Das ist ein entscheidender Unterschied.

Sie bestimmen mit Ihren Gedanken Ihr Leben.

Schluss mit negativen Gedanken

Treffen Sie am besten folgende Vereinbarung mit sich selbst: »Die kommenden drei Monate sind meine Monate, in denen ich mir nur Gutes tue.« Dazu gehört auch die sogenannte Gedankenhygiene. Das bedeutet, dass negative Gedanken zwar hochkommen, dann aber, ohne dass sie von Ihnen weiter beachtet werden, weiterziehen dürfen. So gewinnt Ihr Grundmotto – »Alles Gute tue ich für mich voller Freude« – jedes Mal die Oberhand. Wir versprechen Ihnen: Das funktioniert, und je öfter und je länger Sie es erleben, umso einfacher wird es. Und irgendwann ist es dann zu Ihrem Lebensmotto geworden.

Formulieren Sie Ihre Ziele!

Nur wer weiß, wohin er will, ist erfolgreich. Setzen Sie dabei aber nicht nur das endgültige Ziel fest, sondern auch viele kleine Etappenziele, die Sie letztendlich dorthin bringen. Der erste Abschnitt sollte etwa vier Wochen betragen – genauso lang, wie unser Abnehmprogramm dauert –, damit sich die Zeit nicht unendlich hinzieht und die erste Etappe quasi unerreichbar erscheint. Schon in dieser kurzen Zeit werden Sie spüren, wie Ihr eigener »innerer Arzt« oder Ihre eigene Körperintelligenz sich dankbar bemerkbar macht. Daher haben wir unser Abnehmprogramm auch für vier Wochen konzipiert.

Formulieren Sie Ihre Ziele immer positiv.

Formulieren Sie Ihre Ziele immer positiv, als ob Sie sie schon erreicht hätten. Etwa: »In den ersten vier Wochen nehme ich vier Kilo ab.« »Ich schlafe nachts mindestens sieben Stunden.« Oder: »Ich ziehe fünfmal pro Woche mein Sportprogramm durch.« Vermeiden Sie Formulierungen mit »nicht« oder »keine« (»Ich möchte nicht mehr so viel wiegen«, »Ab heute esse ich keine Süßigkeiten mehr«). Auch »müssen, sollen, können, wollen« haben in der Formulierung nichts zu suchen.

Nach den ersten Wochen geht der neue Lifestyle langsam in Gewohnheit über, und Sie denken wahrscheinlich gar nicht mehr viel darüber nach. Im Idealfall wissen Sie bis dahin sogar schon, dass dieser Lebensstil Ihr dauerhafter sein wird. Freuen Sie sich trotzdem weiter über jedes Etappenziel, das Sie erreicht haben. Sie leisten schließlich wirklich Großartiges!

Unser Tipp: Hängen Sie eine Liste auf, beispielsweise am Kühlschrank, auf der Sie eintragen, abhaken oder mit Smileys kommentieren, was Sie jeden Tag geschafft haben und wie Sie dadurch Ihrem Ziel wieder einen Schritt näher gekommen sind. So haben Sie einen Überblick, was sich tut und wo Sie eventuell noch einmal nachjustieren können. Und sollten sich irgendwann einmal Zweifel breitmachen, ob sich der ganze neue Weg überhaupt lohnt, werfen Sie einfach einen Blick auf die Liste: Sie werden erstaunt sein, wie viele positive Einträge sich dort finden. Wir Menschen sind leider nur allzu schnell bereit, positive neue Erfahrungen wieder zu vergessen, solange sie noch nicht zur Gewohnheit geworden sind. Genau aus diesem Grund hängt bei Petra zu Hause immer noch so ein Plan, was ihre Bewegungseinheiten betrifft. Und wissen Sie warum? Weil auch Petra nur ein Mensch ist und ihre Schwächen hat.

Tabelle 1: *Vorlage für den Wochenplan*

Mein Wochenplan/Abnehmwoche ....

☺ = gut bzw. erledigt **☹ = schlecht bzw. ausgefallen**

Datum: ...... bis ...... **Gewicht: ...... kg** **Taillenumfang: ...... cm**

	Tag 1	**Tag 2**	**Tag 3**	**Tag 4**	**Tag 5**	**Tag 6**	**Tag 7**
Wie habe ich heute geschlafen?							
Wie oft habe ich heute gegessen?							
Intervallfasten?							
Stuhlgang?							
Ausdauersport?							
Krafttraining?							
Gedehnt?							
Wie fühle ich mich heute insgesamt?							

Klartext

Um erfolgreich abzunehmen, sollten Sie alles über die Macht der Epigenetik wissen und lernen, wie Sie Ihre Gene beeinflussen können, der Dopaminfalle entkommen und wie Ihr Gehirn wieder Sättigungssignale empfangen kann. Dann heißt es, das Wissen umzusetzen und alte Gewohnheiten durch neue zu ersetzen.

3. So funktioniert unser 4-Wochen-Programm

Vermutlich wollen Sie jetzt am liebsten sofort mit dem Abnehmen beginnen, um schnellstmöglich Erfolge zu verzeichnen. Und das werden Sie! Wir versprechen Ihnen, dass Sie bereits nach wenigen Tagen spüren, wie Ihr Körper in positiver Weise auf diese neue Ernährung reagiert. Um diese Veränderung in Gang zu bringen, sind vier Wochen jedoch das Minimum. So lange braucht Ihr Körper einfach, um sich so weit in Richtung Gesundheit ausrichten zu können, dass Sie etwas davon mitbekommen.

Vier Wochen sind das Minimum, damit Ihr Körper sich Richtung Gesundheit ausrichten kann.

Zugegeben, die ersten acht bis zehn Tage können sich unbequem anfühlen – neu, aber noch nicht so richtig gut. Alte Gelüste und Gewohnheiten wollen sich in den Vordergrund drängen. Der Schlaf ist vermutlich unruhig, und die Verdauung weiß vielleicht noch nicht so recht, in welche Richtung die Veränderungen gehen. Denn war es nicht schon öfter so, dass Sie ein paar Tage eine bestimmte Diät ausprobiert haben, um anschließend doch wieder in altes Fahrwasser zurückzukehren? Vielleicht spüren Sie auch noch die eine oder andere frühere Erkrankung etwas hochkommen, beispielsweise Hautirritationen bei einer Neurodermitis, vermehrte Schleimbildung bei häufigen Erkältungskrankheiten oder auch etwas Bauchzwicken bei chronischen Darmbeschwerden. Das nennt man dann Erstverschlimmerung. Wohlgemerkt: Sie kann eintreten, muss es aber nicht.

Ihr »innerer Arzt«, der bestimmt schon seit Längerem auf diesen gesunden Lifestyle gewartet hat, um seine heilende Arbeit beginnen zu können, ist anfangs einfach noch sehr skeptisch. Doch mit jedem Tag vertraut er Ihnen mehr, und schließlich beginnt er mit seiner Arbeit. Bis dahin sind eventuelle kleine Unpässlichkeiten kein Grund zur Sorge. Das wird sich bald wieder legen. Schon in der zweiten Woche sieht die Sache ganz anders aus, und Sie werden sich frisch, gesund

Kleine Unpässlichkeiten in den ersten Tagen sind kein Grund zur Sorge.

und lebendig fühlen wie schon lange nicht mehr. Freuen Sie sich darauf!

Langsam, aber stetig Gewicht verlieren

Gerade in der ersten Woche tut sich auf der Waage viel. Zwei bis vier Kilos sind kein Einzelfall. Doch der Großteil davon ist erst mal Wasser, und in den darauffolgenden Wochen geht es dann nicht mehr ganz so rasant weiter. Ein Motivationsschub ist der anfängliche Gewichtsverlust trotzdem.

Wenn Sie dann weiterhin kontinuierlich ein Kilo bis maximal zwei Kilos pro Woche abnehmen, ist das richtig gut. Denn davon abgesehen, dass eine schnelle Gewichtsreduktion meist durch ungesunde Diäten erreicht wird und die verlorenen Pfunde schneller zurückkommen, als man sie verloren hat, kann das für den Körper durchaus gefährlich werden. So werden beispielsweise mit dem Fettabbau auch die in ihm enthaltenen gefährlichen Stoffe wie Schwermetalle, Pestizide und andere Zusatzstoffe freigesetzt. Weil unsere Entgiftungsorgane nicht auf solche Mengen eingerichtet sind, können diese Substanzen ihr Unheil im Körper treiben (siehe Seite 265f.).

Reduzieren Sie Ihr Gewicht hingegen langsam, dann trainieren Sie Ihre Entgiftungsorgane sozusagen, sodass sie von Woche zu Woche immer effektiver arbeiten können – vergleichbar mit unseren Muskeln, die ja auch nur durch regelmäßiges Trainieren stärker werden.

Wenn Sie Ihr Gewicht langsam reduzieren, trainieren Sie die Entgiftungsorgane, sodass sie effektiver arbeiten.

Ab Seite 70 haben wir Ihnen Beispielpläne für die ersten beiden Wochen zusammengestellt. Sie können diese einfach in den darauffolgenden Wochen drei und vier noch einmal wiederholen – oder Sie stellen sich Ihre Lieblingsrezepte dann selbst zusammen. Im Rezeptteil ab Seite 74 finden Sie über 50 wunderbare Gerichte, ganz ohne tierische Lebensmittel, die zeigen, wie abwechslungsreich und wohlschmeckend pflanzenbasierte Ernährung sein kann. Probieren Sie einfach jeden Tag zwei bis drei davon, damit Sie die neue Geschmacksvielfalt erleben. Sie können nach Belieben variieren und dabei sicher sein, dass Ihr Körper mit allem versorgt wird, was er braucht (bis auf Vitamin B_{12}, es muss supplementiert werden), und Sie zugleich kontinuierlich abnehmen, ohne dabei Hungerattacken zu erleiden. Und noch wichtiger: Sie werden Ihr neues Gewicht anschließend auch dauerhaft halten.

Wann wird gegessen?

Am effektivsten ist unser Abnehmprogamm, wenn Sie zwischen 12 und 20 Uhr nur zwei Mahlzeiten zu sich nehmen – also ein Frühstück und ein Mittag- bzw. Abendessen. Oder ein Mittag- und ein Abendessen. Das klingt vielleicht zunächst einmal recht wenig, reicht aber gut aus, weil Sie sich ja jedes Mal satt essen dürfen.

Wichtig ist, dass Sie im 16/8-Intervall essen und zwischendurch Snacks vermeiden.

Tun Sie sich mit der Reduzierung auf zwei Mahlzeiten schwer, brauchen Sie einfach noch Zeit, sich an die neue Ernährung zu gewöhnen, oder haben Sie einmal ungewöhnlich viel Hunger, sind auch drei Mahlzeiten am Tag möglich. Damit nehmen Sie ebenfalls ab, wenn auch etwas langsamer. Wichtig ist aber, dass Sie auch dann im 16/8-Intervall essen und zwischendurch Snacks meiden. Je nachdem, wie Sie Ihre Intervalle legen, starten Sie also beispielsweise um 12 Uhr mit einem Rezept aus dem Frühstückskapitel. Die zweite Mahlzeit (Mittagessen) folgt dann gegen 15 Uhr und um 19 Uhr die dritte (Abendessen). Spätestens um 20 Uhr sollten Sie fertig gegessen haben und wieder mit dem Fasten beginnen.

Genauso können Sie mit der ersten Mahlzeit aber auch schon früher als »echtes« Frühstück starten, beispielsweise zwischen 7 und 9 Uhr. In der Mittagspause ist dann Zeit für die zweite Mahlzeit. Die dritte sollten Sie dann allerdings bis spätestens zwischen 15 und 17 Uhr gegessen haben, um im Rhythmus des 16/8-Intervallfastens zu bleiben. Notfalls kann ein 14/10 Rhythmus eingehalten werden, dann wird die letzte Mahlzeit zwischen 17 und 19 Uhr eingenommen.

Unser Tipp: Probieren Sie die Essenszeiten aus, die mit der Länge der Fastenphase und mit der Anzahl der Mahlzeiten pro Tag am besten in Ihren Tagesablauf passen.

Auf den Körper achten

Bei der Ernährungsumstellung geht es auch darum, wieder auf die Signale des eigenen Körpers zu achten. Essen Sie daher die zweite und/oder dritte Mahlzeit immer erst dann, wenn Sie wirklich hungrig sind – und nicht nur deshalb, weil vielleicht die Kollegen gerade Mittagspause machen. Wenn Sie sich nicht sicher sind, ob Sie wirklich Hunger haben oder nur Appetit, empfehlen wir Ihnen, erst einmal ein großes Glas Wasser zu trinken. Mit etwas Übung und dem Fokus auf den Körper werden Sie schnell wissen, was Sache ist. Außerdem verwechseln wir oft Hunger und Durst.

Frühstück: Die erste Mahlzeit des Tages kann gar nicht gesund genug sein. Denn durch die nächtliche Fastenphase werden ihre Nähr- und Wirkstoffe jetzt besonders gut aufgenommen. Mit fertigen Granolas und fertigen Müslis startet der Tag allerdings gleich mit einer Überdosis Zucker. Setzen Sie daher auf Selbstgemachtes und auf die natürliche Süße von Früchten. Obst und Vollkorngetreide machen nicht nur satt, sondern halten auch fit – und sind reich an lange sättigenden Ballaststoffen. Das ist gut, denn zu groß sollte die erste Portion nicht sein, um das Verdauungssystem nicht gleich wieder zu überfordern. Sonst folgen Müdigkeit und Trägheit auf dem Fuß.

Setzen Sie auf Selbstgemachtes und auf die natürliche Süße von Früchten.

Wichtig: Die breiartige Konsistenz vieler Frühstücksrezepte lädt zwar nicht gerade dazu ein, mehr als nötig zu kauen. Genießen Sie trotzdem ganz bewusst – am besten mit einem kleinen Löffel essen.

Mittagessen: Das Mittagessen soll den Energielevel hochhalten und den Körper für die zweite Tageshälfte optimal mit gesunden Kohlenhydraten und Ballaststoffen versorgen. Wichtig ist, dass der Blutzuckerspiegel langsam und gleichmäßig ansteigt, sonst geraten Sie am Nachmittag schnell in ein echtes Tief.

Vollwertige Kohlenhydrate sollten 50 bis 60 % der Nahrungsenergie ausmachen.

Kohlenhydrate werden heutzutage leider oft zu Unrecht verteufelt. Sie sind als schnelle Energielieferanten sehr wichtig – vor allem für das Gehirn – und sollten daher den Hauptbestandteil der Nahrungsenergie ausmachen (50–60 %). Die einfachen Kohlenhydrate wie die verschiedenen Zucker sollten Sie aber besser links liegen lassen und stattdessen zum vollwertigen Vollkornbrot, zu Vollkornnudeln oder -reis greifen.

Ballaststoffe sind ebenfalls eine Gruppe der komplexen Kohlenhydrate – und als Nahrung für die gesunden Darmbakterien von entscheidender Bedeutung. Mindestens 30 Gramm pro Tag Ballaststoffe sind notwendig, Vollkorngetreide ist neben Hülsenfrüchten, Gemüse, Salat, Obst, Nüssen und Wildkräutern eine der Hauptquellen.

Evergreens

Unsere »Evergreens« können Sie als Salate und Suppen zu jeder Tageszeit essen (siehe Seite 167ff.), auch mittags und abends und wenn Sie wollen sogar zum Frühstück, denn sie stecken voller hochwertiger Ballaststoffe. Ein weiteres Plus dieser Allroundrezepte: Sie sind schnell gemacht, lassen sich gut vorbereiten und problemlos mitnehmen und wieder aufwärmen – beispielsweise im Büro.

Abendessen: Damit der Körper die Energie aus den Kohlenhydraten verwerten kann, schüttet die Bauchspeicheldrüse Insulin aus, um den Zucker in die Zellen zu transportieren. Solange dieses Hormon im Blut vorhanden ist, wird die Fettverbrennung erst mal auf Eis gelegt. Deswegen ist es sinnvoll, das Gros der Kohlenhydrate nicht am Abend zu sich zu nehmen, sondern um diese Uhrzeit lieber eiweißbetont zu essen. So können über Nacht Kalorien verbrannt und Fett abgebaut werden. Auch für die nächtlichen Regenerationsprozesse braucht der Körper vermehrt Eiweiß als »Bau- und Reparaturmaterial«.

Das Gros der Kohlenhydrate nicht am Abend zu sich nehmen, sondern um diese Zeit eiweißbetont essen!

Desserts: Auch wenn heute so gut wie jeder weiß, wie ungesund Zucker ist und dass er für zahlreiche Krankheiten mitverantwortlich sein kann, fällt es vielen schwer, Süßes zu meiden. Das muss man aber auch gar nicht, weil es dafür gesunde, ballaststoffreiche Süßspeisen gibt (siehe Seite 171). Wichtig ist, nicht einfach irgendwas drauflos zu naschen, sondern sich selbst etwas zuzubereiten. So lässt sich nicht nur der Süßungsgrad bestimmen, sondern auch das Süßungsmittel. Weißer Industriezucker, wie er in den meisten Süßigkeiten und Fertigprodukten vorkommt, ist nämlich die schlechteste Wahl.

Am besten essen Sie ein Dessert direkt nach der Mittagsmahlzeit. Der Blutzuckerspiegel ist dann bereits angestiegen, und die ballaststoffreichen Nahrungsmittel des Mittagessens sorgen dafür, dass es keine übermäßigen Spitzen des Blutzuckers gibt. Abends sollten Sie Desserts wegen des enthaltenen Zuckers – auch wenn es sich um gesunde Süßungsmittel handelt – besser meiden.

Desserts abends wegen des enthaltenen Zuckers besser meiden!

Überlegen Sie zudem immer, ob Sie nicht nur aus Langeweile oder Stress naschen wollen – Stichwort Gewohnheiten. Manchmal tut es dann auch einfach ein Stück frisches Obst oder eine Tasse Tee.

Wochenpläne

Um Ihnen die Umstellung möglichst einfach zu machen, haben wir einen exemplarischen 14-Tage-Plan mit drei Mahlzeiten am Tag zusammengestellt. Zusätzlich haben wir einmal für die warme und einmal für die kalte Jahreszeit geplant, damit Sie jederzeit in unser Abnehmprogramm einsteigen und dabei saisonal einkaufen und genießen können (siehe Seite 70ff.).
Wenn Sie nur zweimal am Tag essen wollen, was wir Ihnen empfehlen, weil dann der Fettstoffwechsel auf Hochtouren läuft und Sie schneller Erfolge sehen, lassen Sie einfach eine der Mahlzeiten weg und essen innerhalb der acht Stunden nur das Frühstück und eine Hauptmahlzeit oder zwei Hauptmahlzeiten – je nachdem, womit es Ihnen besser geht.
Natürlich können Sie die Rezepte aber auch nach Belieben untereinander tauschen. Wenn Sie also beispielsweise an einem Tag eher Lust auf das Abendessen eines anderen Tages haben, bereiten Sie einfach dieses zu. Oder Sie probieren etwas ganz anderes aus dem Rezeptkapitel (siehe Seite 63ff.). Seien Sie neugierig und freuen Sie sich auf ein vielfältiges Geschmackserlebnis!

Ausreichend trinken

Damit die Stoffwechselprodukte und teils giftigen Substanzen, die beim Abbau von Fettzellen entstehen, zügig abtransportiert werden, müssen Sie über den Tag verteilt mindestens 2,5–3 Liter trinken – und zwar nicht nur während der acht Stunden. Trinken dürfen Sie auch in der 16-stündigen Fastenphase.

Dabei empfehlen wir Ihnen, Folgendes zu beachten:

- Trinken Sie am Vormittag etwa zwei Liter, um Ihren Körper bei der Ausscheidung zu unterstützen.
- Weil der Körper nur eine begrenzte Menge Flüssigkeit aufnehmen kann, empfehlen wir, etwa alle 30 Minuten ein Glas zu trinken. Zu große Mengen werden nämlich einfach wieder ausgeschieden. Außerdem kann zu viel Wasser auf einmal die Mineralien vom Dünndarm in den Dickdarm spülen, wo sie nicht mehr vom Körper aufgenommen werden können.
- Trinken Sie bis zu 20 Minuten vor und nicht zu den Mahlzeiten. Sonst wird die Verdauung ineffizienter und dauert länger.
- Am besten geeignet ist reines, mineralarmes Wasser, Quellwasser oder Osmosewasser. Frische Zitronen- oder Orangenscheiben, aber auch ein paar Blätter Minze, Zitronenmelisse oder Basilikum sorgen für mehr Geschmack.
- Ebenfalls ideal: grüner Tee. Er ist reich an sekundären Pflanzenstoffen (Catechinen), denen eine sehr starke gesundheitsfördernde Wirkung zugeschrieben wird und die sogar krebshemmend wirken sollen. Grüne Tees aus Japan sind unserer Erfahrung nach die besten. Achten Sie außerdem auf das Ökosiegel.

Heftig, aber schnell wirksam

Der Body-Mass-Index sollte am besten einmal monatlich berechnet werden.

Allen, die noch schneller Erfolge sehen wollen, empfehlen wir in den ersten zwei Wochen das Heilfasten mit täglich zwei Gläsern verdünntem grünem Smoothie mit wenig Obst oder zwei Gläsern reinem Gemüsesaft und als letzte Mahlzeit so früh wie möglich Gemüsebrühe mit fein geschnittenen frischen Kräutern. Allerdings setzt diese Form des Fastens durchaus eine gewisse Willenskraft und ein großes Durchhaltevermögen voraus.

Der Stress, den eine mehrtägige oder gar mehrwöchige Fastenkur mit sich bringt, ist nicht zu unterschätzen: Stimmungsschwankungen, nachlassende Kreativität und Lebensfreude sind ständige Begleiter, und auch soziale Kontakte lassen sich in dieser Zeit oft nur schwer pflegen. Wenn Sie heilfasten wollen, sollten Sie daher unbedingt eine Auszeit vom normalen Alltag nehmen. Um wie viel leichter fällt hingegen das Intervallfasten wie in unserem 4-Wochen-Abnehmprogramm! Sie müssen nicht gegen Ihre genetische Veranlagung handeln und hungern, sondern dürfen sich genussvoll satt essen.

Klartext
Mit zwei Mahlzeiten am Tag nehmen Sie zügig ab. Wer anfangs oder zwischendurch mal mehr braucht, kann auch dreimal am Tag essen. Wichtig sind jedoch immer das Meiden von Zwischenmahlzeiten und die 16-stündige Fastenpause.

4. Selbstwahrnehmung – wichtig für erfolgreiches Abnehmen

Bei einem derart lebensverändernden Projekt wie dem Abnehmen braucht es eine objektive Selbstwahrnehmung – und dafür muss der Körper regelmäßig vermessen werden, auch wenn sich der eine oder andere damit schwertut. Betrachten Sie aber das Wiegen und Messen nicht als Belastung, sondern als einen zusätzlichen Ansporn zum Weitermachen. Denn Sie werden – je nach Ausgangszustand – rasch unglaubliche Veränderungen feststellen. Zwar verlieren Sie Gewicht nach den ersten Wochen langsamer, dafür aber kontinuierlich. Und das motiviert einfach ungemein, um dauerhaft am Ball zu bleiben.

Für eine objektive Selbstwahrnehmung sollte der Körper regelmäßig vermessen werden.

Personen- und Körperanalysewaage

Die einfachste Methode der Gewichtskontrolle ist das Wiegen, deshalb steigen Sie während unseres 4-Wochen-Programms am besten jeden Tag auf die Waage. Wer eine Abneigung gegen das tägliche Wiegen hat, kann es anfangs auch nur bei einmal pro Woche belassen. Weil gleich deutliche Erfolge zu sehen sein werden, sinkt die »Hemmschwelle«, und es wird ganz einfach, sich öfter zu wiegen. Das ist gut, weil Sie so ein Gefühl dafür bekommen, was bei Ihnen gewichtsmäßig eine »Berg-« oder »Talfahrt« auslöst – je nachdem, was Sie gegessen haben, wie viel und besonders was Sie getrunken haben und wann Sie Ihre Mahlzeiten eingenommen haben.

»Normale« Personenwaagen erfassen in der Regel ein Körpergewicht bis zu 130 oder 150 Kilo, wobei die Messungenauigkeit zwischen 0,1 und 3 Kilo betragen kann. Übergewichtige, die mehr als 150 Kilo wiegen, müssen sich in dafür ausgestatteten Fitnessstudios oder Apotheken wiegen.

Da das Gewicht allein nicht alles über Ihren Gesundheitszustand aussagt, benutzen Sie am besten eine Körperanalysewaage. Sie ermittelt neben den »reinen« Kilos auch den Körperfettanteil, das Körperwasser, die Muskelmasse und die Qualität der Muskeln, außerdem die Knochenmasse, den täglichen Grundumsatz, das gefährliche Bauchfett sowie das Stoffwechselalter.

Sportliche Tätigkeiten, Trinkmenge, eine gefüllte Harnblase oder Schwitzen können die Ergebnisse verfälschen.

Benutzen Sie auch die Körperfettwaage regelmäßig, am besten täglich immer zur gleichen Tageszeit. Denn sportliche Tätigkeiten, Trinkmenge, eine gefüllte Harnblase oder Schwitzen können die Ergebnisse selbst während eines Tages verfälschen, weil sie den Flüssigkeitshaushalt verändern.

Body-Mass-Index

Der Body-Mass-Index (BMI), auch Körpermasse-Index oder Körpermasse-Zahl genannt, ist eine Maßzahl für die Bewertung des Körpergewichts in Relation zur Körpergröße. Er wird benutzt, um zwischen normgewichtigen, übergewichtigen und fettleibigen Menschen zu unterscheiden. Wir schlagen vor, diesen Wert einmal monatlich zu berechnen.

Um den BMI zu ermitteln, wird das Gewicht in Kilogramm durch die Größe in Meter zum Quadrat geteilt. Das Ergebnis ist der BMI. Männer haben meist einen höheren Anteil an Muskelmasse, weshalb ihr BMI-Wert etwas höher liegt als bei Frauen. Eins aber ist gleich: Bei beiden Geschlechtern steigt der BMI zwischen dem 20. und 70. Lebensjahr pro Dekade um etwa 1.

Tabelle 2: *Beispiele für die Berechnung vom Body-Mass-Index (BMI) für Frauen*

Gewicht (in kg)	Größe (in m)	Größe^2	Formel (kg:m^2)	BMI
50	1,58	2,5	50:2,5	20
75	1,73	3	75:3	27
75	1,58	2,5	75:2.5	30
100	1,58	2,5	100:2,5	40

Tabelle 3: *Beispiele für die Berechnung vom Body-Mass-Index (BMI) für Männer*

Gewicht (in kg)	Größe (in m)	Größe²	Formel (kg:m²)	BMI
60	1,73	3	60:3	20
100	2,00	4	100:4	25
100	1,73	3	100:3	33
120	1,58	2,5	120:2,5	48

Trotz gleichem BMI kann der Gesundheitszustand bei zwei Menschen stark voneinander abweichen. Denn neben Körpergröße und -gewicht spielen noch andere Kriterien eine Rolle bei der Bewertung des Gesundheitsrisikos, beispielsweise der Körperbau. Übergewicht ist eben nicht gleich Übergewicht. So zeigt der dicke, eher kugelige Bauch an, dass sich um die inneren Organe im Bauchraum viel Eingeweidefett (Viszeralfett) angesammelt hat. Dieses hat nichts mit dem »Rettungsring« zu tun, der aus äußerem Bauchfett besteht. Wenn Sie abnehmen, wird das Bauchfett abgebaut, und die damit verbundenen gesundheitlichen Risiken sinken.

Übergewicht ist nicht gleich Übergewicht.

Tabelle 4: *Die Kategorien für den Body-Mass-Index (BMI) für Frauen und Männer*

BMI Kategorie	kg:m²
Starkes Untergewicht	<16
Mäßiges Untergewicht	16 bis <17
Leichtes Untergewicht	17 bis <18,5
Normalgewicht	18,5 bis <25
Präadipositas	25 bis <30
Adipositas Grad I	30 bis <35
Adipositas Grad II	35 bis <40
Adipositas Grad III	≥40

Der Bauchumfang: eine einfache Messmethode

Eine weitere Methode zur Einschätzung des gesundheitlichen Risikos bei Übergewicht ist die Messung des Bauchumfangs, noch dazu weil sich dieser leichter ermitteln lässt als der BMI.

Je größer der Bauchumfang, desto wahrscheinlicher wurden gefährliche Fette gespeichert.

Als Faustregel gilt: Je größer der Bauchumfang, desto wahrscheinlicher wurden gefährliche Fette gespeichert. Ein erhöhter Bauchumfang (bei Frauen über 80 cm, bei Männern über 94 cm) gilt als wichtiger Risikofaktor für das Auftreten von Krankheiten wie koronarer Herzkrankheit, Schlaganfall und Diabetes Typ 2. Bei über 88 cm bei Frauen und über 104 cm bei Männern besteht bereits ein deutlich erhöhtes Risiko. Mit jedem weiteren Zentimeter steigt das Risiko, ernsthaft krank zu werden.

Körperfettmessung

Körperfett ist einer der Hauptgründe, weshalb Übergewicht krank macht. Für den Laien ist hier wieder die Körperfettwaage geeignet, die mithilfe von vier Elektroden den elektrischen Widerstand durch den Körper misst und daraus den Körperfettanteil abschätzt (siehe Seite 57f.).

Genauer und aussagekräftiger ist eine isolierte Messung – wobei diese in der Regel nur von medizinischem Fachpersonal durchgeführt wird. Dennoch wollen wir der Vollständigkeit halber kurz darauf eingehen.

Zur isolierten Messung des Körperfetts finden folgende Methoden Anwendung:

- Bei der **Densitometrie**, auch Unterwasserwiegung genannt, wird der Auftrieb eines Körpers in einem Gefäß voller Wasser gemessen und somit der Körperfettanteil über die Dichte bestimmt.

- Die **Ultraschallmessung** kann am ganzen Körper vorgenommen werden. Mit einem Computerprogramm wird dann die Körperfettmenge berechnet.
- Die **Nah-Infrarotlicht-Spektroskopie** basiert auf der Aufnahmefähigkeit der verschiedenen Gewebearten an der zu messenden Stelle.
- Meist wird auch von Fachleuten die einfache zuverlässige **Caliper-Methode** verwendet. Hierbei wird mit der Fettmesszange am Bizeps oder Schulterbereich dreimal die Dicke des Fettgewebes unter der Haut gemessen. Daraus resultieren dann die Werte für den Körperfettanteil.

Klartext

Wiegen Sie sich täglich, am besten mit einer Körperanalysewaage – zur gleichen Tageszeit, ohne oder mit Bekleidung. Auch mithilfe des Bauchumfangs lässt sich eine verlässliche Aussage über das Ausmaß von Bauchfett machen. Ermitteln Sie dazu einmal monatlich Ihren BMI. Ein Wert von 25 ist für übergewichtige Menschen bereits ein Traumziel, alles darunter ist super.

II.
Die Rezepte für unser 4-Wochen-Abnehmprogramm
(Nicole Just)

Jetzt geht es wirklich los. Hier kommen die Rezepte zum Abnehmen. Alles, was Sie vorher erledigen müssen, ist, einkaufen zu gehen – zumindest für die erste Woche. Versorgen Sie sich mit frischen Lebensmitteln wie Gemüse, Salat, frischen Kräutern und Obst und kaufen Sie die benötigten Grundnahrungsmittel, Öle und Gewürze, damit Sie direkt in Ihr neues Leben starten können.

I. Der vollwertige Vorratsschrank

Wer gesund abnehmen möchte, sollte auf günstige, haltbare Lebensmittel sowie saisonales Obst und Gemüse setzen.

Eine pflanzliche und vollwertige Küche muss nicht teuer oder exotisch sein. Wer sich gesund ernähren und abnehmen möchte, sollte ohnehin die teuren Convenience- und Ersatzprodukte meiden und stattdessen auf günstige, haltbare Lebensmittel wie Linsen, Bohnen, Getreide, Nudeln, Pflanzendrinks, Nüsse und Saaten setzen. Gerade solche Grundnahrungsmittel halten sich sehr lange, sofern sie trocken, dunkel und möglichst im Ganzen gelagert werden. Nüsse und Saaten sollten darum immer ganz gekauft und erst möglichst kurz vor dem Verwenden zerkleinert oder geschrotet werden.

Ergänzt wird dieser Basisvorratsschrank durch saisonales Obst, Gemüse, frische Kräuter und Sprossen – wenn möglich in Bioqualität und regional. Wenn das Budget keine Bioware hergibt, kann je nach Gemüse- und Obstart entschieden werden: Karotten, Kartoffeln und Kohl sind weit weniger belastet als so mancher Blattsalat, Pilze oder Paprika. Bei der Auswahl helfen Listen aus dem Internet, die Sie unter den Stichworten »dirty dozen« und »clean fifteen« finden. Sprossen sind im Handel oft teuer, können zu Hause mit einer minimalen Grundausstattung jedoch leicht und schnell selbst gezogen werden.

Gemüse und Obst in Bioqualität muss ebenfalls nicht teuer sein. Schauen Sie doch mal auf dem Wochenmarkt vorbei, oft finden sich dort Angebote direkt aus der Region. Wenn etwas Saison hat, ist es in der Regel auch viel günstiger als außerhalb der deutschen Saison. In vielen Supermärkten gibt es außerdem mittlerweile auch sogenannte krumme Dinger. Das ist Obst oder Gemüse, das nicht der »Norm« entspricht und beispielsweise größer, kleiner oder eben krummer ist, als es die Norm »erlaubt«. Dafür ist es dann auch günstiger. Dem Geschmack tut die Optik natürlich keinen Abbruch, und nachhaltig ist es sowieso, wenn auch diese Ware verkauft werden kann.

Das gehört in den Vorratsschrank

Die folgenden Grundzutaten und Gewürze sollten am besten immer im Vorratsschrank stehen:

- **Vollkornprodukte, Reis, Nudeln und Brot:** Goldhirse, Dinkelvollkornmehl, Vollkorn-Basmatireis, Quinoa, Haferflocken, Vollkornpasta, Glasnudeln/Reisnudeln, gepufftes Getreide (zum Beispiel Amaranth, Dinkel), Roggensauerteigbrot oder Dinkelvollkornbrot, Vollkorn-Tortillafladen
- **Hülsenfrüchte:** getrocknet und/oder als Konserve: braune oder schwarze Linsen, rote oder gelbe Linsen, Kichererbsen, weiße/schwarze oder Kidneybohnen, Kichererbsenmehl (zum Binden); TK-Ware: grüne Bohnen, Erbsen, Sojabohnen (Edamame)
- **Nüsse und Saaten:** (Gold-)Leinsamen, Sesamsaat, Haselnusskerne, Walnusskerne, Cashewkerne, Paranüsse, Kürbiskerne, Mandelkerne, Erdnüsse, Cashewmus oder Mandelmus, Sesammus, Erdnussmus
- **Pflanzendrinks und -sahne, Joghurt:** Hafer–, Mandel- oder Sojadrink, vegane Kochcreme (Hafer, Mandel oder Soja), veganer Joghurt oder Skyr (Soja–, Hafer- oder Kokosbasis)
- **Sojaprodukte:** Naturtofu, Räuchertofu
- **Konserven:** passierte Tomaten, Tomatenstücke in der Dose, Tomatenmark, vegane Mayonnaise

- **Würzmittel:** Senf, Nährhefeflocken, Flüssigrauch, Sojasauce, Teriyakisauce, Apfelessig oder Weißweinessig
- **Süßungsmittel:** Reissirup, Yaconsirup, Datteln
- **Öle:** Rapsöl, natives Olivenöl, natives Walnuss- oder Leinöl (auch DHA-EPA-angereichertes), natives Kokosöl
- **Gewürze:** Jodsalz, Kala Namak (indisches Schwefelsalz), Pfeffer aus der Mühle, Pul Biber oder Chiliflocken, Muskatnuss, geräuchertes Paprikapulver, Paprikapulver edelsüß, Kurkuma, gemahlener Koriander, gemahlener Kreuzkümmel, Kardamom, Lorbeerblätter, gemahlene Vanille, Zimtpulver, Gemüsebrühpulver ohne Geschmacksverstärker
- **Backzutaten:** Backpulver, Semmelbrösel

Klartext

Um gut vorbereitet ins Abnehmen zu starten, empfiehlt es sich, alle nötigen Lebensmittel im Haus zu haben. Setzen Sie auf regionale und saisonale Produkte. Und denken Sie daran: Je weniger Sie zwischendurch einkaufen müssen, desto weniger »Verführungen« sind Sie ausgesetzt.

2. Kochtipps – Vorbereitung macht alles einfacher

Wenn Sie berufstätig sind und abnehmen möchten, ist es wichtig, sich gut vorzubereiten. Das heißt, den Aufwand minimal zu halten und clever zu kochen. So geht es schneller, wenn der Hunger kommt, und es hilft, am Ball zu bleiben, anstatt doch wieder zu Fertiggerichten oder Fast Food zu greifen.

Vorkochen

Die Rezepte in diesem Buch sind immer für zwei Portionen ausgelegt. Aber gerade bei Suppen, Saucen, Bratlingen, Currys und Sugos spricht nichts dagegen, direkt die doppelte Menge vorzubereiten. Reste lassen sich wunderbar einfrieren. Und selbst Salate können Sie in größerer Menge für den nächsten Tag zubereiten. Sobald Blattgrün im Spiel ist, das Dressing jedoch lieber extra lagern und erst kurz vor dem Verzehr unterheben, damit nichts matschig wird.

Einfrieren

Apropos vorkochen und einfrieren: Auch Hülsenfrüchte können eingefroren werden. Am besten gleich in größerer Menge einweichen, vorkochen (zum Beispiel im Schnellkochtopf) und dann portionsweise einfrieren. Hülsenfrüchte verlieren beim Einfrieren nur minimal an Konsistenz. Dafür geht das Kochen damit superschnell, und man spart im Vergleich zur Glas- oder Konservenware viel Abfall.

Hülsenfrüchte, Reis und Hirse lassen sich sehr gut vorbereiten und einfrieren.

Auch Grundnahrungsmittel wie Reis und Hirse lassen sich wunderbar vorbereiten und einfrieren. Gut eingepackt halten sie sich im Kühlschrank mindestens vier Tage. Hirse ist ohnehin ein dankbares, weil schnell zubereitetes Grundnahrungsmittel. Zudem ist sie sehr gesund und wird mittlerweile sogar wieder in Deutschland angebaut. Ein regionales Superfood also!

Würzen und braten

Während die konventionelle Fleischküche meist sehr fettreich daherkommt, setzt die pflanzenbasierte Vollwertküche in diesem Buch auf einen hohen Frischkostanteil, natürliche Lebensmittel und wenig Fett. Fett ist aber natürlich auch ein Geschmacksträger. Wer es gern deftig mag, wird sich außerdem fragen, ob die Rezepte nicht vielleicht zu fade schmecken und ob sie überhaupt so satt machen, dass man anschließend nicht doch noch Hunger hat. Diesbezüglich können wir aber gleich Entwarnung geben: Beides ist nicht der Fall! Statt viel Fett setzen wir nämlich auf viele Ballaststoffe. Die machen lange satt und sind gesund. Der Geschmack kommt über cleveres Würzen und ein paar einfache Kochtechniken.

Statt viel Fett setzen wir auf viele Ballaststoffe, die lange satt machen und gesund sind.

Beim Würzen ist der erste Tipp: Seien Sie nicht zu zaghaft! Frische Kräuter und feine Gewürze dürfen beherzt eingesetzt werden. Damit die Gerichte nicht zu überladen sind, ist es aber gut, sich auf einige wenige Gewürze pro Gericht zu beschränken und diesen Raum zu geben. Was in der Fleischküche für die herzhaften Aromen sorgt, sind oft Rauch- und Röstaromen. Es spricht nichts dagegen, diese Röstaromen auch Tofu und Gemüse zu entlocken. Damit dabei nicht zu viel Fett zum Einsatz kommt, sind folgende Regeln hilfreich:

- Verwenden Sie beschichtete Pfannen oder eine gut eingebrannte Eisenpfanne.
- Trocknen Sie das Gargut gut ab (Tofu gut auspressen).
- Gerade bei Gemüse kann man schöne Röstaromen nur erreichen, wenn es ordentlich heiß angebraten wird. Also nicht zu viel in die Pfanne legen, nicht permanent umrühren und die Pfanne ordentlich erhitzen, bevor das Öl hineinkommt.

Welches Öl zum Braten?

Alles, was scharf und kross angebraten werden soll, sollte mit Raps- oder Kokosöl in der Pfanne landen – wobei natives Kokosöl etwas hervorschmeckt. Es eignet sich aber gerade für Gerichte aus der asiatischen Küche und für Süßes.

Bis zu einer gewissen Temperatur eignet sich auch natives Olivenöl zum Braten. Hier ist der Rauchpunkt allerdings niedriger als bei Raps- oder Kokosöl. Bei mittlerer Hitze und mediterran angehauchten Gerichten lässt es sich aber ohne Zweifel auch zum Garen einsetzen. Wichtig: Verwenden Sie zum Braten kein kalt gepresstes Rapsöl.

Sahnige Sauce auch ohne Sahne

Eine vegane Kochsahne zu Hause zu haben ist nie verkehrt. Die Produkte auf Hafer-, Reis- oder Sojabasis halten sich lange und sind praktisch. Sahnige Saucen lassen sich aber auch anders herstellen: mit Nussmus. Bei asiatisch inspirierten Gerichten funktioniert das gut mit Erdnussmus, andere Gerichte lassen sich mit Mandel- oder Cashewmus abbinden. Das Prinzip ist immer gleich: Das Nussmus in eine Flüssigkeit (zum Beispiel Kochwasser von Gemüse) einrühren, aufkochen und kurz köcheln lassen, bis die Sauce eindickt.

Vegane Kochsahne auf Hafer-, Reis- oder Sojabasis hält sich lange und ist praktisch.

Kichererbsenmehl zum Binden

Feste Massen wie Burgerpattys oder Puffer werden am besten mit Kichererbsenmehl abgebunden. Es quillt hervorragend auf und verleiht herzhaften Gerichten einen runden Geschmack. Es muss allerdings gegart werden, im rohen Zustand schmeckt es leicht metallisch. Das ist nicht weiter schlimm, muss aber bei rohen Massen berücksichtigt werden.

Klartext
Gesund und pflanzenbasiert zu kochen ist weder kompliziert noch zeitaufwendig. Vieles lässt sich in größeren Mengen vorbereiten und einfrieren oder ein paar Tage im Kühlschrank aufbewahren. Sie werden schnell merken: Für einen tollen Geschmack braucht es keine tierischen Produkte, genauso wenig wie für cremige Saucen.

Wochenplan für 14 Tage – Frühling/Sommer

TAG	FRÜHSTÜCK	MITTAG
1	Cheesecake Oats → Seite 74	Vollkornbrot mit Sommergemüse → Seite 87
2	Kokoshirse mit Birnen und Heidelbeeren → Seite 80	Kohlrabitopf mit Quinoa → Seite 106
3	Rote Smoothiebowl → Seite 83	Karotten-Hummus-Wraps → Seite 99
4	Overnight Oats mit Beeren und Joghurt → Seite 77	Reis-Linsen-Salat mit Nektarinen & Basilikumtofu → Seite 97
5	Fruchtiger Vollkornreis mit Nüssen → Seite 75	Schnelles Gemüsegulasch → Seite 105
6	Kokoshirse mit Birnen und Heidelbeeren → Seite 80	Roggenbrot mit Räuchertofusalat → Seite 102
7	Quinoaauflauf mit Äpfeln → Seite 84	Sandwich mit Karottencreme und Zucchini → Seite 88
8	Rote Smoothiebowl → Seite 83	Vollkornpenne mit scharfem Ofensu → Seite 85
9	Overnight Oats mit Beeren und Joghurt → Seite 77	Tofu-Hirse-Salat → Seite 108
10	Kokoshirse mit Birnen und Heidelbeeren → Seite 80	Reis-Linsen-Salat mit Nektarinen & Basilikumtofu → Seite 97
11	Fruchtiger Vollkornreis mit Nüssen → Seite 76	Veggiewraps mit Senfsauce → Seite 101
12	Overnight Oats mit Beeren und Joghurt → Seite 77	Glasnudelsalat mit Austernpilzen → Seite 92
13	Cheesecake Oats → Seite 74	Bunter Gemüsesalat mit Nussdressin → Seite 90
14	Vollkornpancakes mit Mandarinen-Apfel-Salat → Seite 78	Kürbiscarbonara mit Brokkoli → Seite 111

ABEND	TIPP
Süßkartoffelgratin mit Karotten-Gurken-Salat → Seite 135	
Rührtofu mit Avocado & schnellem Karottensalat → Seite 151	
Briam mit Petersilientofu → Seite 149	Den restlichen Hummus vom Mittagessen einfrieren!
Gefüllte Süßkartoffeln mit Radieschensalat → Seite 119	Zum Mittagessen mehr Reis vorkochen für das Frühstück am folgenden Tag!
Kartoffelsalat extragrün → Seite 153	
Kartoffel-Spinat-Topf mit Garam Masala → Seite 145	
Linsendal mit Mango-Tomaten-Salat → Seite 143	Frühstück kann optional in doppelter Menge vorbereitet werden für Tag 8, da der Auflauf auch kalt anstatt der Smoothiebowl schmeckt.
Lauwarmer Spargel-Linsen-Salat → Seite 112	
Zucchinipuffer mit Bohnen-Kräuter-Salat → Seite 126	
Knackige Gemüsebowl mit Erdnusssauce → Seite 125	Zum Mittagessen mehr Reis vorkochen für das Frühstück am folgenden Tag!
Zucchinipasta mit Linsensauce und gebackenen Mairüben → Seite 115	
Sticky Tofu mit scharfem Gemüse → Seite 131	
Nussbällchen in scharfer Tomaten-Paprika-Sauce → Seite 141	
Linsensalat mit Mangold und Tofu → Seite 129	

Wochenplan für 14 Tage – Herbst/Winter

TAG	FRÜHSTÜCK	MITTAG
1	Cheesecake Oats → Seite 74	Glasnudelsalat mit Austernpilzen → Seite 92
2	Zimtporridge mit Orangen-Apfel-Salat → Seite 79	Tofu-Hirse-Salat → Seite 108
3	Rote Smoothiebowl → Seite 83	Schnelles Gemüsegulasch → Seite 105
4	Zimtporridge mit Orangen-Apfel-Salat → Seite 79	Reis-Linsen-Salat mit Nektarinen & Basilikumtofu → Seite 97
5	Fruchtiger Vollkornreis mit Nüssen → Seite 75	Kichererbsen-Pilz-Wrap → Seite 94
6	Kokoshirse mit Birnen und Heidelbeeren → Seite 80	Roggenbrot mit Räuchertofusalat → Seite 102
7	Quinoaauflauf mit Äpfeln → Seite 84	Sandwich mit Karottencreme und Zucchini → Seite 88
8	Rote Smoothiebowl → Seite 83	Kürbiscarbonara mit Brokkoli → Seite 111
9	Zimtporridge mit Orangen-Apfel-Salat → Seite 79	Tofu-Hirse-Salat → Seite 108
10	Kokoshirse mit Birnen und Heidelbeeren → Seite 80	Reis-Linsen-Salat mit Nektarinen & Basilikumtofu → Seite 97
11	Fruchtiger Vollkornreis mit Nüssen → Seite 75	Veggiewraps mit Senfsauce → Seite 101
12	Quinoaauflauf mit Äpfeln → Seite 84	Glasnudelsalat mit Austernpilzen → Seite 92
13	Cheesecake Oats → Seite 74	Bunter Gemüsesalat mit Nussdressing → Seite 90
14	Vollkornpancakes mit Mandarinen-Apfel-Salat → Seite 78	Kürbiscarbonara mit Brokkoli → Seite 111

ABEND	TIPP
Linsendal mit Mango-Tomaten-Salat → Seite 143	Statt der Tomaten gekochte Rote Bete oder Paprika im Salat verwenden!
Rührtofu mit Avocado & schnellem Karottensalat → Seite 151	
Gedämpfte Gemüsenudeln mit Chili-Dressing → Seite 121	Den restlichen Hummus vom Mittagessen einfrieren!
Blumenkohl-Reis mit Teriyaki-Aubergine → Seite 163	Zum Mittagessen mehr Reis vorkochen für das Frühstück am folgenden Tag! Reis-Linsen-Salat statt der Nektarinen mit Äpfeln zubereiten.
Rote-Bete-Bratlinge mit Süßkartoffel-Bohnen-Salat → Seite 158	
Kartoffel-Spinat-Topf mit Garam Masala → Seite 145	
Kartoffelsalat extragrün → Seite 153	Frühstück kann optional in doppelter Menge vorbereitet werden für Tag 8, da der Auflauf auch kalt anstatt der Smoothiebowl schmeckt.
Hummusteller mit Rote Bete und Pilzen → Seite 137	
Wurzelpancakes mit Spinat-Knoblauch-Dip → Seite 117	
Knackige Gemüsebowl mit Erdnusssauce → Seite 125	Zum Mittagessen mehr Reis vorkochen für das Frühstück am folgenden Tag! Reis-Linsen-Salat statt der Nektarinen mit Äpfeln zubereiten.
Kürbiseintopf mit Ingwer, Linsen und gebratenem Mangold → Seite 166	
Sticky Tofu mit scharfem Gemüse → Seite 131	
Möhrenpuffer mit Rotkohlsalat → Seite 157	
Gebratenes Wurzelgemüse mit Teriyaki-Birne → Seite 161	

CHEESECAKE OATS

FÜR 2 PERSONEN
Zubereitungszeit: 5 Min.

ZUTATEN
1 kleine Biozitrone
70 g Haferflocken
2 geh. EL Leinsamenschrot
1 geh. EL Sesam
2 TL Reis- oder Yaconsirup
2 Msp. Vanille
500 g pflanzlicher Joghurt
2 große Äpfel
1 Msp. Zimt, gemahlen

Pro Portion ca. 504 kcal, 20 g E, 19 g F, 55 g KH, 14 g BST

1. Die Zitrone heiß abwaschen, trocknen, die Schale abreiben und 3 EL vom Saft auspressen.
2. Haferflocken, Leinsamenschrot, Sesam, Sirup, Vanille sowie Joghurt verrühren und 2 EL Zitronensaft und die Zitronenschale unterrühren. Die Masse auf zwei Schüsseln verteilen.
3. Die Äpfel waschen, das Kerngehäuse entfernen und die Äpfel in 1 cm große Stücke schneiden. Den übrigen Zitronensaft und das Zimtpulver unter die Apfelwürfel heben, alles über die Joghurtmasse geben und servieren.

Tipp
Veganer Joghurt steht inzwischen in jedem gut sortierten Supermarkt. Neben dem klassischen Sojaghurt findet man mittlerweile auch Sorten auf Hafer- und Kokosbasis. Durchprobieren lohnt sich, denn jede Sorte hat ihre Vorzüge. Nur ungesüßt sollte der Joghurt der Wahl am besten immer sein.

FRUCHTIGER VOLLKORNREIS MIT NÜSSEN

FÜR 2 PERSONEN

Zubereitungszeit: 10 Min. | Kochzeit: 30 Min.

ZUTATEN

150 g Vollkorn-Basmatireis
1 Prise Salz
1 Granatapfel
10 Physalisbeeren
1 EL Haselnusskerne
1 EL Mandelkerne
1 kleiner Apfel

Pro Portion ca. 490 kcal, 12 g E, 10 g F, 83 g KH, 14 g BST

1. Den Reis in ein Sieb geben und unter fließendem kalten Wasser waschen, bis das Wasser klar bleibt. Abtropfen lassen und nach Packungsanweisung mit der doppelten Menge Wasser und einer Prise Salz in ca. 30 Minuten garkochen.

2. In der Zwischenzeit die Kerne aus dem Granatapfel lösen und die weißen Zwischenhäute entfernen. Die Physalis halbieren. Haselnuss- und Mandelkerne grob hacken und in einer Pfanne ohne Öl rundherum goldbraun anrösten, bis sie gut duften. Kurz vor Ende der Reisgarzeit den Apfel waschen und in sehr dünne Spalten schneiden.

3. Den gekochten Reis ausdämpfen lassen und auf zwei Schalen verteilen. Mit den Granatapfelkernen mischen, die Apfelspalten sowie die Nüsse darauf verteilen und servieren.

Tipp
Perfekt für übrig gebliebenen Reis und so lecker, dass es sich sogar lohnt, einfach mal mehr Reis zu kochen, um dann am nächsten Morgen dieses Frühstück zu genießen.

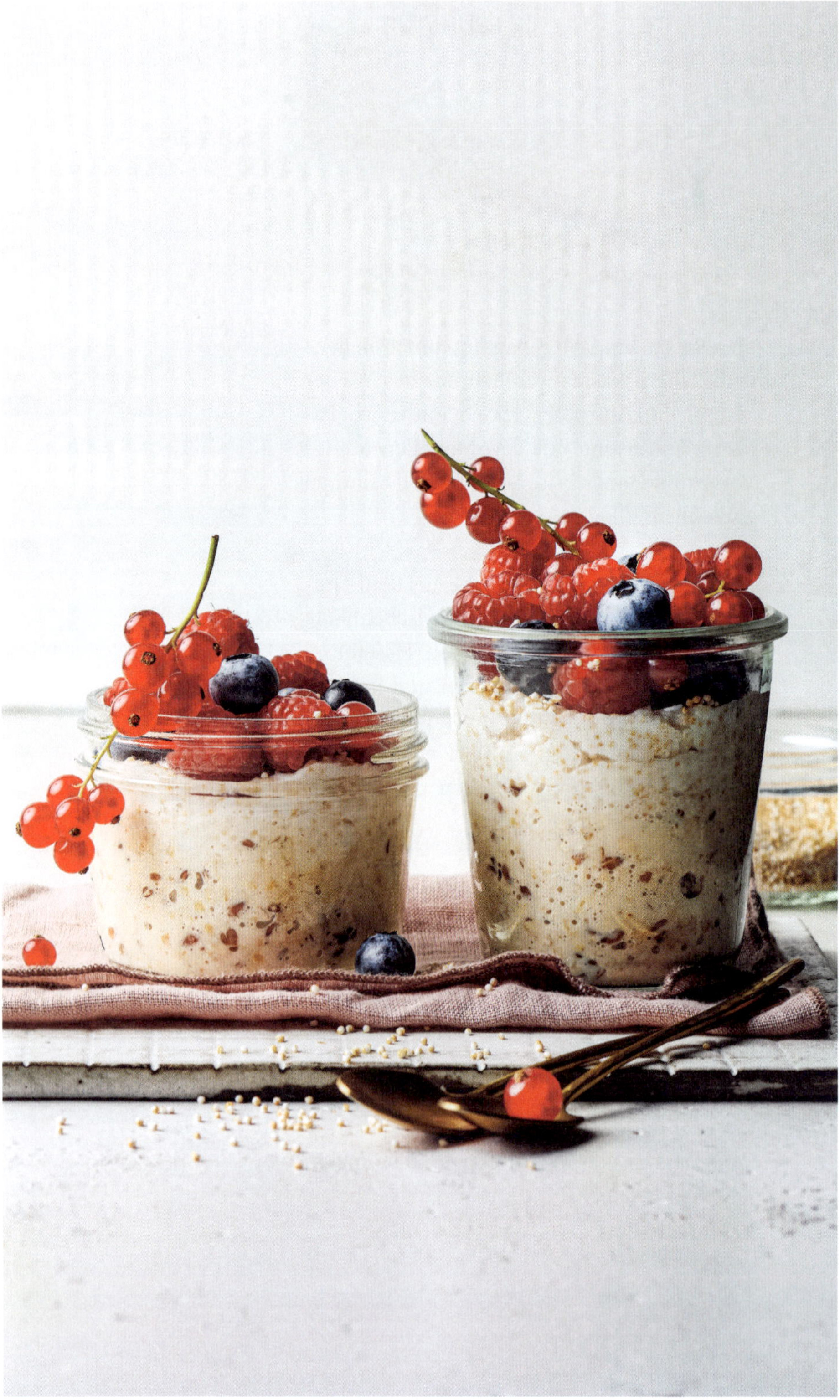

OVERNIGHT OATS MIT BEEREN UND JOGHURT

FÜR 2 PERSONEN

Zubereitungszeit: 5 Min.
Ziehzeit: mind. 1 Std. oder über Nacht

1. Haferflocken, Sirup, Leinsamen und Pflanzendrink mischen und auf zwei Gläser verteilen.

2. Joghurt und Amaranth ebenfalls mischen und auf die Flockenschicht geben. Die Beeren waschen, abtropfen lassen und als letzte Schicht in das Glas geben.

3. Die Gläser verschließen und mind. 1 Stunde, besser über Nacht, zum Ziehen in den Kühlschrank stellen.

Tipp
Perfektes Frühstück für Morgenmuffel! Abends in Schraubgläsern vorbereiten, in den Kühlschrank stellen und morgens nur noch essen oder für später einpacken.

ZUTATEN

100 g feine Haferflocken
1 EL Reis- oder Yaconsirup
1,5 EL geschrotete Leinsamen
300 ml Pflanzendrink, ungesüßt (z. B. Mandel- oder Haferdrink)
150 g pflanzlicher Naturjoghurt
3 EL gepuffter Amaranth
150 g Beeren (frisch oder TK, z. B. Him-, Erd- oder Heidelbeeren)

AUSSERDEM

2 Schraub- oder Bügelgläser (Fassungsvermögen ca. 290 ml)

Pro Portion ca. 492 kcal, 18 g E, 14 g F, 64 g KH, 16 g BST

VOLLKORNPANCAKES MIT MANDARINEN-APFEL-SALAT

FÜR 2 PERSONEN
Zubereitungszeit: 20 Min.

FÜR DEN OBSTSALAT
- 5 Mandarinen (siehe auch Tipp auf Seite 79)
- 1 mittlerer Apfel
- ½ TL Bourbonvanille, gemahlen
- 2 Msp. Zimt, gemahlen
- 1 EL Reis- oder Yaconsirup

FÜR DIE PANCAKES
- 1 TL Leinsamenschrot oder Chiasamen
- 115 g Dinkelvollkornmehl
- je ½ TL Bourbonvanille & Zimt, gemahlen
- ½ TL Backpulver
- 1 Prise Salz
- 1 EL Reis- oder Yaconsirup
- 250 ml Sprudelwasser

AUSSERDEM
- ca. 1 EL Rapsöl zum Braten

Pro Portion ca. 500 kcal, 11 g E, 10,5 g F, 88 g KH, 14 g BST

1. 4 Mandarinen schälen und in einzelne Segmente teilen. Von einer Mandarine den Saft auspressen. Apfel waschen, Kerngehäuse entfernen und den Apfel in 1 cm große Würfel schneiden. Mandarinenstücke, Apfelwürfel, Vanille, Zimt, Sirup und Saft mischen und zum Ziehen zur Seite stellen.

2. Für die Pancakes Leinsamenschrot in 1 EL Wasser einrühren und für ca. 5 Minuten zum Quellen zur Seite stellen. Mehl, Vanille, Zimt, Backpulver und Salz in einer kleinen Schüssel mischen. Sirup, Sprudel und die gequollenen Leinsamen zu den trockenen Zutaten geben. Mit dem Schneebesen zu einem glatten Teig verrühren.

3. Eine beschichtete Pfanne erhitzen, wenig Öl hineingeben. Pro Pancake jeweils 2 EL des Teiges in die Pfanne geben und bei mittlerer Hitze 1 bis 2 Minuten anbraten, bis Blasen an der Oberfläche entstehen und die Ränder leicht gebräunt sind. Wenden und 1 Minute von der zweiten Seite anbraten. Auf diese Weise 10 Pancakes herstellen.

4. Die Pancakes auf zwei Teller verteilen und mit dem Obstsalat servieren.

ZIMTPORRIDGE MIT ORANGEN-APFEL-SALAT

FÜR 2 PERSONEN

Zubereitungszeit: 10 Min.

FÜR DAS PORRIDGE

80 g feine Haferflocken
350 ml Pflanzendrink, ungesüßt
1 leicht geh. TL Zimt, gemahlen
1 EL Reis- oder Yaconsirup
1 EL Nussmus (z. B. Cashewmus)

FÜR DEN ORANGEN-APFEL-SALAT

2 große Orangen
2 mittlere Äpfel
1 EL getrocknete Cranberrys
1 Msp. Vanille, gemahlen

Pro Portion 490 kcal, 9,5 g E, 9 g F, 87 g KH, 15 g BST

1. Haferflocken, Pflanzendrink, Zimt, Sirup und 100 ml Wasser verrühren und aufkochen. Auf niedrigster Stufe 5 Minuten quellen lassen, bis ein dickflüssiger Brei entsteht. Hin und wieder umrühren.

2. In der Zwischenzeit die Orangen schälen, filetieren und den Saft auffangen. Äpfel waschen, das Kerngehäuse herausschneiden und das Fruchtfleisch in dünne Spalten schneiden. Orangenfilets, Apfelspalten, Cranberrys und Vanille mischen.

3. Das Porridge auf zwei Schüsseln verteilen und den Orangen-Apfel-Salat sowie das Nussmus darübergeben.

Tipp
Saisonales Obst schmeckt immer besser! Darum probieren Sie die Pancakes von Seite 78 doch im Sommer mit frischen Beeren und Minze aus. Dafür einfach 300 g Beeren waschen, mit Vanille, 1 EL Zitronensaft, optional 1 EL Reis- oder Yaconsirup und 1 EL gehackter Minze verrühren und zu den Pancakes servieren.

KOKOSHIRSE MIT BIRNEN UND HEIDELBEEREN

ZUTATEN

150 g Goldhirse
2 EL Reis- oder Yaconsirup
325 ml Kokosdrink (ersatzweise Mandel- oder Sojadrink)
2 EL Kokosraspel
1 Prise Salz
1 große Birne (ca. 300 g)
150 g Heidelbeeren
1 EL Zitronensaft

Pro Portion ca. 498 kcal, 10 g E, 8 g F, 90 g KH, 15 g BST

FÜR 2 PERSONEN

Zubereitungszeit: 15 Min.

1. Die Hirse in ein Sieb geben und mit heißem Wasser spülen, bis das Wasser klar bleibt. Hirse, Sirup, Kokosdrink, Kokosraspel und Salz aufkochen und dann zugedeckt 10 bis 12 Minuten bei niedriger Hitze quellen lassen. Danach vom Herd ziehen und ausdämpfen lassen.

2. Inzwischen das Obst waschen. Das Kerngehäuse der Birne entfernen und das Fruchtfleisch in ca. 1 cm große Würfel schneiden. Mit den Beeren und dem Zitronensaft mischen.

3. Die Hirse auf zwei Schalen verteilen, das Obst darübergeben und servieren.

Tipp

Hirse ist schnell gar, reich an Mineralstoffen und ein regionales Superfood. Denn die im Handel erhältliche Goldhirse wird seit einigen Jahren auch wieder in Deutschland angebaut.

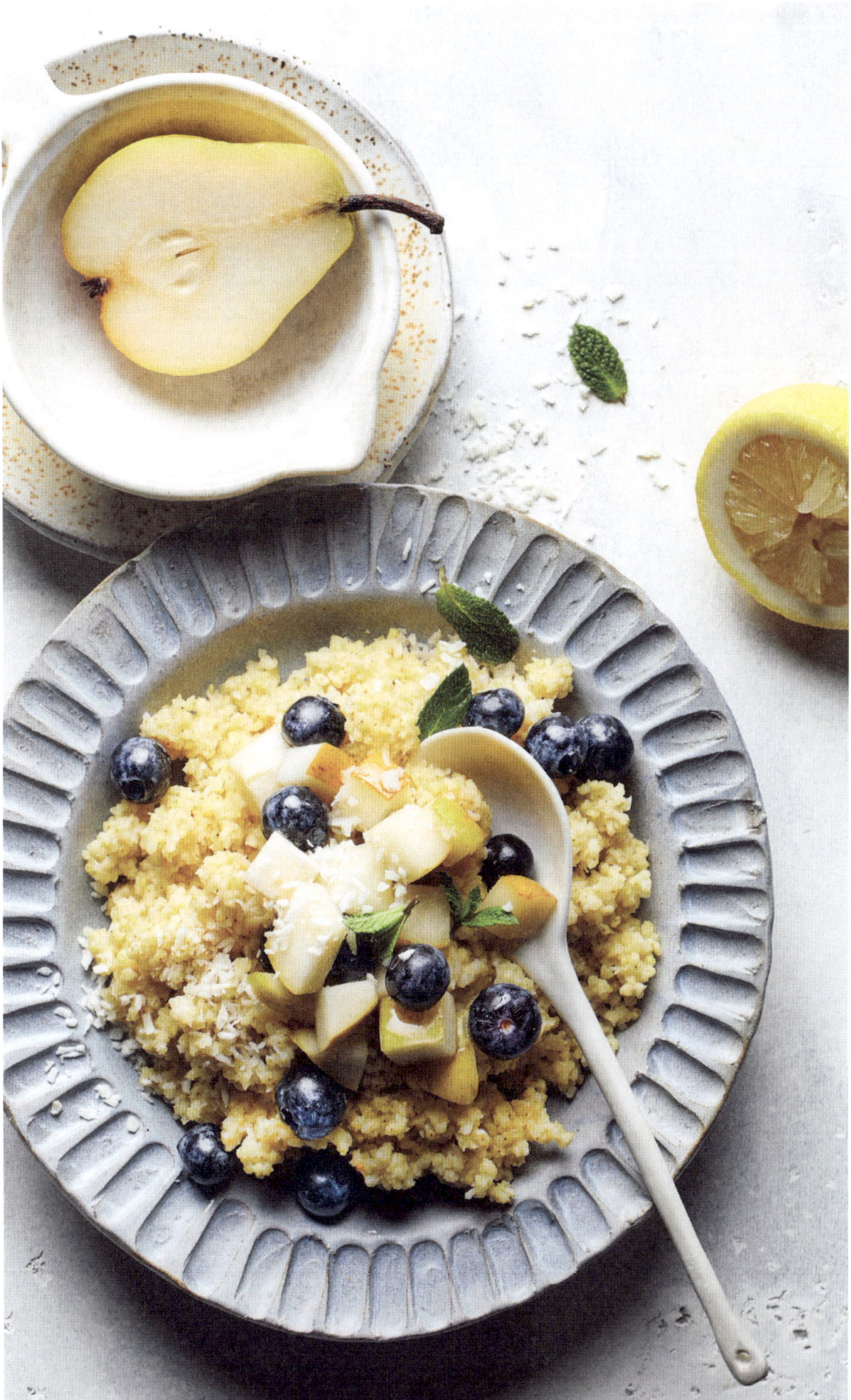

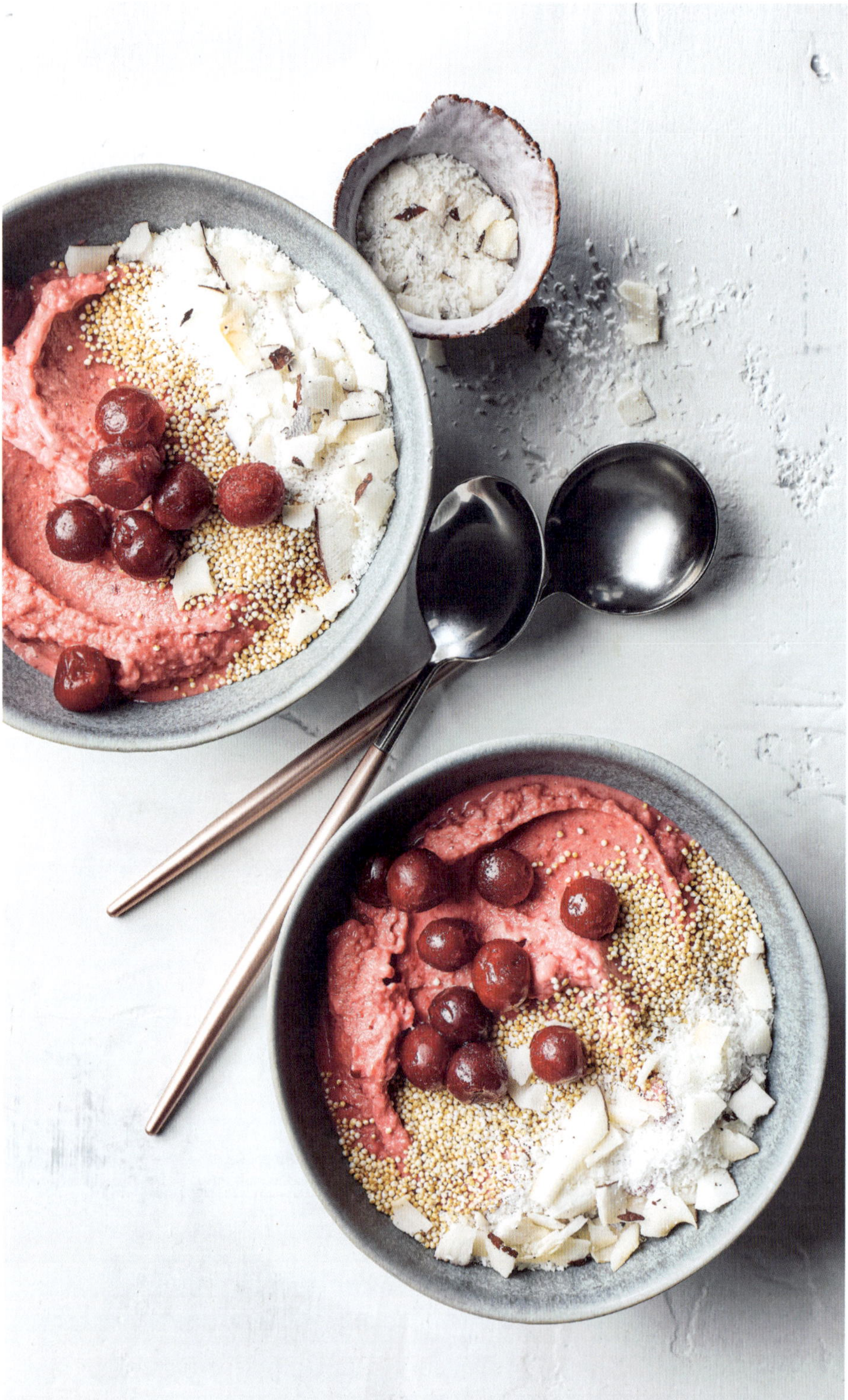

ROTE SMOOTHIEBOWL

FÜR 2 PERSONEN
Zubereitungszeit: 5 Min.

ZUTATEN

400 g gefrorene Erdbeeren
200 g gefrorene Sauerkirschen
50 g Haferflocken
2 EL Yacon- oder Reissirup
½ TL Vanille, gemahlen
1 Msp. Zimt, gemahlen
1 EL Mandelmus
750 ml Pflanzendrink, ungesüßt (z. B. Kokos- oder Haferdrink)
2 EL gepuffter Amaranth
2 EL Kokosraspel

Pro Portion ca. 500 kcal, 10,5 g E, 16 g F, 79 g KH, 8,5 g BST

1. Die gefrorenen Früchte zusammen mit Haferflocken, Sirup, Vanille, Zimt, Mandelmus und Pflanzendrink in einen Standmixer geben und fein pürieren. Alternativ mit einem Pürierstab pürieren.

2. Die Masse auf zwei Schüsseln verteilen und mit Amaranth und Kokosraspel dekorieren. Sofort servieren.

Tipp
Anstelle der Sauerkirschen eignen sich natürlich auch Himbeeren oder Johannisbeeren zum Mixen dieser Bowl. Die Erdbeeren geben eine gewisse Grundsüße und sollten möglichst nicht durch andere Beeren ersetzt werden.

QUINOAAUFLAUF MIT ÄPFELN

FÜR 2 PERSONEN

Zubereitungszeit: 15 Min. | Backzeit: 30 Min.

ZUTATEN

100 g Quinoa
300 ml Pflanzendrink, ungesüßt (z. B. Haferdrink)
3 EL Reis- oder Yaconsirup
½ TL geriebene Orangenschale
½ TL Vanille, gemahlen
1 gestr. TL Zimt, gemahlen
1 Prise Salz
2 große Äpfel
150 g pflanzlicher Joghurt

AUSSERDEM

1 Auflaufform (ca. 25 cm x 15 cm)
1 TL Kokos- oder Rapsöl zum Fetten der Form
2 geh. EL Semmelbrösel
1 EL Sesamsamen (hell oder schwarz)

Pro Portion ca. 498 kcal, 14 g E, 12 g F, 86 g KH, 10 g BST

1. Die Quinoa in ein feines Sieb geben, mit heißem Wasser abspülen und mit Pflanzendrink, Sirup, Orangenschale, Vanille, Zimt und 1 Prise Salz aufkochen. Zugedeckt auf niedriger Stufe 10 Minuten köcheln. Hin und wieder umrühren.

2. In der Zwischenzeit den Backofen auf 170 °C Ober- und Unterhitze vorheizen. Die Äpfel waschen, das Kerngehäuse entfernen und das Fruchtfleisch in 1 cm große Würfel schneiden.

3. Quinoa, Äpfel und Joghurt mischen. Die Auflaufform leicht fetten und die Mischung hineingeben. Im Backofen (Mitte) 30 Minuten backen, bis sich die Quinoamasse leicht vom Rand der Form löst. Nach 15 Minuten Backzeit die Semmelbrösel und den Sesam auf dem Auflauf verteilen. Den Auflauf aus dem Ofen nehmen und 5 Minuten abkühlen lassen, dann servieren.

Tipp

Anstelle von Quinoa eignet sich auch Hirse für diesen Auflauf. Die muss nicht einmal vorgekocht werden und kann direkt mit allen anderen Zutaten in die Auflaufform.

VOLLKORNPENNE MIT SCHARFEM OFENSUGO

FÜR 2 PERSONEN

Zubereitungszeit: 15 Min. | Backzeit: 25 Min.

FÜR DEN SUGO

2 rote Paprika
1,5 kg Kirschtomaten
1 rote Peperoni
2 rote Zwiebeln
3 Knoblauchzehen
1 EL Olivenöl
1 TL Reis- oder Yaconsirup
1 TL Gemüsebrühe-Pulver
½ Bund Basilikum

AUSSERDEM

Backpapier
250 g Dinkelvollkorn-Penne

Pro Portion ca. 495 kcal, 17,5 g E, 10 g F, 76,5 g KH, 17 g BST

1. Den Backofen auf 200 °C vorheizen. Paprika, Tomaten und Peperoni waschen und abtropfen lassen. Das Kerngehäuse der Paprika sowie der Peperoni entfernen und das Fruchtfleisch jeweils in grobe Stücke schneiden. Zwiebeln und Knoblauch schälen. Die Zwiebeln vierteln, den Knoblauch halbieren.

2. Paprika, Tomaten, Zwiebeln und Knoblauch mit Olivenöl und etwas Salz mischen. Ein Backblech mit Backpapier auslegen und das Gemüse darauf verteilen. Im Backofen (Mitte) ca. 25 Minuten backen. Die Penne in reichlich Salzwasser garkochen, abgießen und abtropfen lassen.

3. Nach Ablauf der Backzeit das Gemüse aus dem Ofen nehmen und mit dem ausgetretenen Saft, dem Sirup, dem Gemüsebrühe-Pulver und mit 100 ml Wasser stückig pürieren. Mit Salz abschmecken. Basilikum waschen, trockenschütteln, die Blätter von den Stielen zupfen und größere Blätter grob zerteilen.

4. Die Penne auf zwei tiefe Teller verteilen, den Sugo zugeben und mit dem Basilikum dekorieren.

Tipp
Den Sugo am besten direkt in der doppelten Menge zubereiten. Es lässt sich sehr gut einfrieren.

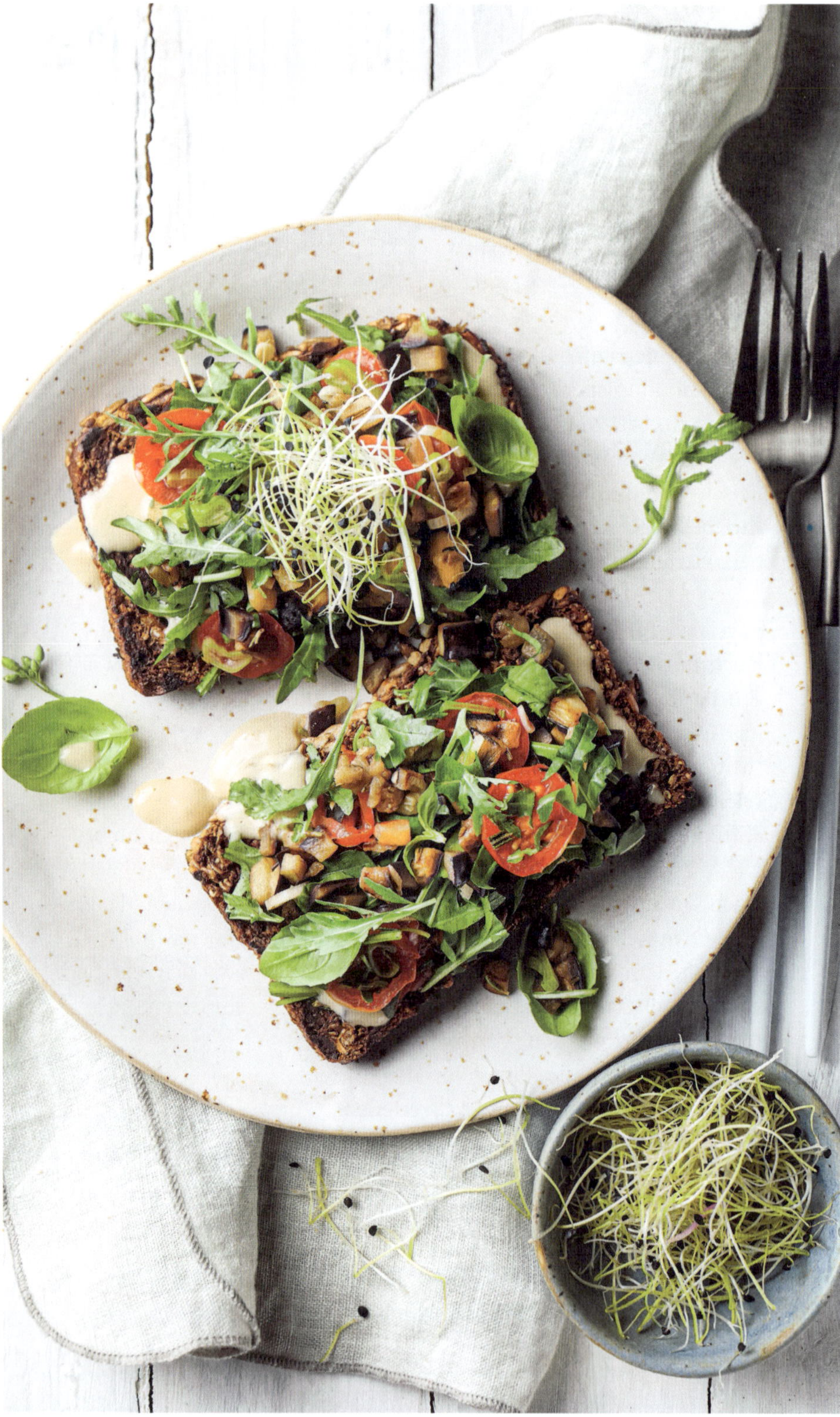

VOLLKORNBROT MIT SOMMERGEMÜSE

FÜR 2 PERSONEN

Zubereitungszeit: 20 Min.

FÜR DAS GEMÜSE

2 mittlere Auberginen

3 Frühlingszwiebeln

100 g Cocktail- oder Datteltomaten

2 Zweige Rosmarin

6 Zweige Basilikum

AUSSERDEM

2 EL feine Sprossen (z. B. Alfalfa, Rote Bete)

1 Handvoll Rucola

1 EL Olivenöl

Salz

4 Scheiben Roggenvollkornbrot

2 geh. EL Cashew–, Sesam- oder Mandelmus

2 EL Zitronensaft

1 TL Reis- oder Yaconsirup

Pro Portion ca. 500 kcal, 16 g E, 19 g F, 51 g KH, 24 g BST

1. Das Gemüse, die Kräuter, die Sprossen sowie den Rucola waschen und abtropfen lassen bzw. trockenschütteln. Den Stielansatz der Auberginen abschneiden und das Fruchtfleisch in 1 cm große Würfel schneiden. Die Frühlingszwiebeln in feine Ringe und die Tomaten in ca. 5 mm dicke Scheiben schneiden.

2. Olivenöl in einer Pfanne erhitzen und die Auberginenwürfel darin bei mittlerer Hitze für ca. 5 Minuten goldbraun anbraten. Die Würfel sollten weich sein. Zwiebeln zugeben und für ca. 2 bis 3 Minuten mit anschwitzen. Die Tomaten zum Ende der Garzeit dazugeben und nochmal ca. 1 Minute mit anbraten. Vom Herd ziehen und mit Salz abschmecken.

3. Die Rosmarinnadeln von den Stielen ziehen und fein hacken. Basilikumblätter in dünne Streifen schneiden. Rucola verlesen und grob hacken. Das Brot leicht toasten.

4. Nussmus mit Zitronensaft, 1 Prise Salz und Sirup glattrühren. Teelöffelweise Wasser zugeben, zu einer dickflüssigen, cremigen Sauce verrühren und auf den Brotscheiben verteilen. Rosmarin, Basilikum und Rucola unter das Gemüse heben, die Masse auf dem Brot verteilen und mit den Sprossen toppen.

SANDWICH MIT KAROTTENCREME UND ZUCCHINI

FÜR DIE KAROTTENCREME (4 PORTIONEN)

50 g Cashewnusskerne
50 g Kürbiskerne
1 Zwiebel
10 g Ingwer
400 g Möhren
1 EL Kokosöl
2 TL gelbe Currypaste (oder Currypulver)
4 EL vegane Sahne zum Kochen
Salz

FÜR DEN BELAG

250 g Zucchini
1 rote Zwiebel
2 TL Kokosöl oder Rapsöl
1/3 Bund Koriander
50 g Asia- oder Pflücksalat

AUSSERDEM

4 Scheiben Roggensauerteigbrot oder Dinkelvollkornbrot
Salz
1 Schraubglas (ca. 500 ml)

Pro Portion ca. 495 kcal, 15 g E, 24 g F, 49 g KH, 10 g BST

FÜR 2 PERSONEN

Zubereitungszeit: 25 Min.

1. Für die Creme Cashew- und Kürbiskerne in einer Pfanne ohne Öl rundherum anrösten, bis sie gut duften. Aus der Pfanne nehmen und zur Seite stellen. Zwiebel und Ingwer schälen und würfeln. Möhren schälen und fein raspeln.

2. Das Kokosöl in einer Pfanne erhitzen. Zwiebeln, Ingwer und Möhren anschwitzen, bis die Zwiebeln glasig sind. Die Currypaste oder das Pulver zugeben und unter Rühren 30 Sekunden mit anschwitzen. Vom Herd ziehen und mit den Kernen sowie der Sahne zu einer leicht stückigen Paste pürieren und mit Salz abschmecken.

3. Zucchini waschen und leicht schräg in ca. 0,5 cm dicke Scheiben schneiden. Rote Zwiebel schälen und in dünne Scheiben schneiden. 2 TL Öl in einer Pfanne erhitzen und die Zucchinischeiben darin von beiden Seiten anbraten, bis sich leichte Röstaromen bilden. Die Zwiebeln zugeben und ca. 1 Minute mit anschwitzen, bis die Zwiebeln glasig sind. Vom Herd ziehen und mit Salz würzen.

4. Koriander und Salat waschen und trockenschleudern. Den Koriander grob hacken. Das

Brot dick mit der Möhrencreme bestreichen. Die übrige Creme in das Schraubglas füllen. Die Creme hält sich 3 bis 4 Tage im Kühlschrank und bis zu 6 Monate im Tiefkühlschrank.

5. Auf zwei Brotscheiben die Zucchini, Zwiebeln, den Koriander und den Salat legen und mit den übrigen Brotscheiben zuklappen.

BUNTER GEMÜSESALAT MIT NUSSDRESSING

FÜR 2 PERSONEN

Zubereitungszeit: 15 Min.

FÜR DEN SALAT

400 g Süßkartoffeln
100 g Pastinaken
600 g Karotten
125 g Zucchini

FÜR DAS DRESSING

1 Knoblauchzehe
1 Biolimette
1 EL Reis- oder Yaconsirup
3 EL Mandel- oder Cashewmus
1 EL Leinsamenschrot
2 leicht geh. TL mittelscharfer Senf
½ TL Kala Namak (indisches Schwefelsalz)
1 geh. TL Instantgemüsebrühe (hefefrei)

AUSSERDEM

1 Bund Dill
Salz, schwarzer Pfeffer
1 EL schwarze Sesamsaat

Pro Portion ca. 505 kcal, 14 g E, 19 g F, 62 g KH, 18 g BST

1. Das Gemüse waschen. Süßkartoffeln, Pastinaken und Karotten schälen. Das Gemüse mit einem Spiralschneider zu Gemüsenudeln verarbeiten oder ersatzweise grob raspeln. Das Gemüse in einer Schüssel mischen und leicht salzen.

2. Für das Dressing den Knoblauch schälen und grob würfeln. Die Limette heiß abwaschen, trocknen, die Schale abreiben und den Saft auspressen. Alle Dressingzutaten mit 150 ml Wasser in ein hohes Mixgefäß füllen und mit dem Stabmixer oder im Standmixer zu einer glatten Sauce pürieren.

3. Den Dill waschen, trockenschütteln, fein hacken und unter das Dressing heben. Mit Salz und schwarzem Pfeffer aus der Mühle abschmecken. Das Dressing über das Gemüse gießen und unterheben. Den Salat auf zwei Schüsseln verteilen, mit dem Sesam dekorieren und servieren.

Tipp

Wer weder Spiralschneider noch Gemüsereibe sein Eigen nennt, kann das Gemüse auch mit einem Sparschäler oder sehr scharfen Messer in feine Streifen schneiden.

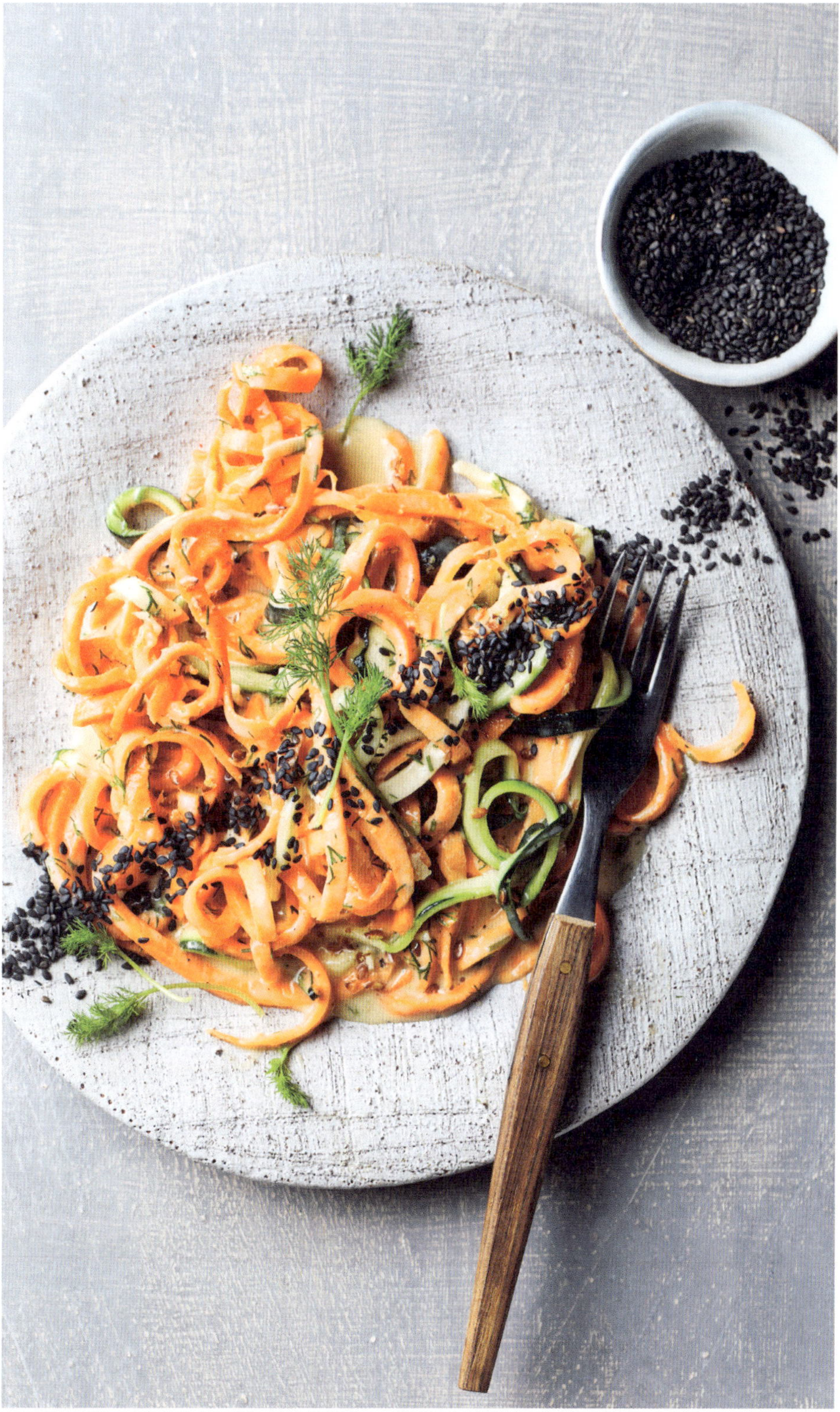

GLASNUDELSALAT MIT AUSTERNPILZEN

ZUTATEN

100 g Glasnudeln
100 g TK-Erbsen
200 g Karotten
1 Salatgurke
1 Knoblauchzehe
10 g Ingwer
1 Biolimette
50 ml Kokosmilch
25 g Erdnussmus
2 EL Sojasauce
250 g Austernpilze
1 EL Pflanzenöl zum Braten
½ rote Chilischote
Salz

Pro Portion ca. 502 kcal, 13 g E, 20 g F, 65 g KH, 9 g BST

FÜR 2 PERSONEN

Zubereitungszeit: 20 Min.

1. 1 Liter Wasser aufkochen, vom Herd ziehen, 1 EL Salz, Glasnudeln und Erbsen hineingeben und umrühren, bis sich das Salz aufgelöst hat. 5 Minuten ziehen lassen. Danach abgießen.

2. Die Karotten schälen und mit einem Sparschäler in feine Streifen hobeln. Die Gurke waschen, Enden abschneiden, längs vierteln und in 0,5 cm dicke Scheiben schneiden. Knoblauch abziehen und in dünne Scheiben schneiden. Ingwer schälen und fein hacken. Die Limette heiß abwaschen, trocknen, Schale abreiben und Saft von ½ Limette auspressen.

3. Die Hälfte vom Ingwer, Kokosmilch, Erdnussmus, Sojasauce, Limettenschale und -saft zu einem Dressing glattrühren. Mit Salz abschmecken; mit Glasnudeln, Erbsen, Karotten, Gurken in einer Schüssel vermengen.

4. Die Austernpilze in mundgerechte Stücke zupfen. Das Öl in einer Pfanne erhitzen und die Pilze darin goldbraun anbraten. In den letzten 2 Minuten Knoblauch mit anschwitzen.

5. Die Chilischote waschen, entkernen und in feine Scheiben schneiden. Den Glasnudelsalat auf zwei Teller verteilen, die Chilis und die Pilze samt Knoblauch darübergeben.

Tipp
Anstelle der Glasnudeln eignen sich auch Reisnudeln oder beispielsweise Udon-Nudeln auf Basis von Hülsenfrüchten, die man im Bioladen findet.

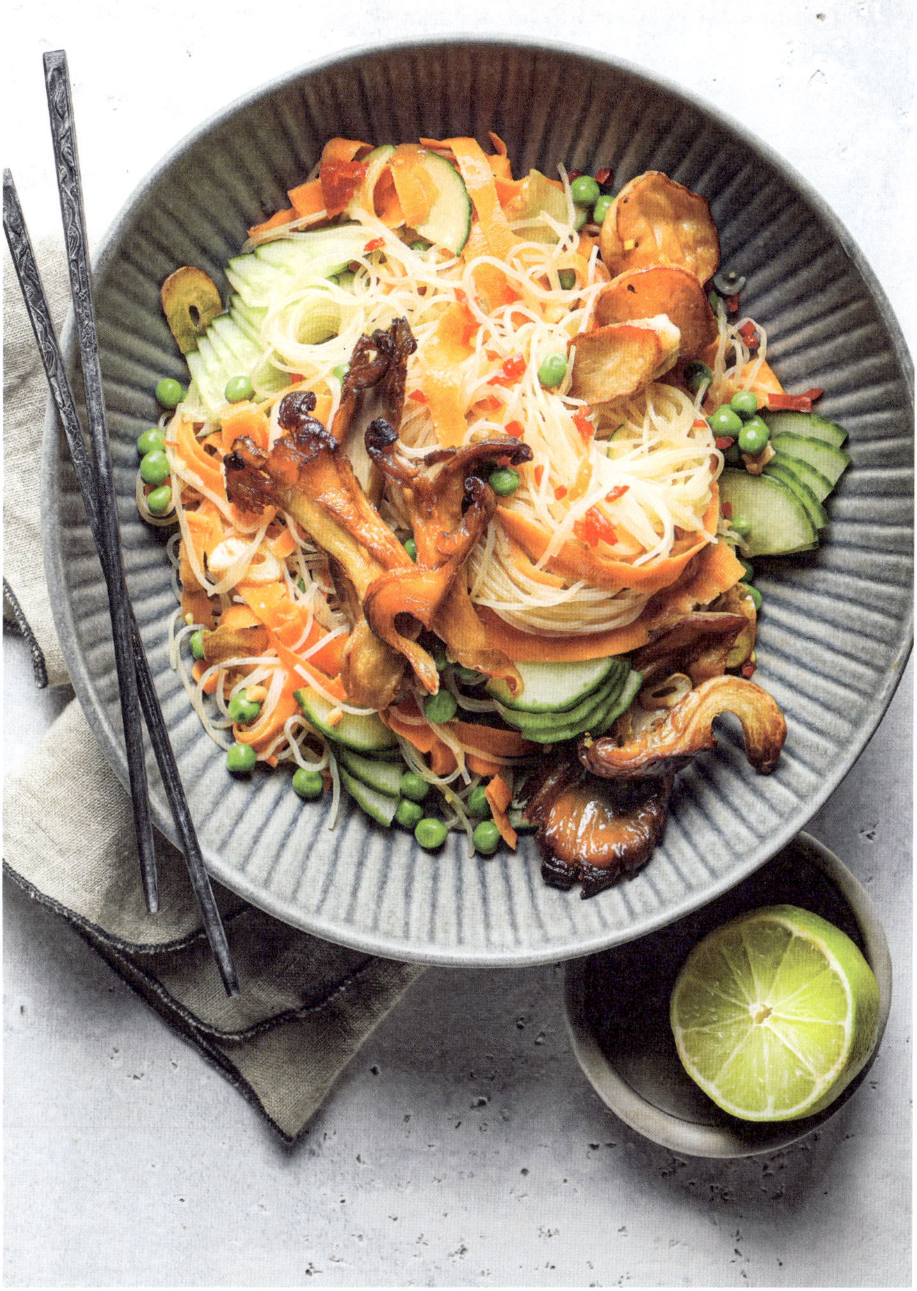

ZUTATEN

100 g Steinchampignons
1 rote Paprika
80 g Rucola
2 Frühlingszwiebeln
2 TL natives Olivenöl
½ Dose/Glas Kichererbsen (120 g Abtropfgewicht)
2 TL Kapern
1 geh. EL vegane Mayonnaise (40 g)
½ TL Rauchpaprikapulver
1 TL mittelscharfer Senf
Salz, Pfeffer
4 Vollkorn-Tortillas (Ø 20-25 cm)

Pro Portion ca. 500 kcal, 17,5 g E, 18 g F, 62 g KH, 14 g BST

KICHERERBSEN-PILZ-WRAP

FÜR 2 PERSONEN

Zubereitungszeit: 15 Min.

1. Die Pilze mit einem Küchentuch von Schmutz befreien und in dünne Scheiben schneiden. Das übrige Gemüse und den Salat waschen. Die Frühlingszwiebeln in feine Ringe schneiden. Die weißen Teile getrennt aufbewahren.

2. Das Olivenöl in einer Pfanne erhitzen und die Pilze darin rundherum goldbraun anbraten. Zum Schluss die weißen Frühlingszwiebelringe mit in die Pfanne geben und ca. 1 Minute mit anbraten.

3. Die Kichererbsen in ein Sieb abgießen und abtropfen lassen, dann mit einer Gabel grob zerdrücken. Es sollten noch größere Stücke zu sehen sein. Die Paprika putzen und das Fruchtfleisch fein würfeln.

4. Kichererbsen, Paprika, die grünen Frühlingszwiebelringe, Kapern, Mayonnaise, Rauchpaprika und Senf vermengen. Die gebratenen Pilze und Zwiebeln unterheben und mit Salz und Pfeffer abschmecken.

5. Die Tortillafladen auf die Arbeitsplatte legen. Die Füllung auf die Fladen verteilen. Dabei die Mischung jeweils mittig auf das untere Drittel geben. Den Rucola danebenlegen und die Fladen von unten her so weit über die Füllung rollen, dass diese bedeckt ist. Dabei

relativ fest wickeln. Dann die Seitenränder der Fladen nach innen einklappen und den Fladen zu Ende aufrollen. Jeden Fladen in der Mitte leicht schräg durchschneiden.

Tipp
Kichererbsen lassen sich sehr gut in großer Menge vorkochen und dann portionsweise einfrieren. Sie verlieren dabei kaum an Konsistenz. Man spart dabei eine Menge Verpackungsmüll, und die getrocknete Ware ist deutlich günstiger als Kichererbsen in Dosen oder im Glas. Das gilt natürlich für alle anderen Hülsenfrüchte genauso.

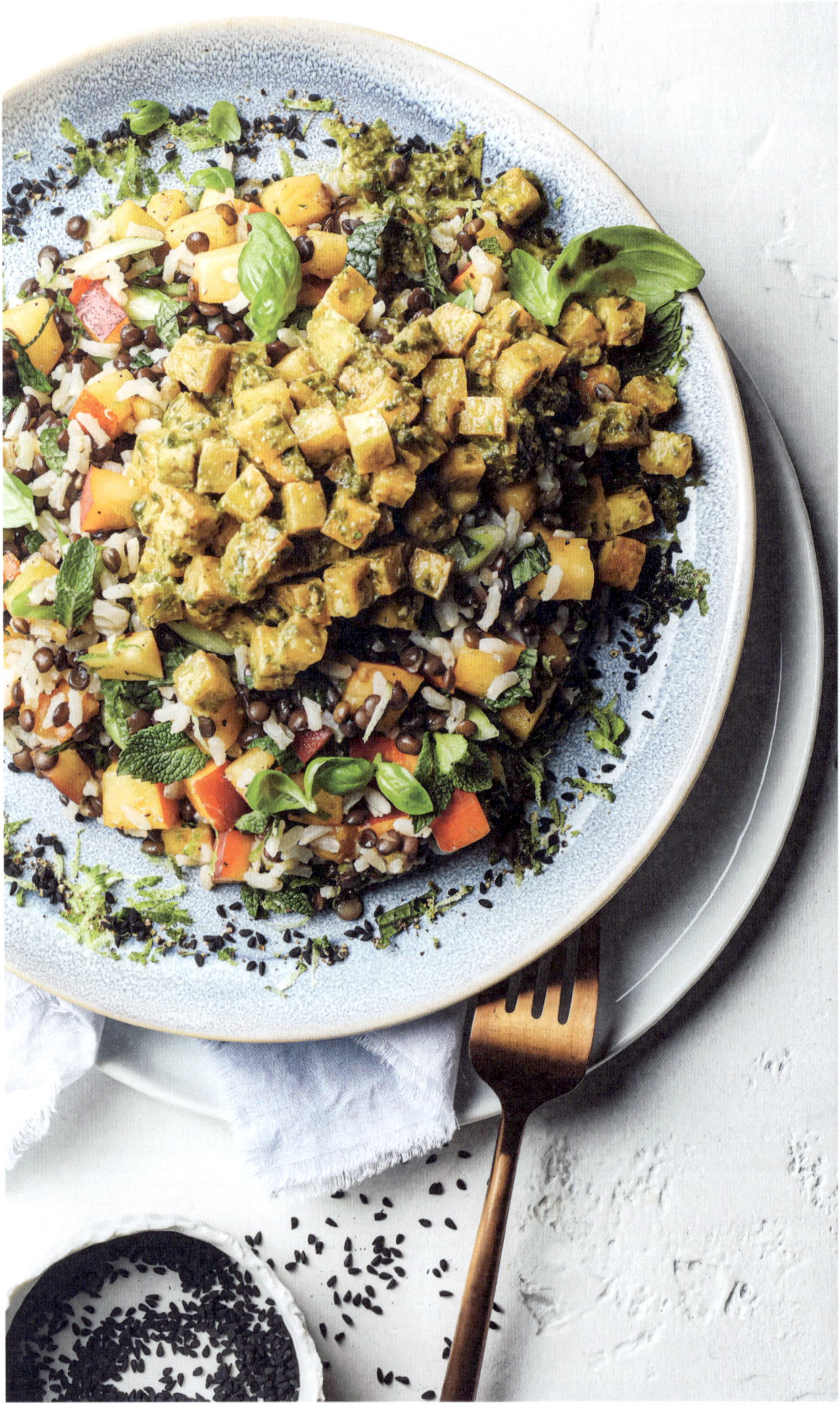

REIS-LINSEN-SALAT MIT NEKTARINEN UND BASILIKUMTOFU

FÜR 2 PERSONEN

Zubereitungszeit: 15 Min. | Kochzeit: ca. 30 Min.

1. Den Reis in ein Sieb geben, mit kaltem Wasser abspülen, bis das Wasser klar bleibt, und nach Packungsanweisung in ca. 30 Minuten bissfest kochen. Die Linsen in das Sieb abgießen, kurz abspülen und abtropfen lassen.

2. Während der Reis kocht, den Schwarzkümmel in einer Pfanne ohne Fett anrösten, bis er gut duftet. Vom Herd ziehen und zur Seite stellen. Die Pfanne erneut auf den Herd stellen. Tofu trockentupfen und in ca. 1 cm große Würfel schneiden. 1 TL Olivenöl in der Pfanne erhitzen und den Tofu darin bei mittlerer Hitze rundherum goldbraun anbraten.

3. Nektarinen, Kräuter, Salat und Frühlingszwiebeln waschen. Die Limette heiß abwaschen, trocknen, die Schale abreiben und den Saft auspressen. Vom Basilikum einige schöne Blätter für die Deko beiseitelegen. Das übrige Basilikum mit der Hälfte des Limettensaftes, Sojasauce, 1 TL Olivenöl und 2 Prisen Salz fein pürieren.

4. Den Tofu vom Herd ziehen, in eine Schüssel füllen und die Basilikumsauce unterheben. Zum Ziehen zur Seite stellen.

FÜR DEN SALAT

100 g Vollkorn-Basmatireis
120 g gekochte Linsen
2 TL Schwarzkümmel
200 g Naturtofu
1 große Nektarine
½ Topf Basilikum
4 Zweige Minze
100 g Pflücksalat oder »Baby-Leaves« (z. B. Babyspinat, Babymangold etc.)
2 Frühlingszwiebeln
1 Biolimette
2 EL Sojasauce

AUSSERDEM

2 TL natives Olivenöl
2 TL Reis- oder Yaconsirup
Salz, schwarzer Pfeffer

Pro Portion 495 kcal, 27 g E, 14 g F, 62 g KH, 12 g BST

5. Minze, Limettenschale, den übrigen Limettensaft und Sirup in einer großen Schüssel zu einem Dressing verrühren. Reis, Linsen, Nektarinen, Salat und Zwiebelringe in die Schüssel geben und umrühren. Mit Salz und Pfeffer abschmecken. Den Salat auf zwei Teller verteilen, den Tofu, Schwarzkümmel und die zurückbehaltenen Kräuter darübergeben und servieren.

Tipp
Anstelle der Nektarinen eignen sich je nach Verfügbarkeit auch Pfirsiche oder Aprikosen sehr gut in diesem Sommersalat.

KAROTTEN-HUMMUS-WRAPS

FÜR 2 PERSONEN

Zubereitungszeit: 20 Min.

FÜR DIE FÜLLUNG

300 g Karotten

80 g Räuchertofu

1 TL neutrales Pflanzenöl

2 Handvoll Feldsalat

FÜR DEN HUMMUS (4 PORTIONEN)

200 g eingelegte, gegrillte Paprika

1 Glas Kichererbsen (ca. 350 g; ersatzweise 220 g gekochte Kichererbsen)

1 Knoblauchzehe

½ kleine Zitrone

1 EL Olivenöl

1 EL Sesammus

2 Msp. gemahlener Kreuzkümmel

1 Handvoll Eiswürfel oder Crushed Ice

AUSSERDEM

Salz, Pfeffer

2 Vollkorn-Tortillafladen

Pro Portion ca. 502 kcal, 21 g E, 22 g F, 48 g KH, 13 g BST

1. Die Karotten waschen und nur falls nötig schälen. Karotten fein raspeln. Räuchertofu trockentupfen und in feine Würfel schneiden. 1 TL Pflanzenöl in einer Pfanne erhitzen und den Tofu darin unter Rühren goldbraun anrösten. Die Karotten zugeben und unter Rühren 2 Minuten bei mittlerer Hitze weiterbraten. Vom Herd ziehen, mit Salz und etwas Pfeffer abschmecken.

2. Für den Hummus die Paprika und die Kichererbsen abtropfen lassen. Den Knoblauch schälen und grob würfeln. Zitronensaft auspressen. Alle Zutaten für den Hummus mit 50 ml Wasser fein pürieren. Zum Schluss mit Salz abschmecken.

3. Den Feldsalat waschen und trockenschleudern. Je 2 leicht gehäufte EL Hummus auf das untere Drittel der Tortillafladen geben, dabei einen Rand von ca. 3 cm zu jeder Seite freilassen. Die Möhren-Tofu-Mischung sowie den Salat auf den Hummus geben. Die Fladen von unten nach oben ein kleines Stück aufrollen, an den Seiten ca. 4 cm nach innen klappen und zu Ende aufrollen. Der übrige Hummus hält sich luftdicht verpackt 4 Tage im Kühlschrank.

Tipp
Hummus wird durch die Eiswürfel extra cremig, und man spart sich viel Öl.

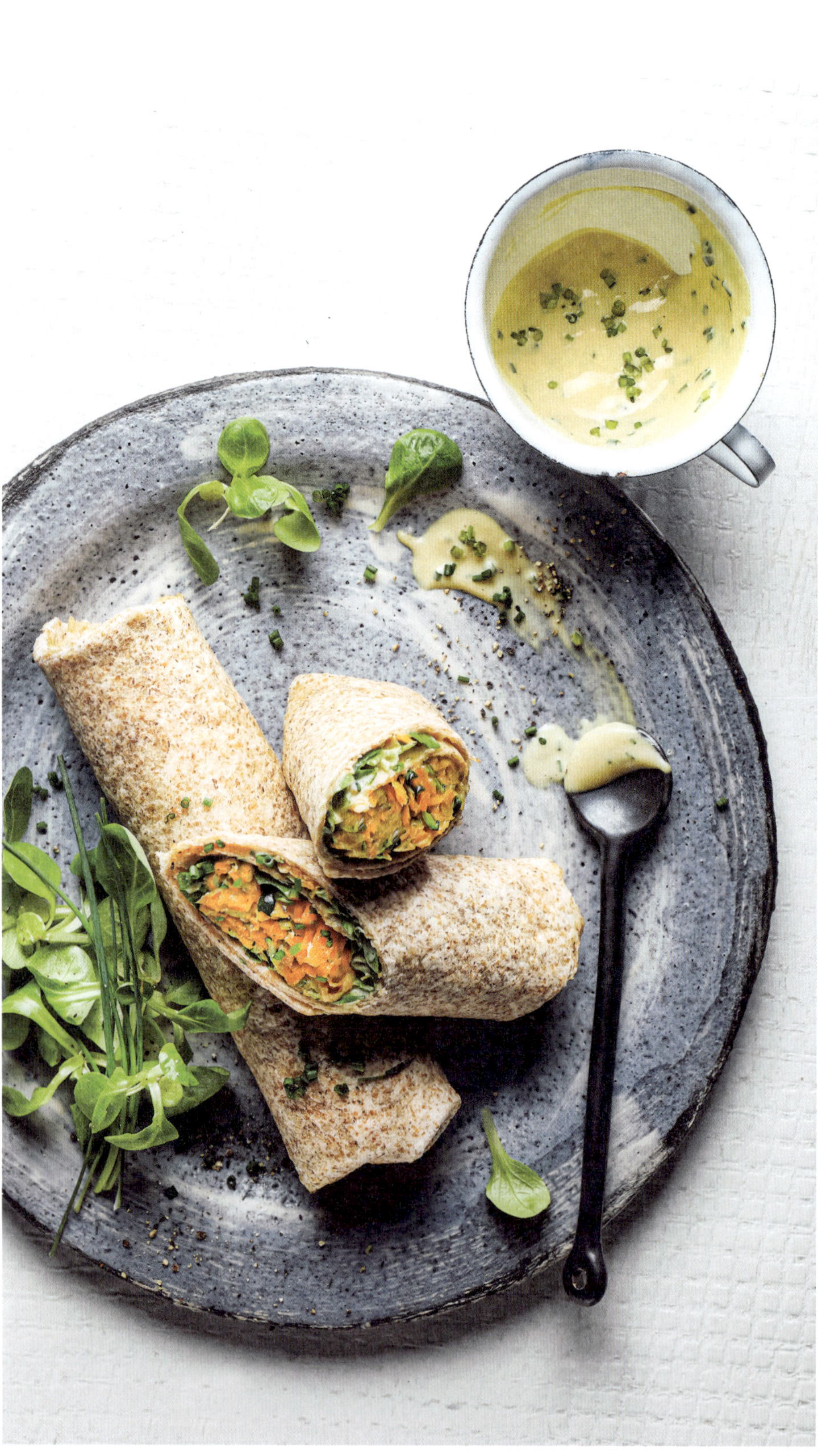

VEGGIEWRAPS MIT SENFSAUCE

FÜR 2 PERSONEN
Zubereitungszeit: 15 Min.

FÜR DIE WRAP-FÜLLUNG
300 g Karotten
300 g Zucchini
1 kleine rote Zwiebel
1 TL neutrales Pflanzenöl zum Braten
4 Handvoll (ca. 60 g) Feldsalat oder junger Spinat

FÜR DIE SENFSAUCE
1 Bund Schnittlauch
4 EL pflanzliche Mayonnaise
1,5 EL mittelscharfer Senf
2 TL Reis- oder Yaconsirup

AUSSERDEM
Salz, schwarzer Pfeffer
4 Vollkorntortillas (ø ca. 25 cm)

Pro Portion ca. 504 kcal, 14 g E, 17 g F, 68,5 g KH, 14 g BST

1. Gemüse und Salat waschen. Salat abtropfen lassen. Karotten nur falls nötig schälen und mit den Zucchini grob raspeln. Zwiebel schälen, halbieren und in dünne Scheiben schneiden.

2. 1 TL Öl in einer Pfanne erhitzen. Gemüseraspel und Zwiebeln darin 5 Minuten goldbraun anbraten. Dann vom Herd ziehen und mit Salz und Pfeffer abschmecken.

3. Den Schnittlauch waschen, trockenschütteln und in feine Röllchen schneiden. Mayonnaise, Schnittlauch, Senf und Sirup glattrühren.

4. Die Senfsauce mittig auf die Tortillas streichen, das Gemüse und den Salat zugeben und die Wraps aufrollen. Dafür ca. 5 cm einrollen, dann die Seiten nach innen klappen und zu Ende aufrollen. Die Wraps anschließend leicht schräg anschneiden und servieren.

Tipp
Vegane Mayonnaise kann man auch relativ leicht selbst machen. Für 250 g Mayonnaise 100 ml ungesüßten, zimmerwarmen Sojadrink mit 200 ml zimmerwarmem Rapsöl und 1 Msp. Johannisbrotkernmehl zu einer Creme aufmixen. Optional mit 1 TL Zitronensaft, 2 Msp. Kala Namak, Salz, Pfeffer, Senf und Reis- oder Yaconsirup abschmecken.

ROGGENBROT MIT RÄUCHERTOFUSALAT

FÜR 2 PERSONEN
Zubereitungszeit: 10 Min.

FÜR DEN TOFUSALAT
250 g Räuchertofu
1 rote Paprika
6 Radieschen
½ Bund Schnittlauch
2 Prisen Kala Namak (optional, indisches Schwarzsalz)
80 g vegane Mayonnaise

AUSSERDEM
Salz, Pfeffer aus der Mühle
4 Scheiben Roggensauerteigbrot
2 EL Sprossen (z. B. Radieschensprossen)

Pro Portion ca. 493 kcal, 30 g E, 22 g F, 39 g KH, 5 g BST

1. Den Räuchertofu trockentupfen. Das Gemüse und den Schnittlauch waschen. Tofu, Paprika und Radieschen in sehr feine Würfel schneiden. Schnittlauch in feine Ringe schneiden.

2. Tofu, Paprika, Radieschen und Schnittlauch mit der Mayonnaise mischen und mit Kala Namak, Salz sowie Pfeffer abschmecken. Den Salat auf die Brotscheiben geben und mit den Sprossen dekorieren.

Tipp
Räuchertofu ist der ideale »Einsteigertofu«. Er schmeckt schön herzhaft-rauchig und lässt sich sowohl kalt als auch gebraten verarbeiten. Am besten einen Tofu kaufen, der wirklich geräuchert wurde. Manche Sorten werden lediglich mit Raucharoma versetzt und sind geschmacklich nicht ganz so gut wie die wirklich geräucherten Sorten.

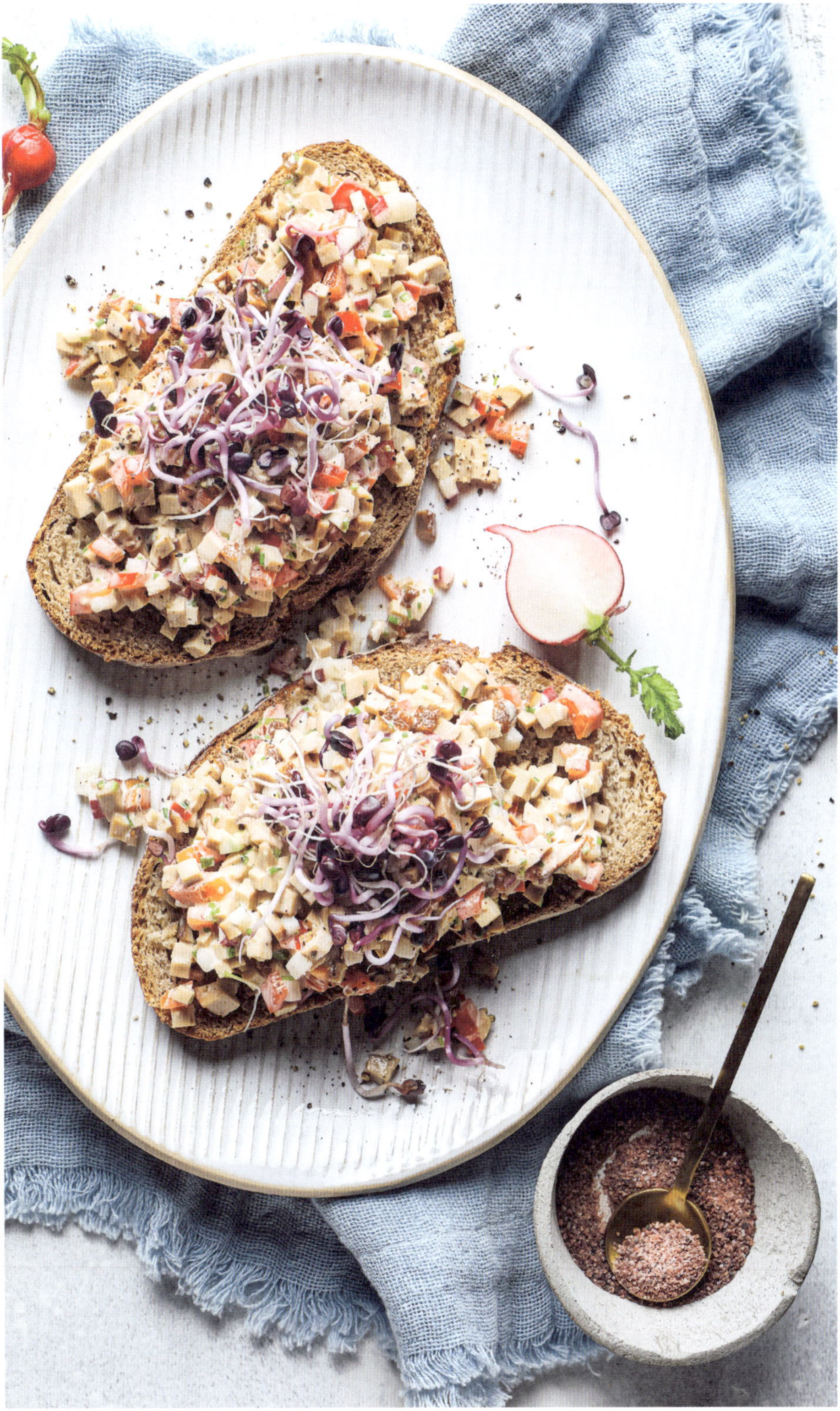

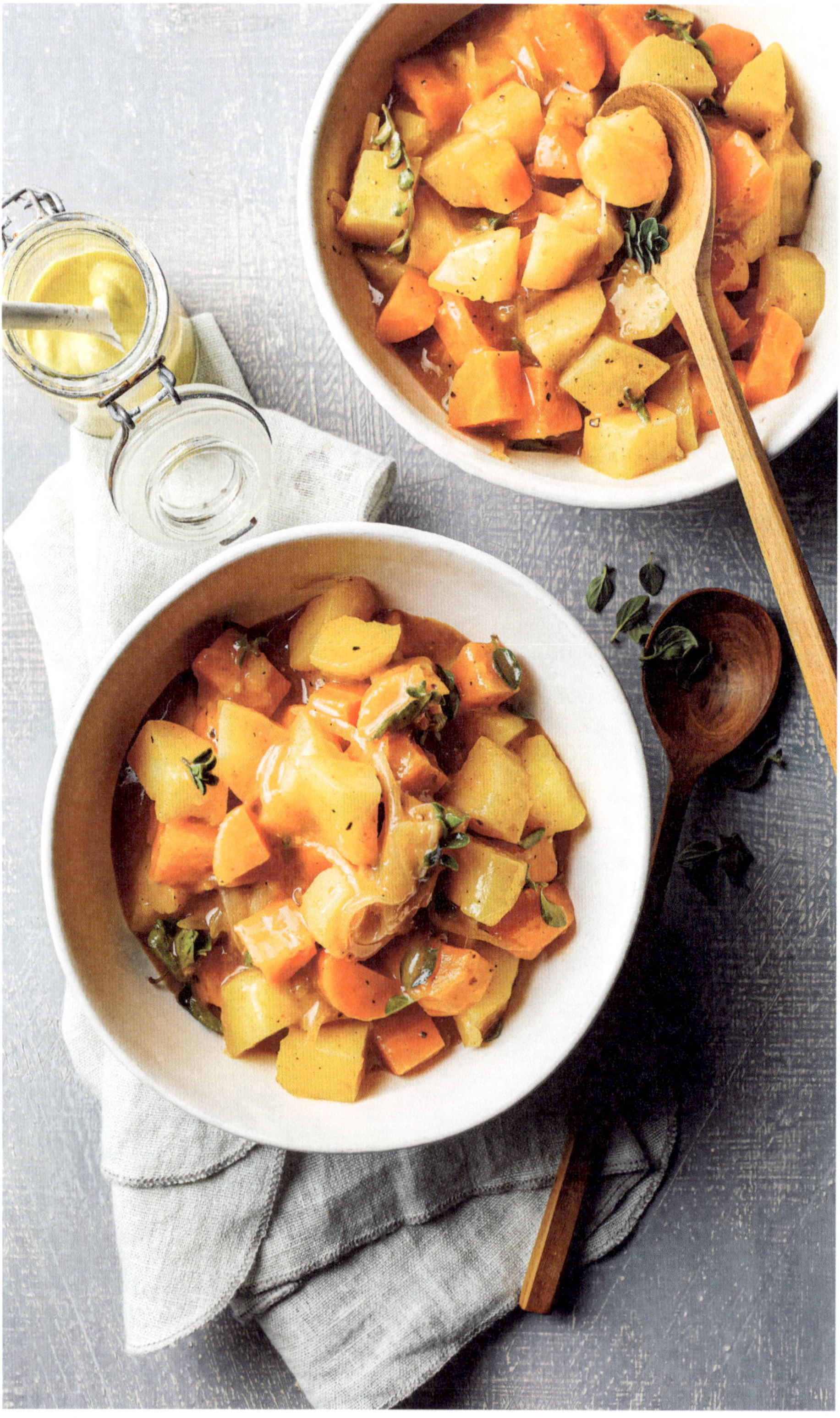

SCHNELLES GEMÜSEGULASCH

FÜR 2 PERSONEN
Zubereitungszeit: 20 Min.

ZUTATEN
400 g Kartoffeln (vorwiegend festkochend)
500 g Karotten
400 g Pastinaken
1 große rote Zwiebel
6 Zweige Oregano (oder 1 TL getr. Oregano)
2 TL Rapsöl
1 geh. EL (30 g) Tomatenmark
½ EL Vollkornmehl
1 EL Gemüsebrühe-Pulver
2 EL Sojasauce
1 TL Paprikapulver (mild oder scharf)
1 TL mittelscharfer Senf
Salz, schwarzer Pfeffer aus der Mühle

Pro Portion ca. 504 kcal, 11,5 g E, 6,5 g F, 82 g KH, 24 g BST

1. Das Wurzelgemüse waschen, schälen und in 1 cm große Würfel schneiden. Zwiebel schälen, halbieren und in feine Streifen schneiden. Oregano waschen, trockenschütteln, die Blätter von den Stielen zupfen und hacken.

2. In einer tiefen Pfanne mit Deckel oder einem weiten Topf das Öl erhitzen und das Tomatenmark und die Zwiebeln darin unter Rühren anschwitzen, bis die Farbe des Tomatenmarks ins Bräunliche umschlägt. Das Mehl zugeben und kurz unter Rühren mit anbraten.

3. Gemüsebrühe-Pulver, Gemüse und Oregano zugeben. Mit 600 ml Wasser und der Sojasauce ablöschen. Das Gemüse sollte knapp mit Flüssigkeit bedeckt sein. Ggf. etwas mehr Wasser angießen.

4. Unter Rühren aufkochen lassen. Zugedeckt ca. 15 Minuten bei mittlerer Hitze köcheln lassen, bis das Gemüse bissfest gegart ist. Hin und wieder umrühren. Zum Schluss mit Paprika, Senf sowie Salz und Pfeffer abschmecken.

ZUTATEN

120 g bunte oder rote Quinoa

500 g Kohlrabi

300 g Möhren

400 ml Gemüsebrühe

1 kleines Lorbeerblatt

3 EL Cashewmus

½ kleine Biozitrone

2 Msp. Muskatnuss, frisch gerieben

Salz, schwarzer Pfeffer aus der Mühle

1 Bund Dill

2 EL Granatapfelkerne

Pro Portion ca. 509 kcal, 19 g E, 16 g F, 60 g KH, 18 g BST

KOHLRABITOPF MIT QUINOA

FÜR 2 PERSONEN

Zubereitungszeit: 20 Min.

1. Quinoa heiß waschen, abtropfen lassen, mit der doppelten Menge leicht gesalzenem Wasser aufkochen und zugedeckt ca. 15 Minuten bei niedriger Hitze köcheln. Anschließend vom Herd ziehen, ggf. überschüssiges Wasser abgießen und ausdämpfen lassen. Mit einer Gabel etwas auflockern und bis zum Servieren warm halten.

2. Das Gemüse waschen, schälen und in ca. 1 cm große Würfel schneiden. Gemüsewürfel, Brühe, Lorbeer und 1 kräftige Prise Salz in einen Topf geben und aufkochen. Zugedeckt ca. 10 Minuten köcheln, bis das Gemüse bissfest ist. Dann vom Herd ziehen und das Lorbeerblatt entfernen.

3. Das Cashewmus einrühren, nochmals aufkochen und ca. 1 Minute ohne Deckel köcheln lassen, bis eine cremige Sauce entstanden ist. Die Zitrone heiß abwaschen, trocknen, die Schale abreiben und den Saft auspressen. Zitronensaft, -schale und Muskat zum Gemüse geben und mit Salz und Pfeffer abschmecken.

4. Den Dill waschen, trockenschütteln, fein hacken und unter das Gemüse heben. Die Quinoa auf zwei Schüsseln verteilen, das Gemüse und die Sauce darübergeben und mit den Granatapfelkernen dekorieren.

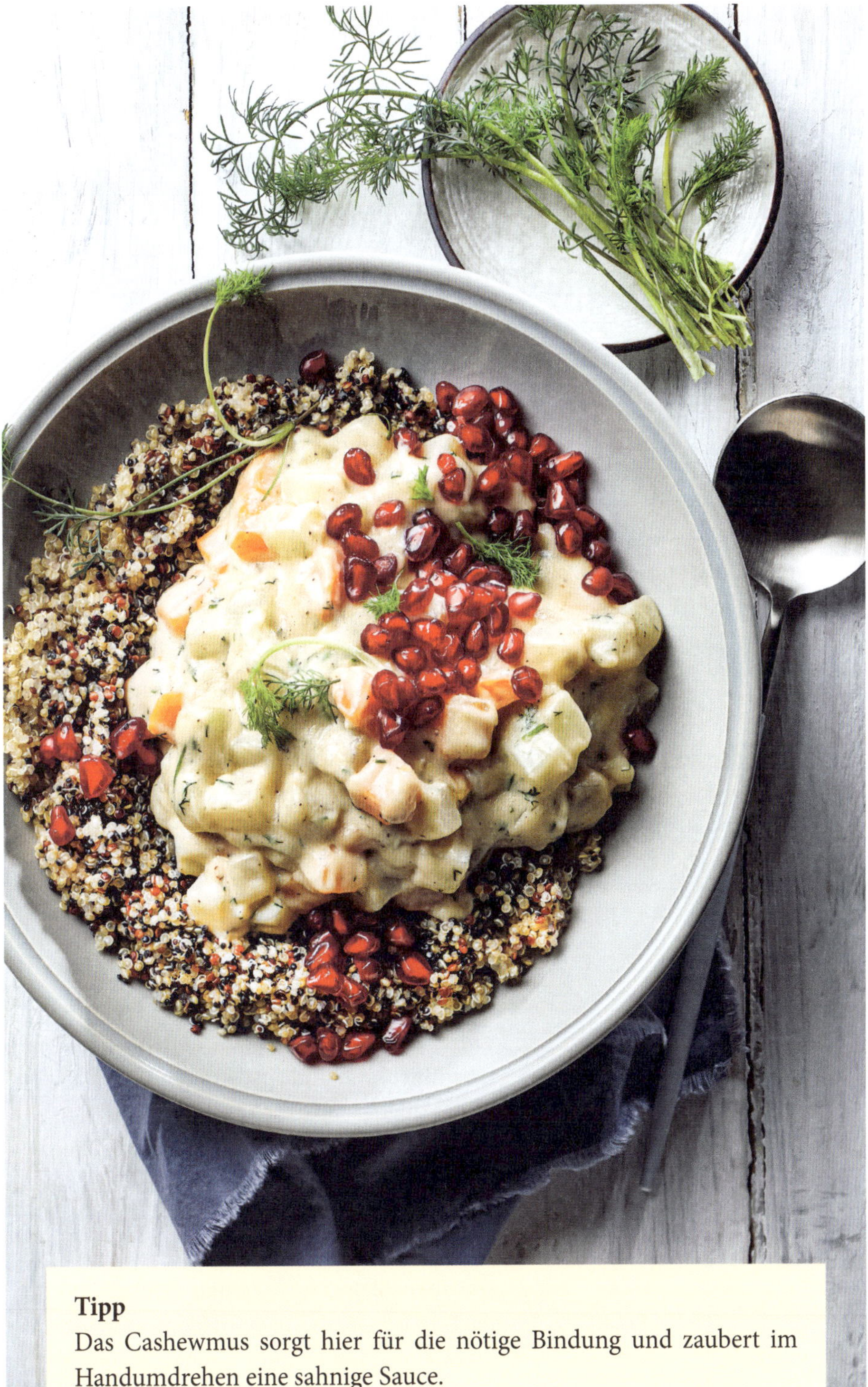

Tipp

Das Cashewmus sorgt hier für die nötige Bindung und zaubert im Handumdrehen eine sahnige Sauce.

TOFU-HIRSE-SALAT

FÜR 2 PERSONEN
Zubereitungszeit: 25 Min.

FÜR DEN TOFU

400 g Naturtofu
1 daumengroßes Stück Ingwer
1 Knoblauchzehe
1 Msp. Cayennepfeffer
1 TL Reis- oder Yaconsirup
4 EL Sojasauce
1 TL flüssiges Kokosöl

FÜR DEN SALAT

70 g Hirse
1 große Orange
50 g Rucola oder Feldsalat
4 EL feine Sprossen (z. B. Alfalfa)

FÜR DAS DRESSING

1 EL natives Leinöl
1 EL Weißwein- oder Apfelessig
1 EL Reis- oder Yaconsirup
2 TL mittelscharfer Senf

AUSSERDEM

Salz, schwarzer Pfeffer aus der Mühle

Pro Portion ca. 492 kcal, 27 g E, 20 g F, 51 g KH, 9 g BST

1. 1 bis 2 Tage zuvor: Den Tofu samt Verpackung ins Tiefkühlfach legen und einfrieren. Am Vorabend oder einige Stunden vor der Zubereitung wieder auftauen und bis zur Verwendung im Kühlschrank lagern. Auf diese Weise nimmt der Tofu die Marinade später viel besser auf.

2. Den Tofu gut auspressen, sodass er möglichst trocken ist, und in 2 cm große Würfel schneiden. Ingwer und Knoblauch schälen und fein hacken. Ingwer, Knoblauch, Cayennepfeffer, Sirup und Sojasauce mischen und über den Tofu gießen. Gut umrühren und bis zur weiteren Verwendung ziehen lassen.

3. Die Hirse in ein feines Sieb geben, heiß abwaschen und mit der doppelten Menge Wasser sowie 1 Prise Salz aufkochen. Zugedeckt 7 bis 10 Minuten auf niedriger Stufe quellen lassen. Danach den Deckel abnehmen, die Hirse umrühren und ausdämpfen lassen. Die Orange filetieren, dabei den Saft auffangen und 4 EL für das Dressing beiseitestellen. Den übrigen Orangensaft unter den Tofu heben. Den Salat waschen und abtropfen lassen.

4. Das Kokosöl in einer Pfanne erhitzen und den Tofu (ohne Marinade) darin rundherum goldbraun anbraten. Zum Schluss die Tempe-

ratur reduzieren, die Marinade zugeben und kurz in der Pfanne schwenken, bis der Tofu schön glänzt.

5. Die Zutaten für das Dressing mit dem zurückbehaltenen Orangensaft glattrühren und das Dressing unter die Hirse heben. Hirse und Salat auf zwei Teller verteilen, die Orangenfilets und den Tofu darübergeben und mit den Sprossen dekorieren.

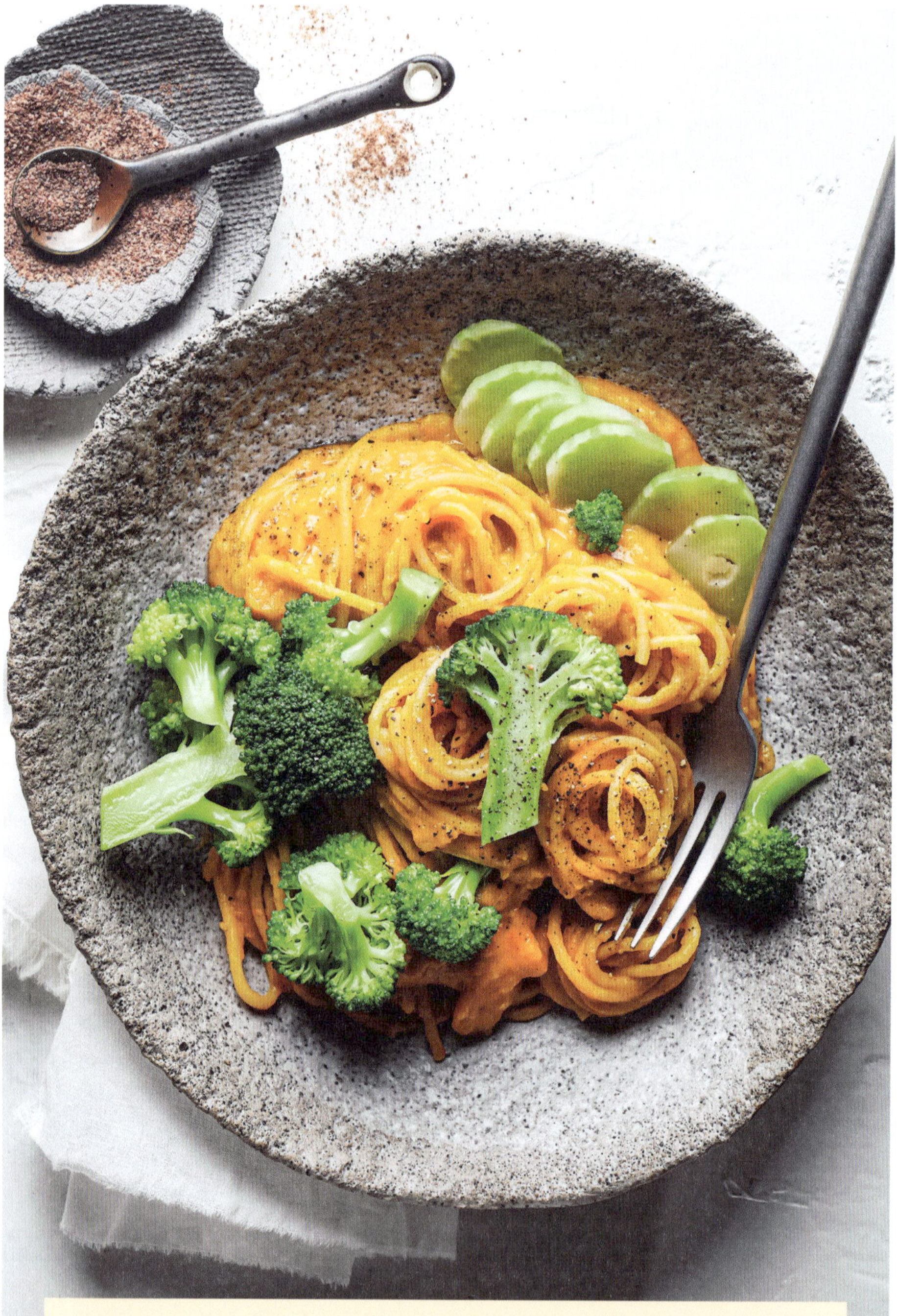

Tipp
Anstelle von Brokkoli eignen sich auch andere Gemüsesorten wie Blumenkohl oder Erbsen als Topping für dieses Gericht.

KÜRBISCARBONARA MIT BROKKOLI

FÜR 2 PERSONEN
Zubereitungszeit: 30 Min.

FÜR DIE CARBONARA (FÜR 4 PORTIONEN)

750 g Kürbis (z. B. Hokkaido, Butternut, Muskat)
50 ml pflanzliche Sahne zum Kochen
2 Zwiebeln
3 Knoblauchzehen
1 TL Olivenöl
1 TL Kala Namak (indisches Schwefelsalz)
3 Msp. frisch geriebene Muskatnuss
3 EL Nährhefeflocken
1 TL frisch gemahlener Pfeffer

AUSSERDEM

250 g Brokkoli
Salz, schwarzer Pfeffer
200 g Vollkornspaghetti

Pro Portion ca. 506 kcal, 22,5 g E, 7 g F, 84 g KH, 15 g BST

1. Den Brokkoli putzen und in Röschen teilen. Den Strunk schälen und in dünne Scheiben schneiden. Den Kürbis waschen, ggf. schälen (Hokkaido muss nicht geschält werden), das Kerngehäuse entfernen und das Fruchtfleisch in ca. 2 cm große Würfel schneiden. Die Kürbiswürfel knapp mit Salzwasser bedecken und aufkochen. Zugedeckt in ca. 10 Minuten weichkochen. Danach abgießen und den Kürbis mit der Sahne und 150 ml Wasser fein pürieren.

2. Inzwischen den Brokkoli 2 bis 3 Minuten in kochendem Salzwasser blanchieren. Danach abgießen und mit kaltem Wasser abschrecken. Abtropfen lassen. Zwiebeln und Knoblauch schälen, fein würfeln und in 1 TL Olivenöl anschwitzen. Das Kürbispüree zugeben, umrühren und aufkochen. Die Sauce ca. 5 Minuten köcheln. Mit Kala Namak, Muskatnuss, Hefeflocken und Pfeffer abschmecken. Warm halten.

3. Die Spaghetti nach Packungsanweisung bissfest kochen und danach das Wasser abgießen. Die Hälfte der Sauce abnehmen und luftdicht verschließen. Sie kann für 1 Woche im Kühlschrank aufbewahrt oder eingefroren werden. Die übrige Sauce unter die Pasta heben. Die Pasta samt Sauce auf zwei Teller verteilen und den Brokkoli daraufgeben.

LAUWARMER SPARGEL-LINSEN-SALAT MIT AUBERGINENRÖLLCHEN

FÜR 2 PERSONEN

Zubereitungszeit: 40 Min. | Backzeit: ca. 15 Min.

FÜR DIE AUBERGINENRÖLLCHEN

1 mittlere Aubergine
1 Knoblauchzehe
½ Bund Petersilie
1 EL Mandelmus

FÜR DEN SALAT

80 g Cherrytomaten
100 g Babyspinat
500 g grüner Spargel
240 g gekochte braune oder grüne Linsen
2 EL Tomatenmark
1 Biozitrone
2 TL Reis- oder Yaconsirup

AUSSERDEM

Backpapier
Salz, schwarzer Pfeffer
2 TL Ras-el-Hanout-Gewürz
3 EL natives Olivenöl
2 rote Zwiebeln

Pro Portion ca. 500 kcal, 25 g E, 16 g F, 49 g KH, 26 g BST

1. Den Backofen auf 220 °C Ober-/Unterhitze (200 °C Umluft) vorheizen. Aubergine und Tomaten waschen. Spinat und Petersilie waschen und trockenschütteln.

2. Die Enden der Aubergine gerade abschneiden und die Aubergine längs in 6 ca. 0,5 cm dicke Scheiben schneiden. Die Scheiben auf ein mit Backpapier belegtes Blech legen und von beiden Seiten mit Salz, Pfeffer und 1 TL Ras el Hanout würzen. Mit 2 TL Olivenöl beträufeln und im Backofen (Mitte) ca. 15 Minuten backen. Die Auberginenscheiben sollten an den Rändern leicht gebräunt und in der Mitte weich und biegsam sein.

3. Die Zwiebeln und den Knoblauch abziehen. 1 Zwiebel und den Knoblauch grob würfeln und 10 Minuten im Backofen mitbacken. Die andere Zwiebel halbieren und in dünne Streifen schneiden.

4. Den Spargel waschen, die holzigen Enden abschneiden und den Spargel leicht schräg in ca. 1 cm breite Scheiben schneiden. 1 EL Olivenöl in einer Pfanne erhitzen und den Spargel darin auf hoher Stufe anbraten, bis er leichte Röstaromen bekommt. Zwischen-

durch immer wieder umrühren. Die Zwiebelstreifen und die Linsen zugeben und braten, bis die Zwiebeln glasig sind. Dann Tomatenmark, Babyspinat und 1 TL Ras el Hanout zugeben. 1 bis 2 Minuten weiterbraten, bis der Spinat leicht zusammengefallen ist. Vom Herd ziehen.

5. Die Zitrone heiß abwaschen, trocknen, die Schale abreiben und den Saft auspressen. Zitronensaft und Sirup unter den Salat heben. Die Tomaten halbieren und ebenfalls unterheben. Mit Salz und Pfeffer abschmecken.

6. Die Zwiebeln und den Knoblauch aus dem Backofen mit Petersilie, Mandelmus und Zitronenschale zu einer feinen Paste pürieren. Mit Salz und Pfeffer abschmecken. Die Paste auf den unteren Dritteln der gebackenen Auberginenscheiben verteilen und die Scheiben aufrollen.

7. Den Salat auf zwei tiefe Teller verteilen und die Auberginenröllchen darauflegen.

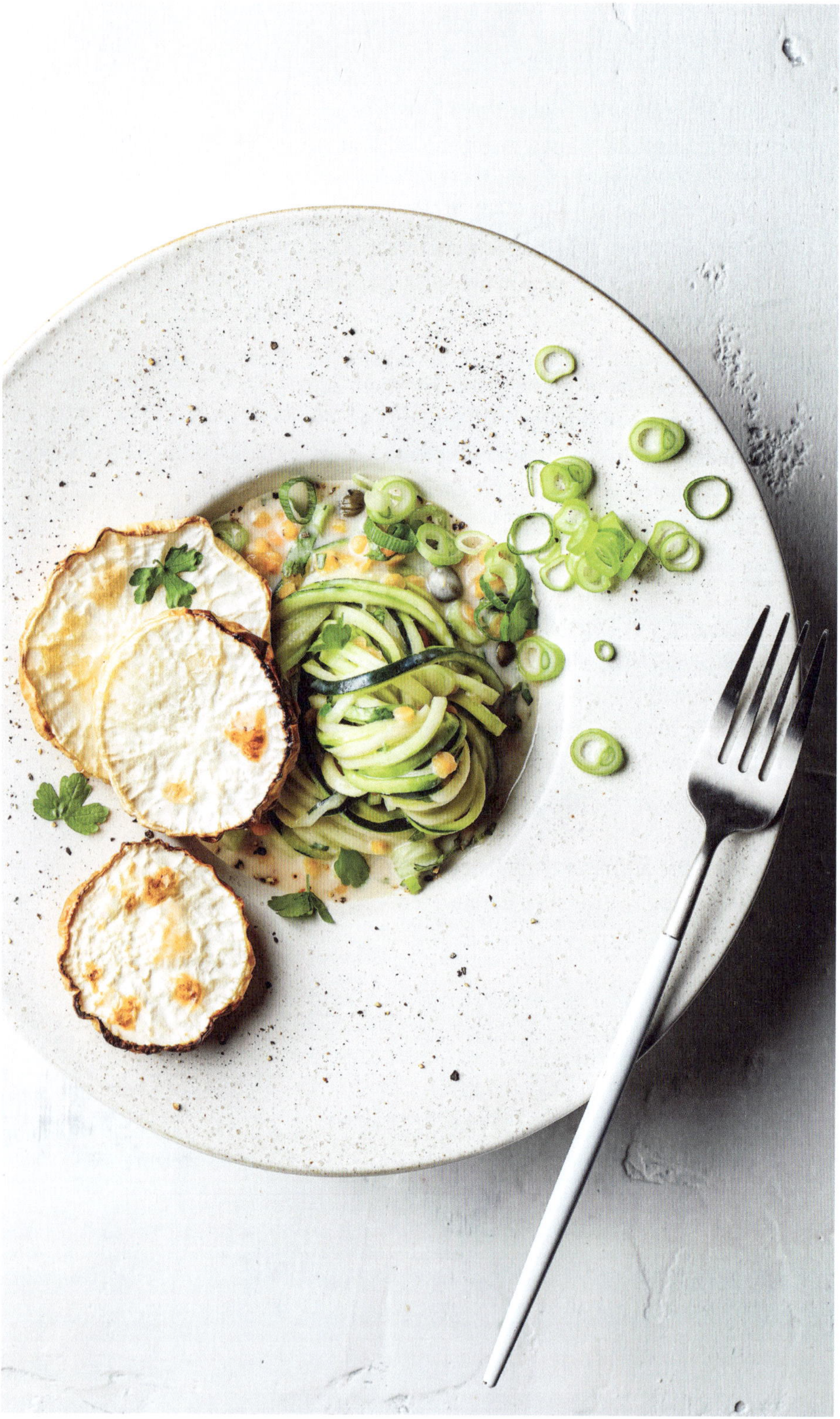

ZUCCHINIPASTA MIT LINSENSAUCE UND GEBACKENEN MAIRÜBCHEN

FÜR 2 PERSONEN

Zubereitungszeit: 30 Min.

1. Den Backofen auf 200 °C Umluft (220 °C Ober-/Unterhitze) vorheizen. Die Linsen in reichlich Wasser aufkochen und zugedeckt auf kleiner Stufe 5 bis 7 Minuten bissfest kochen. Danach abgießen und ausdämpfen lassen.

2. Die Mairüben abwaschen, putzen, nur wenn nötig schälen und in ca. 2,5 cm dicke Spalten schneiden. Die Spalten mit 2 TL Olivenöl und 2 Prisen Salz mischen, auf ein mit Backpapier belegtes Blech legen und im Backofen (Mitte) ca. 20 Minuten garen, bis die Rüben an den Rändern goldbraun sind.

3. Inzwischen Zucchini, Frühlingszwiebeln und Peperoni waschen. Die Enden der Zucchini gerade abschneiden und die Zucchini mit einem Spiralschneider zu dünnen Spaghetti verarbeiten. Alternativ mit einem Sparschäler dünne Streifen abschneiden, das Kerngehäuse aussparen. Die Zucchininudeln mit ½ TL Salz mischen und zur Seite stellen.

4. Für die Sauce die weißen und grünen Teile der Frühlingszwiebeln getrennt voneinander in feine Ringe schneiden. Knoblauch abziehen und fein würfeln. Die Kapern abtropfen lassen und hacken. Die Peperoni putzen, das

FÜR DIE SAUCE

170 g gelbe oder rote Linsen
4 Frühlingszwiebeln
2 Knoblauchzehen
1 EL Kapern
1 grüne Peperoni
2 EL Cashewmus
2 EL Nährhefeflocken
1 Bund Petersilie

AUSSERDEM

500 g Mairüben (ohne Grün)
natives Olivenöl
je 500 g grüne und gelbe Zucchini (nach Saison)
Salz, schwarzer Pfeffer aus der Mühle

Pro Portion ca. 500 kcal, 24 g E, 20 g F, 46 g KH, 21 g BST

Kerngehäuse entfernen und das Fruchtfleisch fein würfeln.

5. 2 TL Olivenöl in einer Pfanne erhitzen und die weißen Frühlingszwiebelringe glasig anschwitzen. Knoblauch zugeben und 1 Minute unter Rühren weiterbraten. Das Cashewmus zugeben, mit 400 ml Wasser ablöschen und unter Rühren aufkochen. Köcheln, bis die Sauce cremig eindickt. Die abgetropften Linsen, Kapern, Peperoni, Zucchininudeln, grüne Frühlingszwiebelringe und Hefeflocken dazugeben. 3 Minuten köcheln. Mit Salz abschmecken und vom Herd ziehen.

6. Die Petersilie waschen, trockenschütteln, hacken und unter die Sauce heben. Die Zucchinipasta auf zwei tiefe Teller verteilen, Mairüben dazugeben und servieren.

WURZELPANCAKES MIT SPINAT-KNOBLAUCH-DIP

FÜR 2 PERSONEN
Zubereitungszeit: 25 Min.

FÜR DIE PANCAKES

150 g Karotten
50 g Pastinaken
1 geh. EL geschroteter Leinsamen
100 g Dinkelvollkornmehl
½ TL Backpulver
270 ml Pflanzendrink, ungesüßt

FÜR DEN DIP

400 g TK-Spinat, aufgetaut
1 Knoblauchzehe
2 TL Sesammus
8 EL vegane Sahne zum Kochen

AUSSERDEM

Salz, schwarzer Pfeffer
ca. 1 TL Rapsöl zum Braten

Pro Portion ca. 514 kcal, 18 g E, 20 g F, 55,5 g KH, 16 g BST

1. Das Wurzelgemüse unter fließendem Wasser abbürsten. Nur falls nötig schälen, Bioware muss nicht geschält werden. Wurzel- und Stielansatz abschneiden und das Gemüse in möglichst kleine Stücke schneiden. Knapp mit Salzwasser bedecken, aufkochen und zugedeckt ca. 5 Minuten weichkochen. Abgießen, ausdämpfen und abkühlen lassen. Geschroteten Leinsamen mit 4 EL warmem Wasser verrühren und zum Quellen zur Seite stellen.

2. Inzwischen den Spinat gut ausdrücken. Knoblauch schälen und grob würfeln. Spinat, Knoblauch, Sesammus und Sahne zu einer feinen Creme pürieren und mit Salz und Pfeffer abschmecken. Bis zum Servieren kaltstellen.

3. Das gekochte Wurzelgemüse mit Leinsamengel, Mehl, Backpulver, Pflanzendrink sowie jeweils ¼ TL Salz und Pfeffer fein pürieren. Nach Belieben mit etwas mehr Salz abschmecken.

4. Eine beschichtete Pfanne erhitzen, mit wenig Öl fetten und pro Pancake 1 Saucenkelle des Teiges einfüllen. Von einer Seite braten, bis Blasen an der Oberfläche aufsteigen und die Ränder leicht gebräunt sind. Wenden und von der anderen Seite fertig braten. So 8 Pancakes herstellen und mit dem Dip servieren.

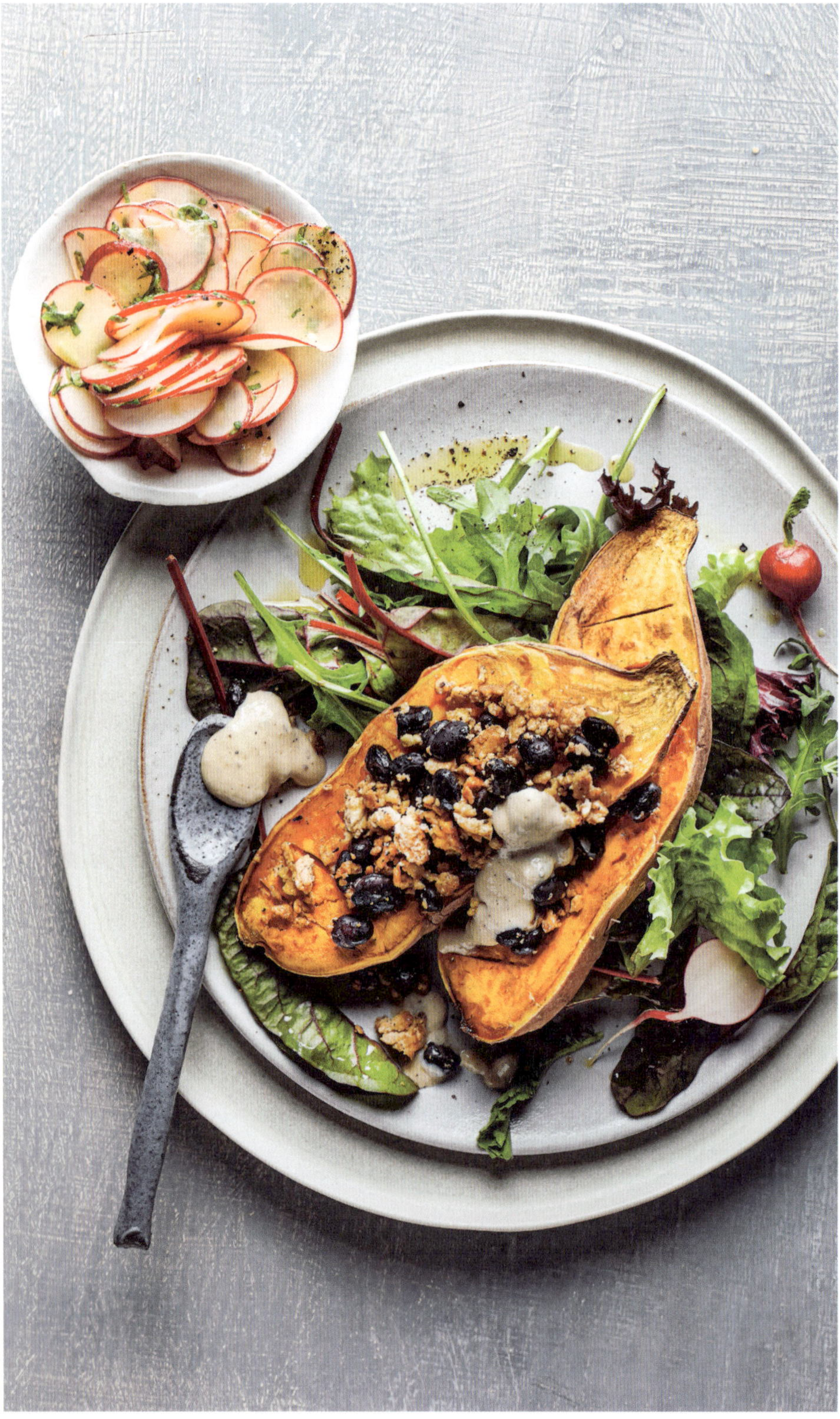

GEFÜLLTE SÜSSKARTOFFELN MIT RADIESCHENSALAT

FÜR 2 PERSONEN

Zubereitungszeit: 20 Min. | Backzeit ca. 30 Min.

1. Den Backofen auf 200 °C Ober- und Unterhitze vorheizen. Die Süßkartoffeln mit einer Gemüsebürste gründlich unter fließendem Wasser abbürsten, halbieren und die Hälften mit einem spitzen Messer mehrmals einstechen. Mit der Schnittseite nach unten auf ein mit Backpapier belegtes Backblech legen. Im Backofen (Mitte) für ca. 30 Minuten backen. Die Süßkartoffeln sind fertig, wenn sie bei Druck auf die Schale sofort nachgeben.

2. Inzwischen für das Dressing Sesammus, Zitrussaft und Sirup glattrühren. Mit Salz und Pfeffer abschmecken. Die Radieschen waschen, 2 Handvoll der Blätter abzupfen und fein hacken. Die Radieschen in feine Scheiben schneiden. Radieschenscheiben, -blätter, Senf, Essig, Öl und Sirup mischen und den Salat mit Salz und Pfeffer abschmecken.

3. Den Tofu mit einem Küchentuch gut trockentupfen und fein zerbröseln. Knoblauch schälen und fein hacken. 2 TL Raps- oder Olivenöl in einer Pfanne erhitzen und den Tofu darin unter Rühren rundherum goldbraun anbraten. Knoblauch zugeben und 1 Minute mit anbraten. Mit der Sojasauce ablöschen, umrühren und so lange weiterbraten, bis die Sojasauce verkocht ist. Vom Herd

FÜR DIE GEFÜLLTEN SÜSSKARTOFFELN

450 g Süßkartoffeln
200 g Naturtofu
2 Knoblauchzehen
2 EL Sojasauce
50 g gekochte Bohnen (weiße, Kidney- oder schwarze Bohnen, abgetropft)

FÜR DAS DRESSING

25 g Sesammus
3 EL Zitronen- oder Limettensaft
½ TL Reis- oder Yaconsirup

FÜR DEN RADIESCHENSALAT

2 Bd. Radieschen mit Grün
1 EL mittelscharfer Senf
1 EL Apfel- oder Weißweinessig
1 TL natives Lein- oder Walnussöl
1 TL Reis- oder Yaconsirup

AUSSERDEM

Salz, schwarzer Pfeffer
2 TL Raps- oder Olivenöl
2 Handvoll Pflücksalat

Pro Portion ca. 506 kcal, 23 g E, 20 g F, 54 g KH, 13 g BST

ziehen. Bohnen abtropfen lassen, unter den Tofu heben. Mit Salz und Pfeffer abschmecken.

4. Den Salat waschen, verlesen und trockenschleudern, dann auf zwei Teller verteilen. Die gegarten Süßkartoffeln auf die Teller legen, die Tofumasse und den Radieschensalat darauf verteilen und mit dem Dressing beträufeln.

Tipp
Schneller geht's – wie so vieles – im Schnellkochtopf. Da müssen die Süßkartoffeln auch nicht halbiert werden, sondern können direkt im Ganzen in den Topf.

GEDÄMPFTE GEMÜSENUDELN MIT CHILIDRESSING

FÜR 2 PERSONEN
Zubereitungszeit: 25 Min.

ZUTATEN
40 g Erdnusskerne
700 g Zucchini
250 g Karotten
5 Frühlingszwiebeln
1 kleine Chilischote (rot, grün oder gelb)
30 g Ingwer
2 Knoblauchzehen
1 Biolimette
5 EL Sojasauce
2 EL geröstetes Sesamöl
1 EL Reis- oder Yaconsirup
½ Bund Koriander
120 g gekochte Linsen

Pro Portion ca. 503 kcal, 21 g E, 26 g F, 44 g KH, 15 g BST

1. Die Erdnusskerne grob hacken und in einer Pfanne ohne Fett rundherum anrösten, bis sie gut duften. Vom Herd ziehen und zur Seite stellen.

2. Das Gemüse und den Koriander waschen. Von den Zucchini die Stielansätze gerade abschneiden. Die Karotten falls nötig schälen. Das Gemüse mit einem Sparschäler, scharfen Messer oder in einem Spiralschneider zu dünnen »Nudeln« verarbeiten. Bei der Zucchini das Kerngehäuse aussparen.

3. Die Gemüsenudeln in ein Sieb oder einen Dämpfeinsatz legen und über kochendem Wasser für ca. 15 Minuten garen.

4. In der Zwischenzeit die Frühlingszwiebeln einmal quer halbieren und die Hälften längs in sehr dünne Streifen schneiden. Für die Marinade die Chilischote längs halbieren, die Kerne entfernen und die Schote in feine Würfel schneiden. Ingwer und Knoblauch schälen und sehr fein hacken. Die Limette heiß abwaschen, trocknen, die Schale abreiben und den Saft auspressen. Limettensaft und -schale mit Sojasauce, Sesamöl, Sirup, Chili, Ingwer und Knoblauch mischen.

5. Vom Koriander 2 EL der Blätter abzupfen und beiseitestellen, den restlichen Koriander fein hacken. Die Linsen durch ein Sieb abgießen und kurz abspülen. Die gedämpften Gemüsenudeln mit den Linsen in eine Schüssel geben und die Marinade, die Frühlingszwiebeln sowie den gehackten Koriander unterheben. Die marinierten Nudeln auf zwei Teller verteilen, mit dem übrigen Koriander und den Erdnüssen garnieren und servieren.

Tipp
Die gekochten Linsen entweder aus ca. 60 g getrockneten Linsen selbst kochen oder ein Glas zur Hand nehmen. Anstelle der Linsen eignen sich als Topping natürlich auch Kichererbsen oder Bohnen, zum Beispiel TK-Edamame.

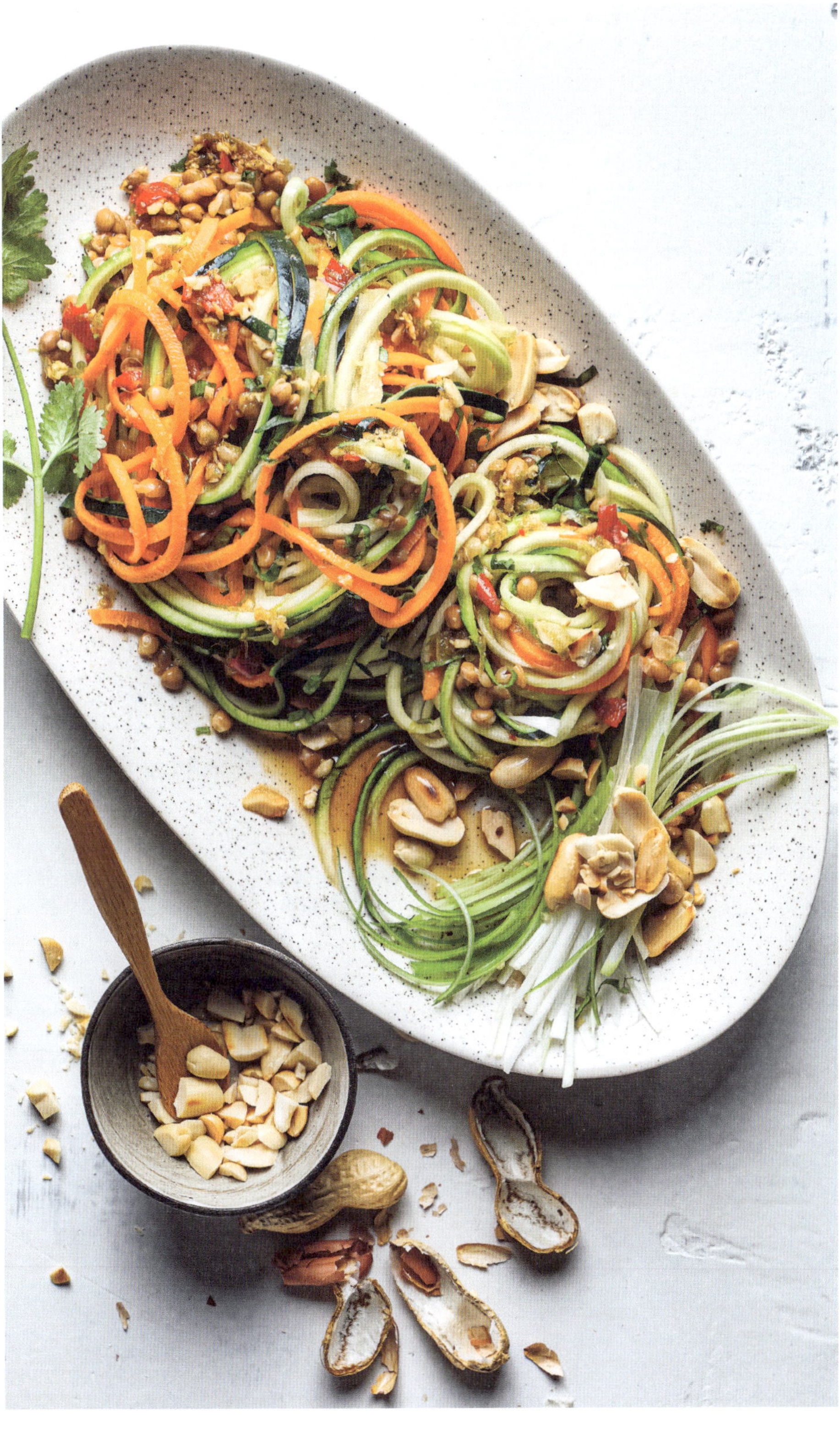

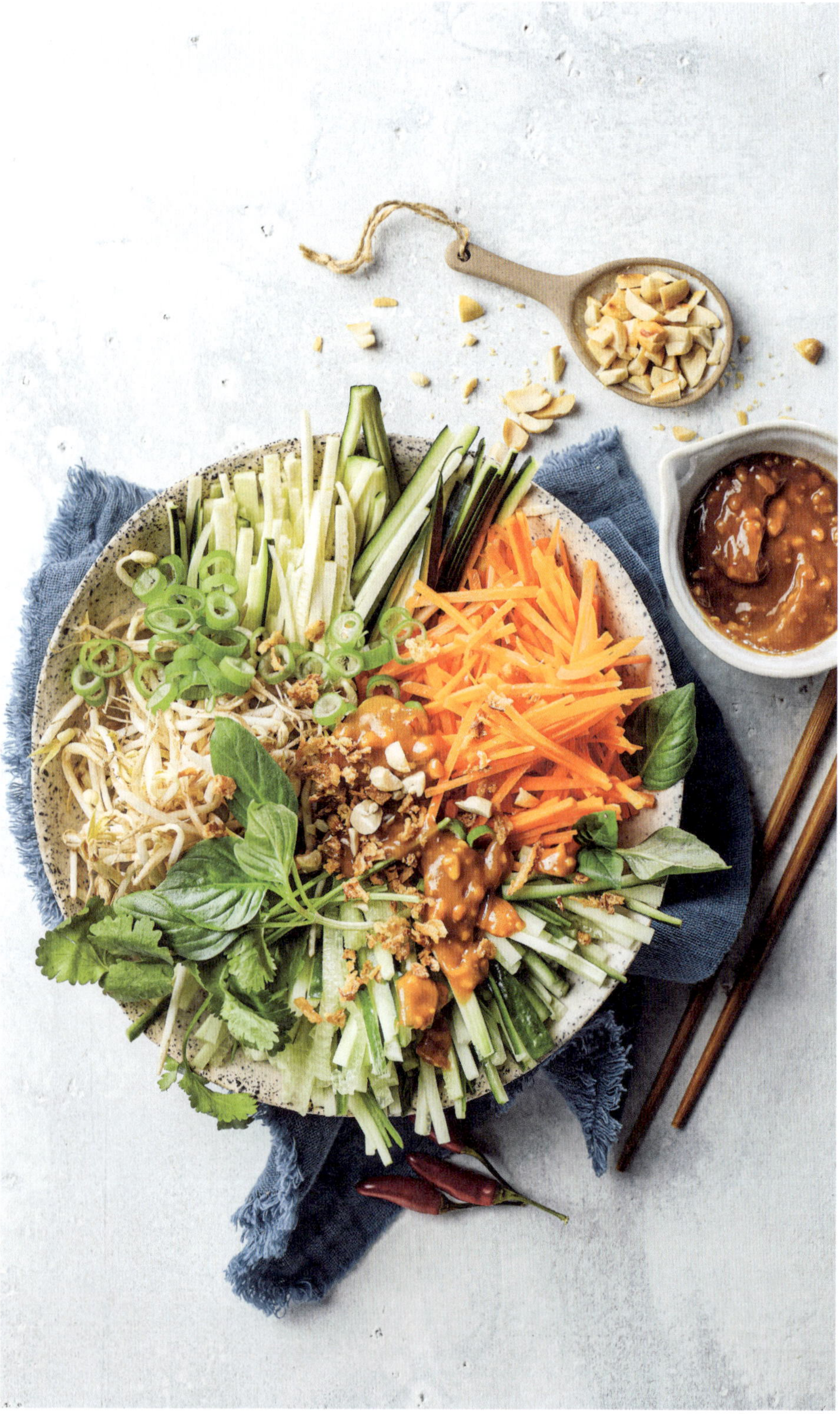

KNACKIGE GEMÜSEBOWL MIT ERDNUSSSAUCE

FÜR 2 PERSONEN

Zubereitungszeit: 15 Min.

1. Die Erdnusskerne in einer Pfanne ohne Öl rundherum goldbraun anrösten. Danach grob hacken. Das Gemüse waschen und nur falls nötig schälen. Zucchini, Gurke und Karotten in feine Julienne schneiden oder mit einem Spiralschneider zu dünnen Gemüsenudeln verarbeiten. Frühlingszwiebeln in dünne Ringe schneiden. Kräuter waschen, trockenschütteln und grob hacken.

2. Chili entkernen und das Fruchtfleisch in feine Würfel schneiden. Knoblauch schälen und fein hacken. Limettensaft auspressen. Chili, Knoblauch, Limettensaft, Erdnussmus, Sojasauce, Sirup und 4 EL Wasser glattrühren.

3. Das Gemüse mit etwas Salz würzen, auf zwei Schüsseln verteilen und mit der Sauce übergießen. Sprossen, Frühlingszwiebeln, Kräuter, Erdnüsse und Röstzwiebeln darüberstreuen und servieren.

FÜR DIE BOWL

2 leicht geh. EL Erdnusskerne
300 g Zucchini
1 Salatgurke
200 g Karotten
2 Frühlingszwiebeln
je 8 Zweige Thai-Basilikum und Koriander
4 geh. EL Sprossen (z. B. Mungobohnensprossen)
2 geh. EL Röstzwiebeln

FÜR DIE ERDNUSSSAUCE

1 kleine Chilischote
1 Knoblauchzehe
1 Limette
60 g Erdnussmus
6 EL Sojasauce
3 EL Reis- oder Yaconsirup

Pro Portion ca. 501 kcal, 19 g E, 24 g F, 51 g KH, 11 g BST

ZUCCHINIPUFFER MIT BOHNEN-KRÄUTER-SALAT

FÜR DIE PUFFER

400 g Zucchini
120 g Kichererbsenmehl
1 EL Mandel- oder Cashewmus
2 EL Sojasauce
2 Msp. Koriander, gemahlen
2 TL Schwarzkümmelsamen (optional)

FÜR DEN SALAT

150 g gekochte weiße Bohnen (abgetropft)
4 Blätter Salbei
2 Zweige Rosmarin
3 Zweige Basilikum
2 Zweige Pfefferminze
1 kleine Biozitrone
1 TL Reis- oder Yaconsirup

AUSSERDEM

Salz, schwarzer Pfeffer
2 TL Raps- oder Olivenöl

Pro Portion ca. 500 kcal, 27 g E, 16 g F, 50 g KH, 16 g BST

FÜR 2 PERSONEN

Zubereitungszeit: 20 Min.

1. Zucchini waschen, abtropfen lassen und grob raspeln. Die Raspel mit 2 Prisen Salz mischen und für 5 bis 10 Minuten zum Ziehen zur Seite stellen.

2. Inzwischen die Bohnen in ein Sieb geben, mit kaltem Wasser abspülen und abtropfen lassen. Die Kräuter waschen und trockenschütteln. Einige schöne Blattspitzen für die Deko zur Seite legen. Die restlichen Kräuter fein hacken. Die Zitrone heiß abwaschen, trocknen, die Schale abreiben und den Saft auspressen. Zitronenschale und -saft, gehackte Kräuter und Sirup unter die Bohnen heben. Mit Salz abschmecken und zur Seite stellen.

3. Die Zucchiniraspel ausdrücken und trockentupfen. Kichererbsenmehl, Mandelmus, Sojasauce, Koriander und Schwarzkümmel mit 5 EL kaltem Wasser glattrühren. Die Zucchini unterheben und die Masse mit Salz und Pfeffer abschmecken.

4. 2 TL Öl in einer beschichteten Pfanne erhitzen. Vier Puffer (ø ca. 10 cm) herstellen. Dafür pro Puffer 2 stark gehäufte EL von der Zucchinimasse in die Pfanne setzen. Von einer Seite anbraten, bis der Pufferrand beginnt, braun zu werden. Wenden und bei

mittlerer Hitze ca. 4 Minuten weiterbraten. Die Puffer sind fertig, wenn sie außen goldbraun und innen noch weich (aber nicht flüssig!) sind.

5. Die Puffer mit dem Salat auf zwei Teller geben und mit den zurückbehaltenen Kräutern dekorieren.

Tipp
Das Kichererbsenmehl bindet die Puffer und noch vieles mehr. Es sollte im Vorratsschrank deshalb nicht fehlen.

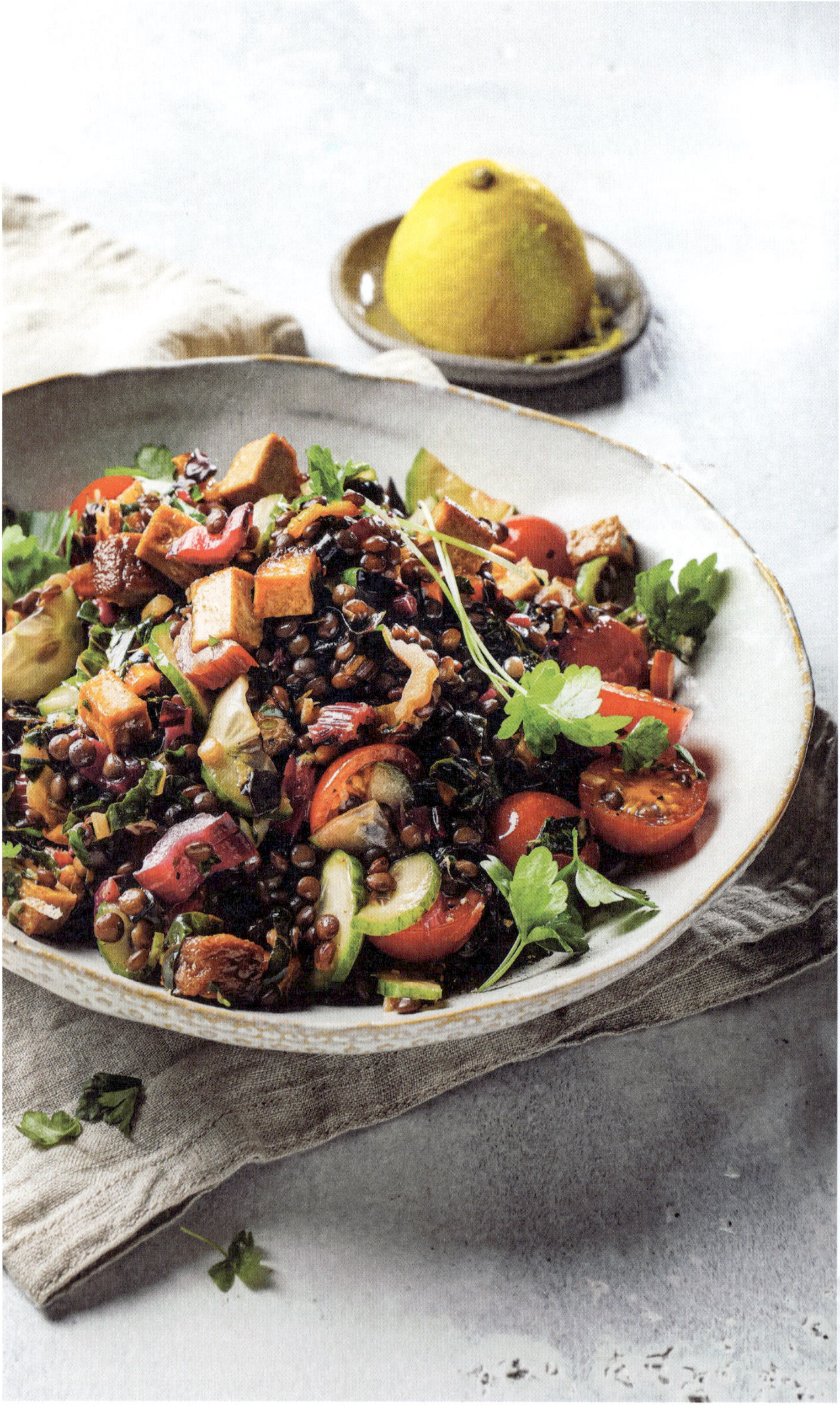

LINSENSALAT MIT MANGOLD UND TOFU

FÜR 2 PERSONEN

Zubereitungszeit: 25 Min.

1. Die Linsen in ein Sieb geben und kurz abspülen. Mit der doppelten Menge Wasser in einen Topf geben und aufkochen. Zugedeckt 15 bis 20 Minuten auf mittlerer Stufe garkochen. Danach durch ein Sieb abgießen und abtropfen lassen.

2. Inzwischen das Gemüse und die Petersilie waschen. Vom Mangold die Strünke knapp abschneiden und die Blätter in feine Streifen schneiden. Tomaten halbieren. Die Enden der Salatgurke abschneiden, die Gurke längs halbieren und in ca. 0,5 cm dicke Scheiben schneiden. Petersilie fein hacken.

3. Die Zitrone heiß abwaschen, trocknen, die Schale abreiben und den Saft auspressen. Die Zitronenschale mit der gehackten Petersilie, Essig, Sirup, Senf und 1 TL Olivenöl in einer großen Schüssel zu einem Dressing verquirlen. Tomaten und Gurken unterheben und zum Ziehen zur Seite stellen.

4. Den Tofu trockentupfen und in 1 cm große Würfel schneiden. 1 TL Olivenöl in einer Pfanne erhitzen und den Tofu darin rundherum goldbraun anbraten. Die Mangoldstreifen zugeben und für 1 Minute mit anschwitzen. Vom Herd ziehen und zusammen mit den

ZUTATEN

150 g getrocknete Belugalinsen (ersatzweise Puy- oder Berglinsen)

200 g Mangold (ersatzweise Babyspinat)

100 g Cherrytomaten

1 Salatgurke

1 Bund Petersilie

½ Biozitrone

1 EL Weißwein- oder Apfelessig

1 TL Reis- oder Yaconsirup

1 TL mittelscharfer Senf

2 TL natives Oliven- oder Leinöl

200 g Räuchertofu

Salz, schwarzer Pfeffer aus der Mühle

Pro Portion ca. 507 kcal, 40 g E, 16 g F, 45 g KH, 17 g BST

Linsen in die Schüssel geben. Mit Salz und Pfeffer abschmecken und servieren.

Tipp

Linsen sind schnell gekocht und machen lange satt. Am Abend sorgen sie für den nötigen Proteinkick. Der Salat hält sich durchaus 2 bis 3 Tage im Kühlschrank. Dann aber den Mangold erst kurz vor dem Servieren zubereiten, da dieser sonst matschig wird.

STICKY TOFU MIT SCHARFEM GEMÜSE

FÜR 2 PERSONEN

Zubereitungszeit: 30 Min.

FÜR DAS GEMÜSE

300 g Karotten
20 g Ingwer
2 Knoblauchzehen
200 g Zucchini
1 große Paprika (rot oder gelb)
1 mittlere Fenchelknolle
½ Bund Frühlingszwiebeln
½ – 1 kleine Chilischote (nach Geschmack)

FÜR DEN TOFU

400 g möglichst weicher Naturtofu
2 EL Yacon- oder Reissirup
1 TL heller Sesam

AUSSERDEM

4 TL Rapsöl
5 EL Sojasauce
½ Bund Koriander
2 EL Röstzwiebeln

Pro Portion 515 kcal, 34 g E, 25 g F, 41,5 g KH, 14 g BST

1. Karotten, Ingwer und Knoblauch schälen. Das übrige Gemüse waschen. Karotten schräg in sehr dünne Scheiben schneiden. Knoblauch und Ingwer fein hacken. Zucchini längs vierteln, Kerngehäuse entfernen und in 0,5 cm dicke Scheiben schneiden. Von der Paprika das Kerngehäuse entfernen und das Fruchtfleisch in feine Streifen schneiden. Das Grün vom Fenchel abschneiden und zur Seite legen. Den Strunk entfernen und den Fenchel in feine Streifen schneiden. Frühlingszwiebeln in feine Ringe schneiden. Die grünen Teile extra aufbewahren. Von der Chilischote die Kerne entfernen und das Fruchtfleisch fein hacken.

2. Den Tofu abtropfen lassen und vorsichtig mit einem Küchentuch trockentupfen. In ca. 2 cm große Würfel schneiden. 2 TL Rapsöl in einer Pfanne erhitzen und den Tofu darin bei mittlerer Hitze langsam rundherum goldbraun anbraten. 3 EL Sojasauce und Sirup mischen. Sobald der Tofu goldbraun ist, die Temperatur reduzieren und die Soja-Sirup-Mischung zugeben. Den Tofu sofort schwenken, bis er rundherum schön glänzt. Dann bei niedriger Hitze einkochen lassen, bis die Sauce eine dickflüssige Konsistenz bekommt und sich komplett um den Tofu gelegt hat. Vom Herd

ziehen, den Sesam über den Tofu streuen und noch einmal schwenken, damit sich der Sesam gut verteilt. Warm halten.

3. 2 TL Öl in einem Wok oder einer tiefen Pfanne erhitzen. Karotten und Zucchini darin anbraten, bis die Karotten etwas weicher geworden sind. Immer wieder umrühren. Die weißen Frühlingszwiebelringe, Chili, Paprika, Fenchel, Ingwer und Knoblauch zugeben und ca. 3 Minuten unter Rühren mit anbraten. Mit 2 EL Sojasauce ablöschen, umrühren und vom Herd ziehen.

4. Den Koriander waschen, trockenschütteln und mit dem Fenchelgrün grob hacken. Das Gemüse auf zwei Teller oder Schüsseln verteilen, den Tofu zugeben und mit den grünen Frühlingszwiebelringen, Röstzwiebeln, dem Fenchelgrün und dem Koriander bestreuen.

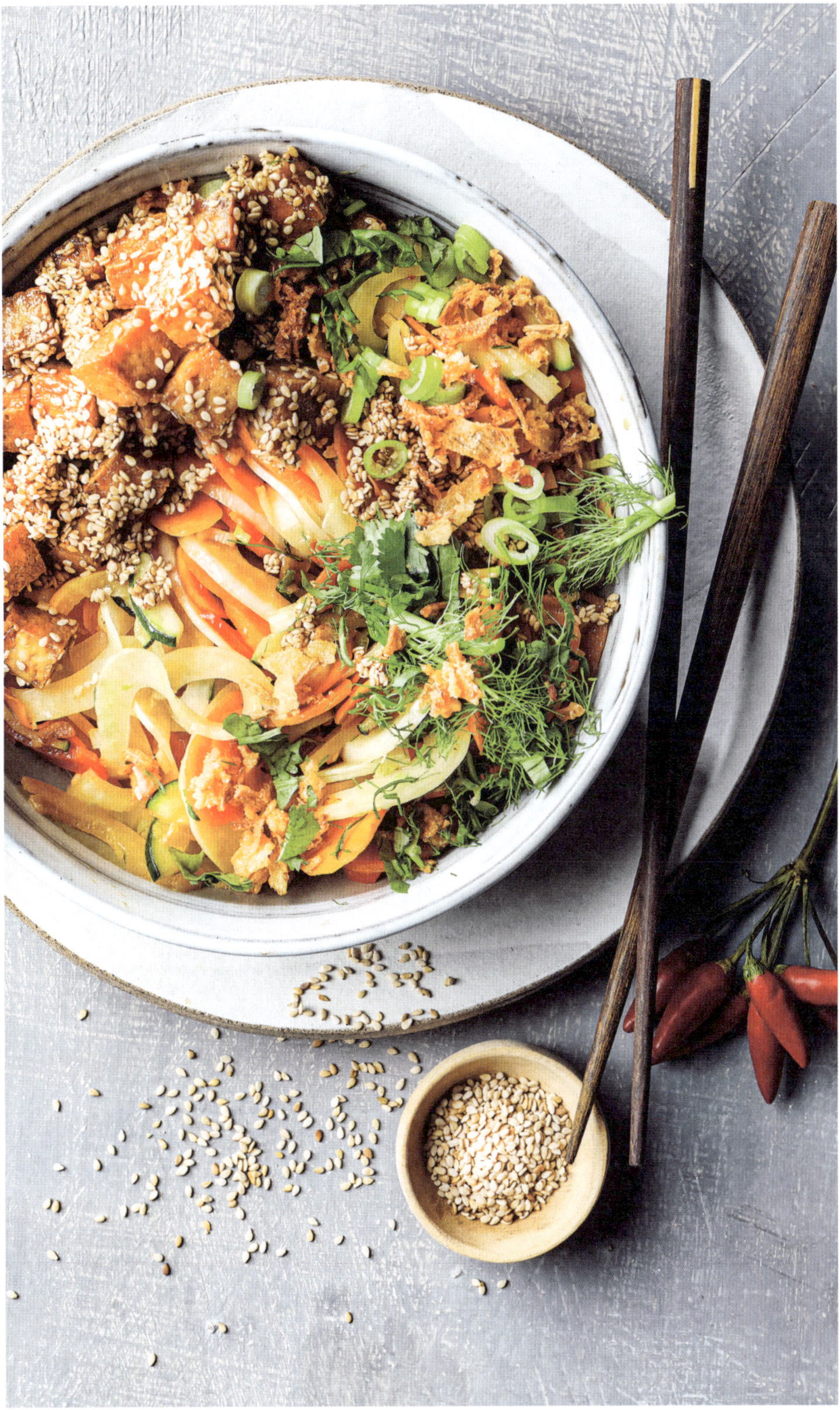

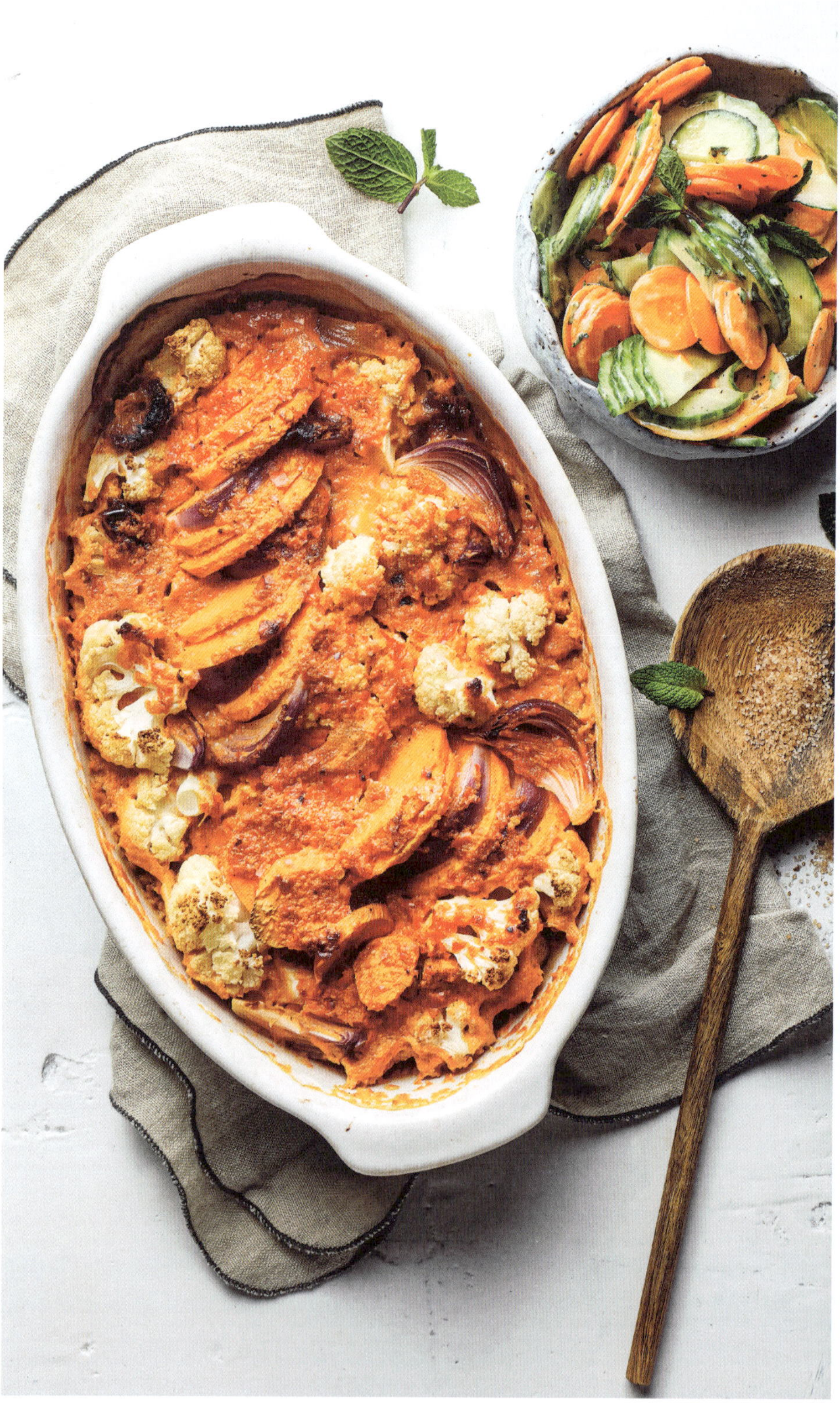

SÜSSKARTOFFELGRATIN MIT KAROTTEN-GURKEN-SALAT

FÜR 2 PERSONEN

Zubereitungszeit: 30 Min. | Backzeit: 30 Min.

FÜR DAS GRATIN

1 kleiner Blumenkohl
200 g Süßkartoffeln
1 große rote Zwiebel
2 Medjool-Datteln

FÜR DIE SAUCE

1 große rote Paprika
1 Knoblauchzehe
1 kleine Zitrone
60 g Cashewmus
2 TL Gemüsebrühe-Pulver
1 TL Garam Masala oder Korma-Gewürzmischung
2 Msp. Chiliflocken
1,5 TL Rauchsalz

FÜR DEN KAROTTEN-GURKEN-SALAT

300 g Karotten
1 Salatgurke
6 Zweige Minze
2 EL mittelscharfer Senf
2 EL Apfel- oder Weißweinessig
1 TL Reis- oder Yaconsirup
1 EL natives Lein- oder Walnussöl

AUSSERDEM

1 Auflaufform (ca. 25 cm x 15 cm)
Salz, schwarzer Pfeffer

Pro Portion 512 kcal, 14 g E, 19 g F, 69 g KH, 15 g BST

1. Den Backofen auf 220 °C Ober- und Unterhitze vorheizen. Den Blumenkohl waschen und in kleine Röschen teilen. Die Süßkartoffeln schälen und in ca. 0,5 cm dicke Scheiben schneiden. Die Zwiebel schälen und in 0,5 cm dicke Spalten schneiden. Die Datteln entsteinen und in dünne Ringe schneiden.

2. Die Paprika waschen, das Kerngehäuse und die weißen Trennwände entfernen und das Fruchtfleisch grob zerkleinern. Den Knoblauch schälen und grob würfeln. Den Saft der Zitrone auspressen. Paprika, Knoblauch, Zitronensaft, Cashewmus, Gemüsebrühe-Pulver, Garam Masala, Chiliflocken, Rauchsalz und 250 ml Wasser zu einer feinen Sauce pürieren und mit Salz abschmecken. Die Sauce sollte leicht überwürzt sein.

3. Das Gemüse und die Datteln in die Auflaufform füllen und alles gut mischen. Die Sauce darübergießen und das Gemüse leicht nach unten drücken. Im Backofen (Mitte) ca. 30 Minuten backen, bis das Gemüse gar ist.

4. Inzwischen für den Salat Karotten und Gurke waschen. Die Gurke längs halbieren und in dünne Scheiben schneiden. Die Karotten nur falls nötig schälen und in sehr feine Scheiben

schneiden oder hobeln. Die Minze waschen, trockenschütteln und fein hacken. Senf, Essig, Sirup und Öl in einer Schüssel zu einem Dressing verrühren. Gurken und Karotten zugeben, unterheben und mit Salz und Pfeffer abschmecken. Bis zum Servieren zugedeckt ziehen lassen.

5. Den Auflauf nach Ende der Backzeit aus dem Ofen nehmen und 5 Minuten ruhen lassen. Mit dem Salat servieren.

HUMMUSTELLER MIT ROTE BETE UND PILZEN

FÜR 2 PERSONEN
Zubereitungszeit: 30 Min.

1. Die Rote Bete mit einer Gemüsebürste unter fließendem Wasser gründlich abbürsten. Wurzel- und Stielansatz entfernen und die Bete in ca. 1 cm dicke Spalten schneiden. Mit 2 TL Olivenöl, Rauchpaprika und 2 kräftigen Prisen Salz mischen und auf ein Backblech geben. Im Backofen (Mitte) bei 220 °C Ober- und Unterhitze ca. 25 Minuten backen, bis die Bete bissfest ist.

2. Inzwischen die Kichererbsen abtropfen lassen und 2 EL der Kichererbsenflüssigkeit aus der Dose zurückbehalten. Den Saft der Zitrone auspressen. Knoblauch schälen und grob würfeln.

3. Kichererbsen, Knoblauch, Zitronensaft, Sesammus, Koriander, Kreuzkümmel, Eiswürfel, ½ TL Salz sowie die zurückbehaltene Kichererbsenflüssigkeit aus der Dose in ein hohes Mixgefäß oder einen Standmixer füllen und sehr fein pürieren. Zur Seite stellen.

4. Die Pilze wenn nötig mit einem Tuch von Erdresten befreien, den Stielansatz gerade abschneiden und die Pilze in ca. 3 mm dicke Scheiben schneiden. 2 TL Olivenöl in einer Pfanne erhitzen und die Pilze darin rundherum goldbraun anbraten. Mit Salz abschme-

FÜR DEN HUMMUS

1 Dose Kichererbsen (Abtropfgewicht 240 g)
½ kleine Zitrone
1 Knoblauchzehe
1 EL Sesammus
¼ TL Koriander, gemahlen
½ TL Kreuzkümmel, gemahlen
1 Handvoll Eiswürfel oder Crushed Ice

FÜR DAS TOPPING

400 g Rote Bete
1 TL geräuchertes Paprikapulver
200 g Austern- oder Shiitakepilze (ersatzweise Champignons)
2 Spitzpaprika (rot oder gelb)
4 EL feine Sprossen
2 Handvoll (ca. 30 g) Salat (z. B. Feldsalat, Pflücksalat)
6 Kalamataoliven, entsteint
2 TL Kapern
2 EL Granatapfelkerne
1 TL Sesamsaat (hell oder schwarz)

AUSSERDEM

Salz, schwarzer Pfeffer aus der Mühle
4 TL natives Olivenöl

Pro Portion 494 kcal, 18 g E, 21 g F, 48,5 g KH, 18 g BST

cken. Die Paprika waschen, putzen und in dünne Scheiben schneiden. Salat und Sprossen waschen und abtropfen lassen.

5. Den Hummus auf zwei tiefe Teller verteilen und verstreichen. Rote Bete, Pilze, Salat, Sprossen, Oliven, Kapern und Granatapfelkerne dekorativ auf dem Hummus verteilen. Mit Sesam und schwarzem Pfeffer aus der Mühle bestreuen und servieren.

Tipp
Das Schöne an diesem Gericht ist, dass der Hummus immer wieder anders getoppt werden kann. Perfekt für saisonales Gemüse und zum Resteverwerten!

Hummusteller mit Rote Bete und Pilzen →

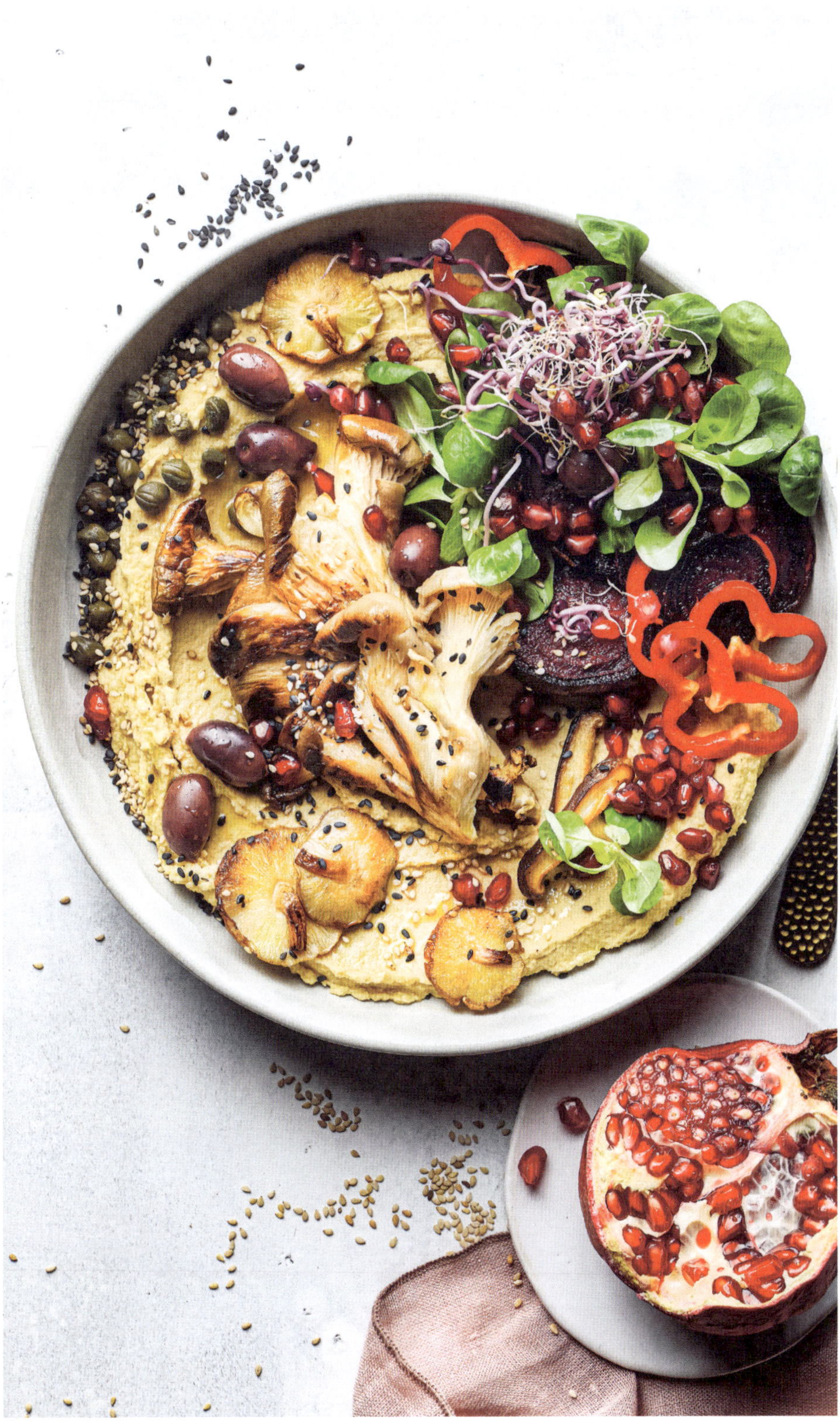

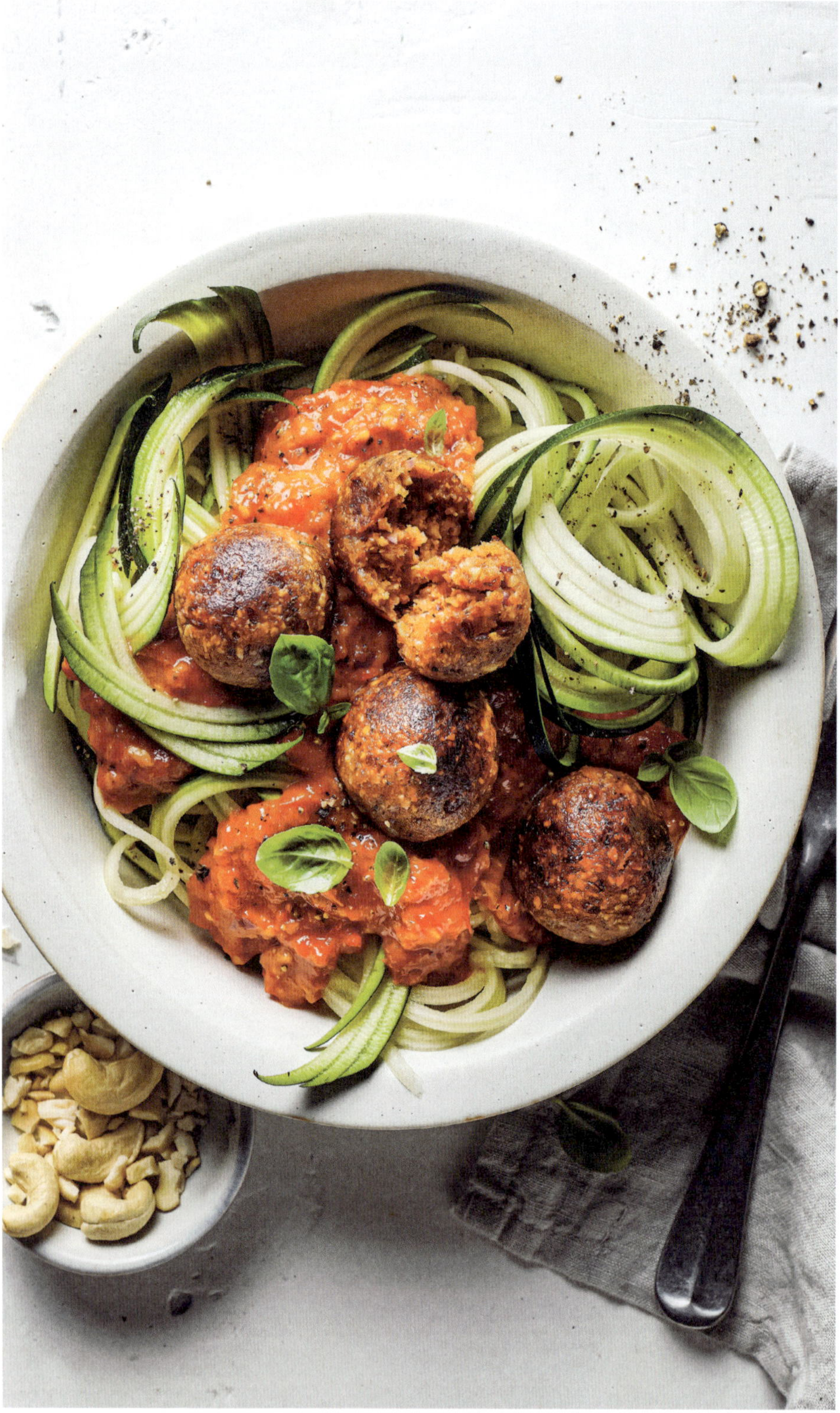

NUSSBÄLLCHEN IN SCHARFER TOMATEN-PAPRIKA-SAUCE

FÜR 2 PERSONEN
Zubereitungszeit: 50 Min.

FÜR DEN SUGO

1 rote Paprika
750 g Kirschtomaten
½ kleine rote Peperoni
2 Zwiebeln
2 Knoblauchzehen
1 TL Olivenöl
½ TL Gemüsebrühe-Pulver

FÜR DIE BÄLLCHEN

50 g Cashewnusskerne
50 g vorgegarte Maronen
1 kleine rote Zwiebel
1 leicht geh. EL geschroteter Leinsamen
5 EL Pflanzendrink, ungesüßt
3 leicht geh. EL feine Haferflocken
1 EL Semmelbrösel
1 TL geräuchertes Paprikapulver
1 EL Sojasauce
1 EL mittelscharfer Senf
2 TL Tomatenmark

AUSSERDEM

Salz
ca. 1 TL Raps- oder Olivenöl
400 g Zucchini

Pro Portion 516 kcal, 18,5 g E, 22 g F, 55 g KH, 16 g BST

1. Den Backofen auf 200 °C Ober-/Unterhitze vorheizen. Paprika, Tomaten und Peperoni waschen und abtropfen lassen. Das Kerngehäuse der Paprika sowie der Peperoni entfernen und das Fruchtfleisch jeweils in grobe Stücke schneiden. Zwiebeln und Knoblauch schälen. Die Zwiebeln vierteln, den Knoblauch halbieren.

2. Paprika, Tomaten, Zwiebeln und Knoblauch mit Olivenöl und etwas Salz mischen. Ein Backblech mit Backpapier auslegen und das Gemüse darauf verteilen. Im Backofen (mittlere Schiene) ca. 25 Minuten backen. Nach Ablauf der Backzeit das Gemüse aus dem Ofen nehmen und mit dem ausgetretenen Saft sowie dem Gemüsebrühe-Pulver und ca. 30 ml Wasser stückig pürieren. Mit Salz abschmecken.

3. Inzwischen die Cashewnusskerne in einer Pfanne ohne Öl anrösten, bis sie gut duften. Aus der Pfanne nehmen und beiseitestellen. Die Maronen grob hacken. Die Zwiebel schälen und fein würfeln. Geschroteten Leinsamen mit dem Pflanzendrink mischen und für einige Minuten quellen lassen.

4. Die abgekühlten Kerne mit den Maronen, Haferflocken und Semmelbröseln im Blitzhacker per Pulsfunktion fein mahlen. Die Masse mit Zwiebelwürfeln, Leinsamengel, Paprikapulver, Sojasauce, Senf und Tomatenmark mischen. Mit Pfeffer und Salz abschmecken und für ca. 20 Minuten zum Ziehen in den Kühlschrank stellen.

5. Aus der Nussmasse mit leicht feuchten Händen 8 tischtennisballgroße Bällchen formen. Etwas Öl in einer Pfanne erhitzen und die Bällchen darin von allen Seiten langsam goldbraun anbraten.

6. Zucchini waschen, die Enden gerade abschneiden und aus den Zucchini mit einem Spiralschneider oder per Sparschäler dünne Nudeln herstellen. Die Nudeln als Nest in zwei tiefe Teller setzen, die Sauce und die Nussbällchen darübergeben und servieren.

Tipp
Die nussige Alternative zum Hackbällchen. Schmeckt übrigens nicht nur im Sugo, sondern auch auf Salaten. Anstelle der Cashewnüsse eignen sich auch Hasel- oder Walnüsse.

LINSENDAL MIT MANGO-TOMATEN-SALAT

FÜR 2 PERSONEN
Zubereitungszeit: 25 Min.

1. Zwiebel, Knoblauch und Ingwer schälen und fein würfeln. Die Chilischote waschen, längs halbieren, entkernen und fein würfeln. Die Tomaten sowie den Koriander und die Frühlingszwiebeln waschen. Eine Hälfte der Tomaten halbieren, die übrigen Tomaten vierteln. Die Mango schälen, das Mangofleisch vom Kern schneiden und klein würfeln. Koriander fein hacken. Frühlingszwiebeln in feine Ringe schneiden.

2. Die Linsen in einem Topf mit der dreifachen Menge Wasser bedecken und zum Kochen bringen. Zugedeckt 8 bis 10 Minuten garköcheln lassen. Danach abgießen.

3. Für den Salat Mango, Frühlingszwiebeln, Koriander und die halbierten Tomaten in einer Schale mit Limettensaft, 1 TL Sirup und 1 TL Garam Masala mischen. Mit Salz abschmecken und beiseitestellen.

4. Öl in einer tiefen Pfanne erhitzen und Zwiebel-, Knoblauch-, Ingwer- sowie Chiliwürfel andünsten, bis die Zwiebelwürfel glasig sind. 2 TL Garam Masala hinzufügen und kurz mitdünsten. Die Tomatenviertel hinzufügen und alles zugedeckt ca. 5 Minuten köcheln lassen. Die gekochten Linsen unterrühren

ZUTATEN

1 Zwiebel
2 Knoblauchzehen
1 Stück Ingwer (ca. 3 cm)
1 rote Chilischote
600 g Cherrytomaten
½ Bund Koriander
2 Frühlingszwiebeln
1 Mango
120 g rote Linsen
2 EL Limettensaft
2 TL Reis- oder Yaconsirup
3 TL Garam-Masala-Gewürzmischung
1 EL Rapsöl
Salz
2 EL pflanzlicher Joghurt, ungesüßt

Pro Portion ca. 500 kcal, 21 g E, 10 g F, 76 g KH, 15 g BST

und das Dal mit Salz und 1 TL Sirup abschmecken.

5. Das Dal auf Suppenschalen oder tiefe Teller verteilen; jeweils 1 EL Joghurt pro Portion daraufgeben. Mit dem Salat servieren.

Tipp
Dal lässt sich wunderbar einfrieren, also am besten gleich die doppelte oder dreifache Menge in einem großen Topf kochen.

KARTOFFEL-SPINAT-TOPF MIT GARAM MASALA

FÜR 2 PERSONEN

Zubereitungszeit: 20 Min.

ZUTATEN

400 g Kartoffeln, vorwiegend festkochend

1 große rote Zwiebel

2 Paprikaschoten (rot oder gelb)

500 g frischer Spinat

1 TL Rapsöl

2 leicht geh. TL Garam-Masala-Gewürzmischung (oder Gewürzpaste, siehe Tipp Seite 146)

200 ml Kokosmilch (Fettgehalt ca. 60 %)

150 ml Gemüsebrühe

Salz

Pro Portion 516 kcal, 14 g E, 25 g F, 53 g KH, 13 g BST

1. Die Kartoffeln schälen und in 2 cm große Würfel schneiden. Zwiebel schälen, halbieren und in feine Scheiben schneiden. Paprika waschen, das Kerngehäuse und die weißen Trennwände herausschneiden und das Fruchtfleisch in 1 cm große Stücke schneiden. Den Spinat verlesen und gründlich waschen.

2. In einem Topf Salzwasser zum Kochen bringen. Den Spinat darin 20 Sekunden blanchieren. Dann mit einer Schaumkeller herausheben, in ein Sieb geben und sofort kalt abschrecken. Abtropfen lassen, gut ausdrücken und grob hacken.

3. Rapsöl in einer Pfanne mit hohem Rand und Deckel oder in einem weiten Topf erhitzen. Die Zwiebelscheiben darin bei mittlerer Hitze glasig dünsten. Garam Masala dazugeben und kurz unter Rühren anschwitzen.

4. Die Kartoffeln zu den Zwiebeln geben und mit der Kokosmilch sowie der Gemüsebrühe ablöschen. Aufkochen und 10 bis 15 Minuten köcheln, bis die Kartoffeln bissfest gegart sind. Zum Schluss Paprika und Spinat zugeben und mit Salz abschmecken.

Tipp

So machen Sie selbstgemachte Garam-Masala-Würzpaste auf Vorrat: 1 rote Zwiebel sowie 30 g Ingwer schälen und würfeln. Beides in 4 EL Rapsöl glasig anschwitzen. Samen aus 8 Kardamomkapseln, 2 EL Koriandersaat, 1 EL Kreuzkümmelsaat, 1 EL schwarze Pfefferkörner, 1 TL Nelken, 1 EL Senfsaat, 2 Zimtstangen und 1 kleine getrocknete Chilischote (gehackt) zugeben und 1 Minute unter Rühren anrösten, bis die Gewürze duften. Vom Herd ziehen und mit 2 TL Kurkumapulver zu einer relativ feinen Paste pürieren. Die Paste in ein Schraubglas füllen und die Oberfläche mit Öl bedecken. Bis zu 3 Wochen im Kühlschrank aufbewahren.

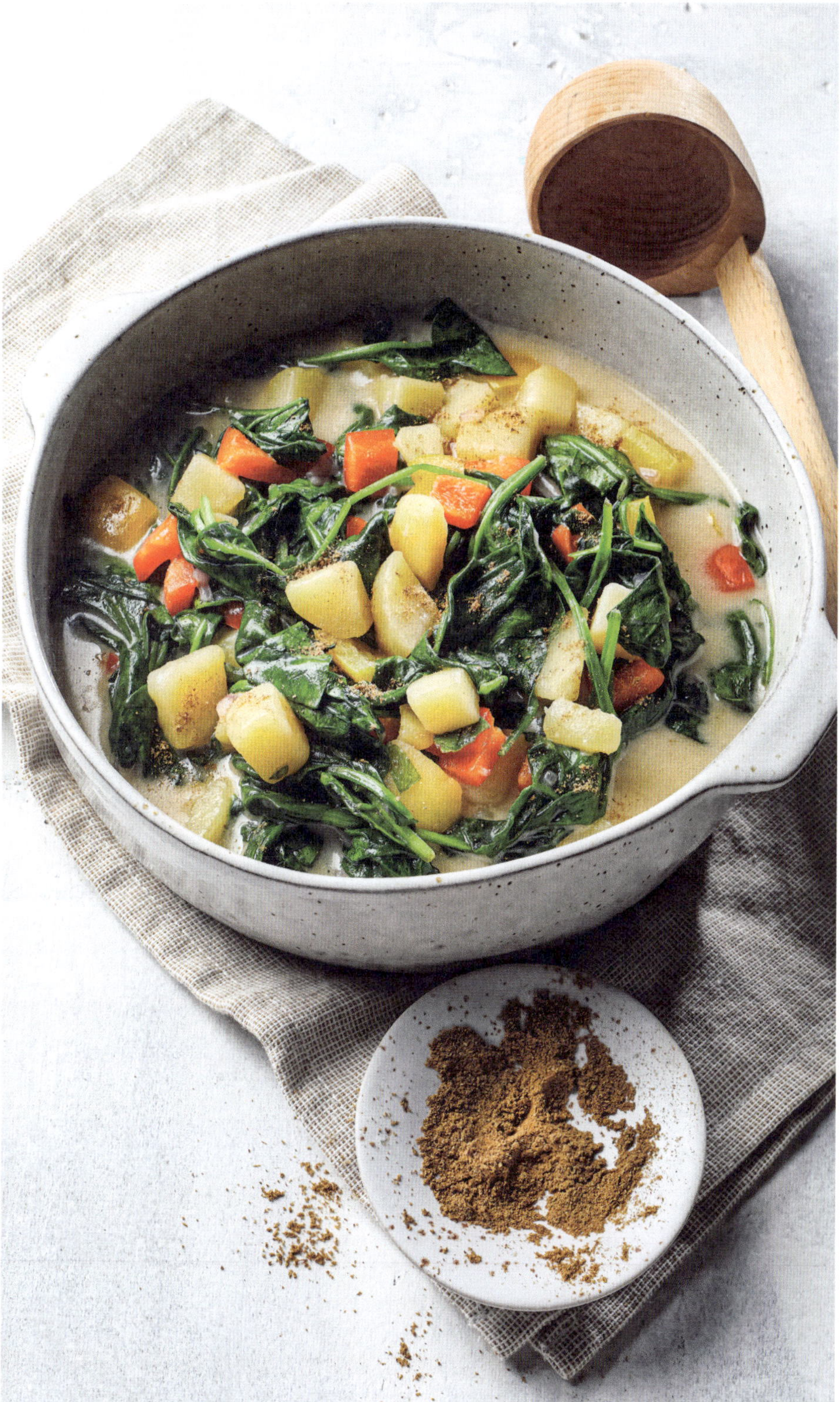

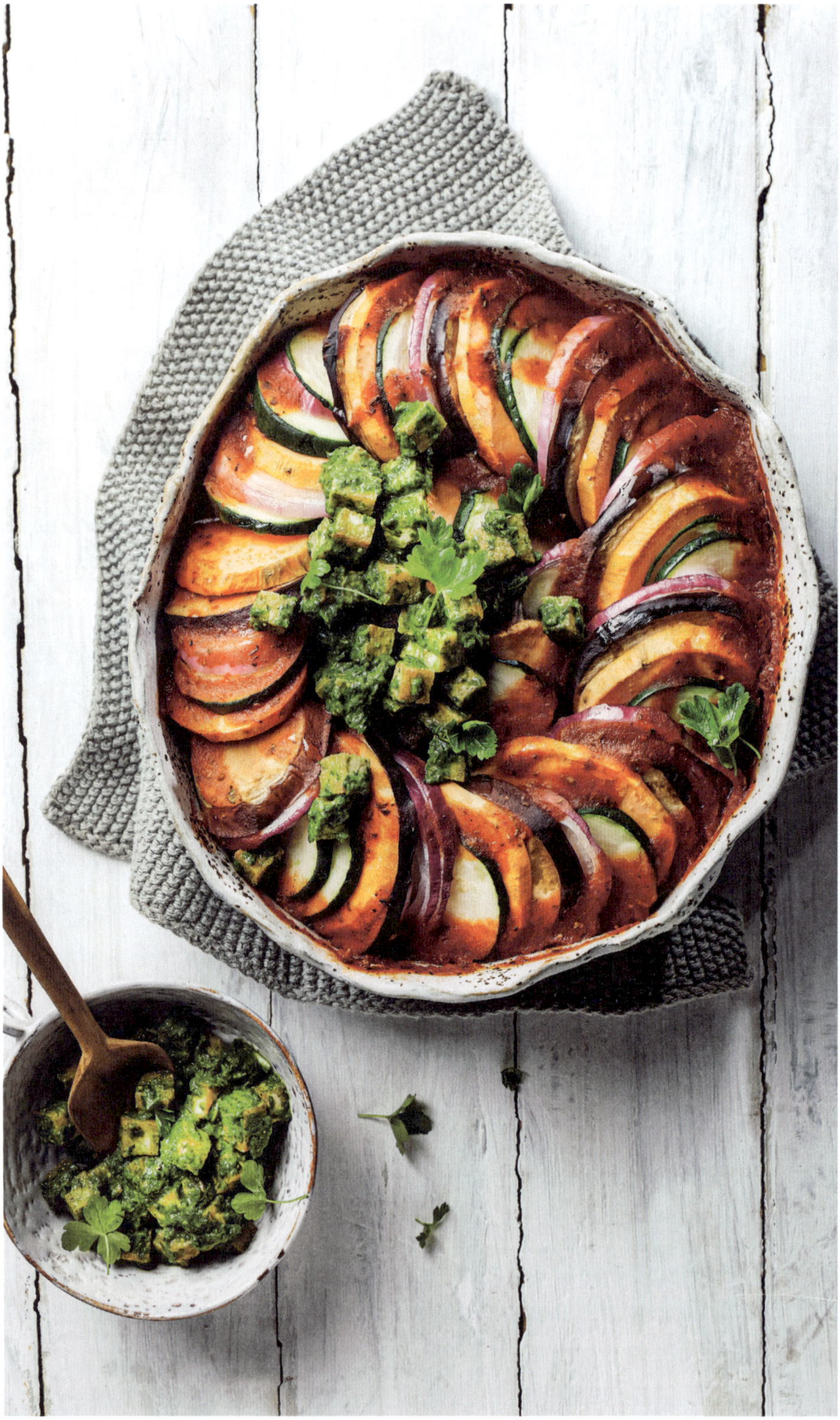

BRIAM MIT PETERSILIENTOFU

FÜR 2 PERSONEN

Zubereitungszeit: 30 Min. | Backzeit: 35-40 Min.

ZUTATEN

300 g Süßkartoffeln
300 g Aubergine
300 g Zucchini
2 rote Zwiebeln
2 Knoblauchzehen
500 g Tomatenpassata
2 TL getrockneter Oregano
1 TL getrockneter Thymian
200 g Naturtofu
½ Bund Petersilie
Saft von ½ Limette
1 EL Sojasauce

AUSSERDEM

Salz, schwarzer Pfeffer
1 Auflaufform (ca. 25 cm x 25 cm)
3 TL Olivenöl

Pro Portion ca. 496 kcal, 25 g E, 14 g F, 59 g KH, 18 g BST

1. Den Backofen auf 170 °C Ober- und Unterhitze vorheizen. Die Süßkartoffeln schälen. Zucchini und Auberginen waschen und putzen, die Zwiebeln schälen.

2. Das Gemüse in 0,5 cm dicke Scheiben schneiden. Den Knoblauch schälen und in dünne Scheiben schneiden. Die Passata mit Oregano, Thymian, Salz und Pfeffer würzen und 2/3 in die Auflaufform geben. Das Gemüse abwechselnd dachziegelartig und gegebenenfalls mehrreihig in die Form legen. Die Knoblauchscheiben dazwischenschieben und die übrige Passata darüberträufeln. Alles mit etwas Salz und Pfeffer bestreuen. Im heißen Backofen (Mitte) ca. 35 Minuten backen, bis das Gemüse gar ist.

3. Inzwischen den Tofu trockentupfen und in 1 cm große Würfel schneiden. 2 TL Olivenöl in einer beschichteten Pfanne erhitzen und den Tofu darin rundherum goldbraun anbraten. Petersilie waschen und abtropfen lassen. Einige schöne Blätter für die Deko beiseitelegen.

4. Petersilie, Limettensaft, Sojasauce und 1 TL Olivenöl fein pürieren. Den Tofu vom Herd ziehen, in eine Schüssel füllen und die Petersiliensauce unterheben. Mit Salz und Pfeffer abschmecken. Nach Ende der Backzeit über den Auflauf geben und servieren.

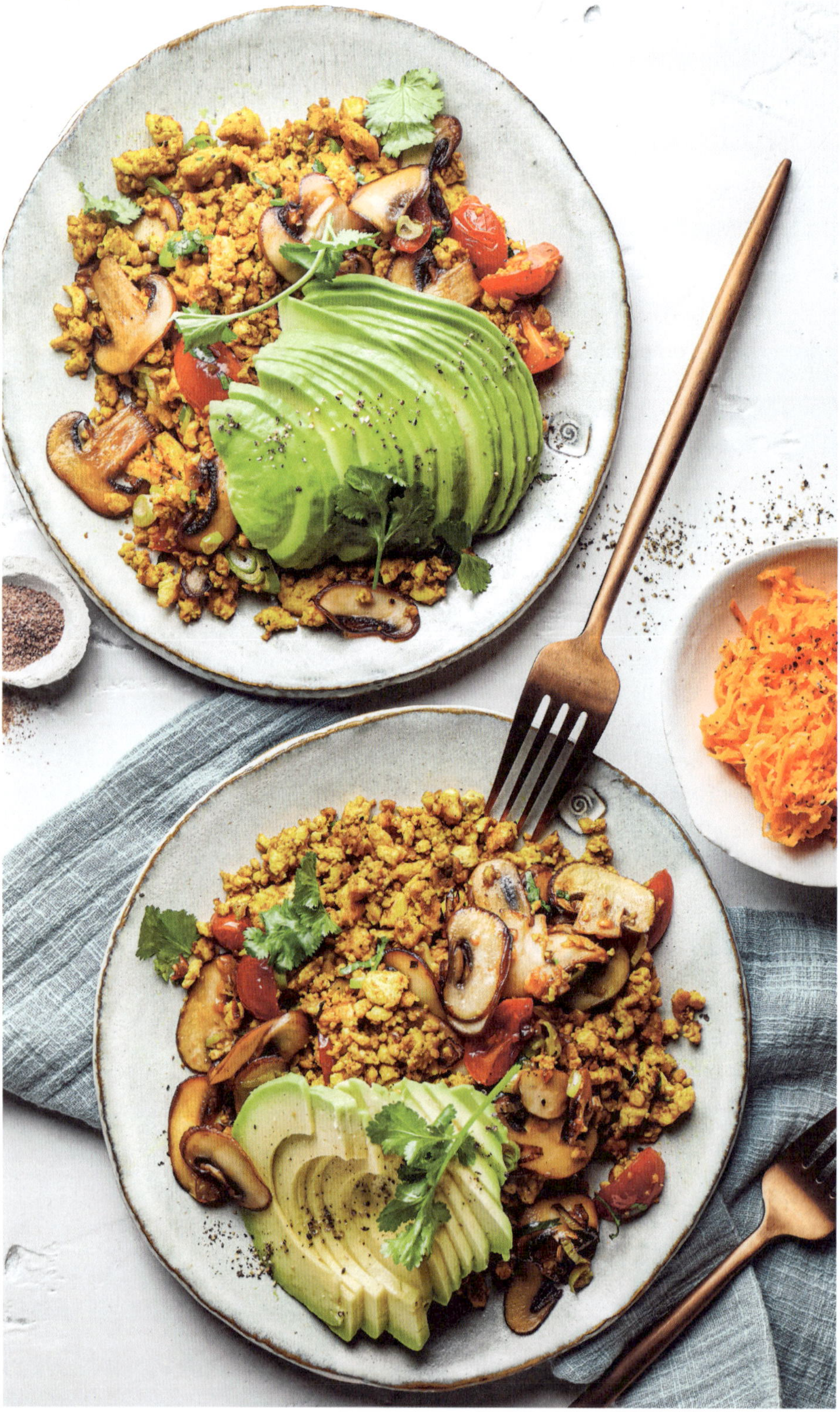

RÜHRTOFU MIT AVOCADO UND SCHNELLEM KAROTTENSALAT

FÜR 2 PERSONEN
Zubereitungszeit: 25 Min.

FÜR DEN RÜHRTOFU
300 g Naturtofu
½ TL Kurkuma, gemahlen
½ TL scharfes Currypulver
2 Frühlingszwiebeln
6 Kirschtomaten
6 braune Champignons
1 EL Rapsöl
2 EL Hafer- oder Mandelsahne
½ Bund Koriander
½ TL Kala Namak (indisches Schwefelsalz)
Salz, Pfeffer

AUSSERDEM
1 Hass-Avocado
1 Biozitrone
2 TL Reis- oder Yaconsirup
500 g Karotten

Pro Portion ca. 513 kcal, 25,5 g E, 28 g F, 34 g KH, 17 g BST

1. Den Tofu in ein Küchentuch einschlagen und das Wasser sorgfältig herausdrücken. Den trockenen Tofu mit einer Gabel zerkrümeln und das Kurkuma- sowie Currypulver unterheben.

2. Gemüse und Kräuter waschen. Die Frühlingszwiebeln in feine Ringe schneiden. Kirschtomaten vierteln, Champignons in feine Scheiben schneiden.

3. Die Avocado halbieren, den Kern entfernen und das Fruchtfleisch in dünne Scheiben schneiden. Die Zitrone heiß abwaschen, trocknen, die Schale abreiben und den Saft auspressen. Die Avocadoscheiben mit 1 TL Zitronensaft beträufeln. Den übrigen Zitronensaft und die Schale mit dem Reis- oder Yaconsirup mischen und zur Seite stellen.

4. Das Öl in einer Pfanne erhitzen und den Tofu darin rundherum goldbraun anbraten. Immer wieder umrühren. Sobald der Tofu gebräunt ist, Champignons und die weißen Teile der Zwiebeln mit anbraten, bis die Zwiebeln leicht glasig sind. Zum Schluss die Tomaten sowie die Sahne zugeben und un-

terheben. 1 Minute einköcheln, dann vom Herd ziehen.

5. Während der Tofu brät, die Karotten falls nötig schälen und fein raspeln. Das Zitronen-Sirup-Gemisch unter die Raspel heben und mit Salz und Pfeffer abschmecken. Koriander fein hacken und unter den Tofu heben. Mit Kala Namak, Salz und Pfeffer abschmecken.

6. Den Tofu auf zwei Tellern verteilen, die Avocadoscheiben darauflegen und den Salat daneben anrichten.

Tipp
Kala Namak ist ein indisches Schwefelsalz. Es riecht und schmeckt nach gekochtem Ei und rundet – sparsam eingesetzt – nicht nur Rührtofu ab, sondern auch Dressings und Saucen. Man bekommt es am besten online oder im Bioladen.

KARTOFFELSALAT EXTRAGRÜN

FÜR 2 PERSONEN

Zubereitungszeit: 25 Min.

ZUTATEN

500 g kleine Kartoffeln (Drillinge)
170 g TK-Erbsen
1 mittlere Fenchelknolle
1 Salatgurke
3 Frühlingszwiebeln
1 Bund Basilikum
50 g Rucola oder Feldsalat
1 kleine Biolimette
1 Knoblauchzehe
1 EL (10 g) Mandelkerne
50 g vegane Mayonnaise
1 EL Nährhefeflocken
1 EL natives Lein- oder Olivenöl
1 EL Apfel- oder Weißweinessig

Pro Portion ca. 500 kcal, 16 g E, 16 g F, 62,5 g KH, 18 g BST

1. Die Kartoffeln unter fließendem Wasser abbürsten, in 1 cm dicke Scheiben schneiden und mit reichlich Salzwasser bedecken. Zugedeckt ca. 10 Minuten garkochen. In den letzten 3 Minuten die TK-Erbsen zugeben. Danach abgießen und ausdämpfen lassen.

2. Gemüse, Basilikum und Salat waschen und abtropfen lassen bzw. trockenschleudern. Die Limette heiß abwaschen, trocknen, die Schale abreiben und den Saft auspressen. Knoblauch schälen und grob würfeln.

3. Die Mandelkerne in einer Pfanne ohne Fett rundherum goldbraun anrösten. Abkühlen lassen und mit Knoblauch, Limettensaft, Limettenschale, Mayonnaise, Hefeflocken, Basilikum, Öl und Essig fein pürieren.

4. Vom Fenchel den Strunk entfernen und den Fenchel in sehr dünne Scheiben schneiden. Die Gurke an den Enden gerade abschneiden, die Gurke längs vierteln und in dünne Scheiben schneiden. Frühlingszwiebeln in dünne Ringe schneiden. Das Gemüse in einer großen Schüssel mit dem Basilikumpesto verrühren. Die gekochten Kartoffeln und Erbsen unterheben, mit Salz und Pfeffer abschmecken und den Salat lauwarm abkühlen

lassen. Zum Schluss den Feldsalat unterheben und servieren.

Tipp
Nährhefeflocken gibt's im Bioladen zu kaufen. Sie schmecken leicht käsig, sind reich an B-Vitaminen und werden am besten kalt verarbeitet, da die B-Vitamine nicht hitzestabil sind. Sie eignen sich auch als Topping auf Pasta und Salaten.

Kartoffelsalat extragrün →

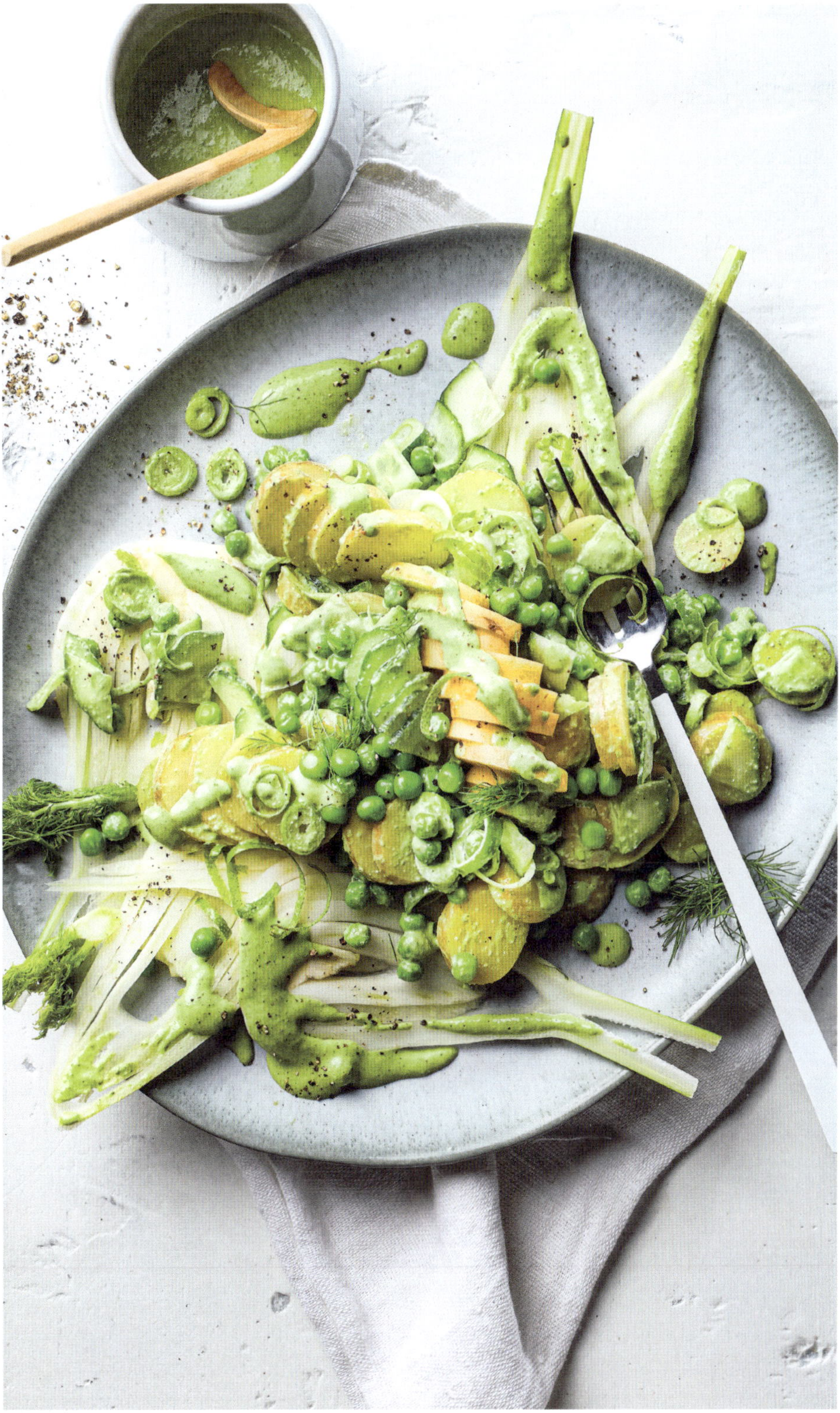

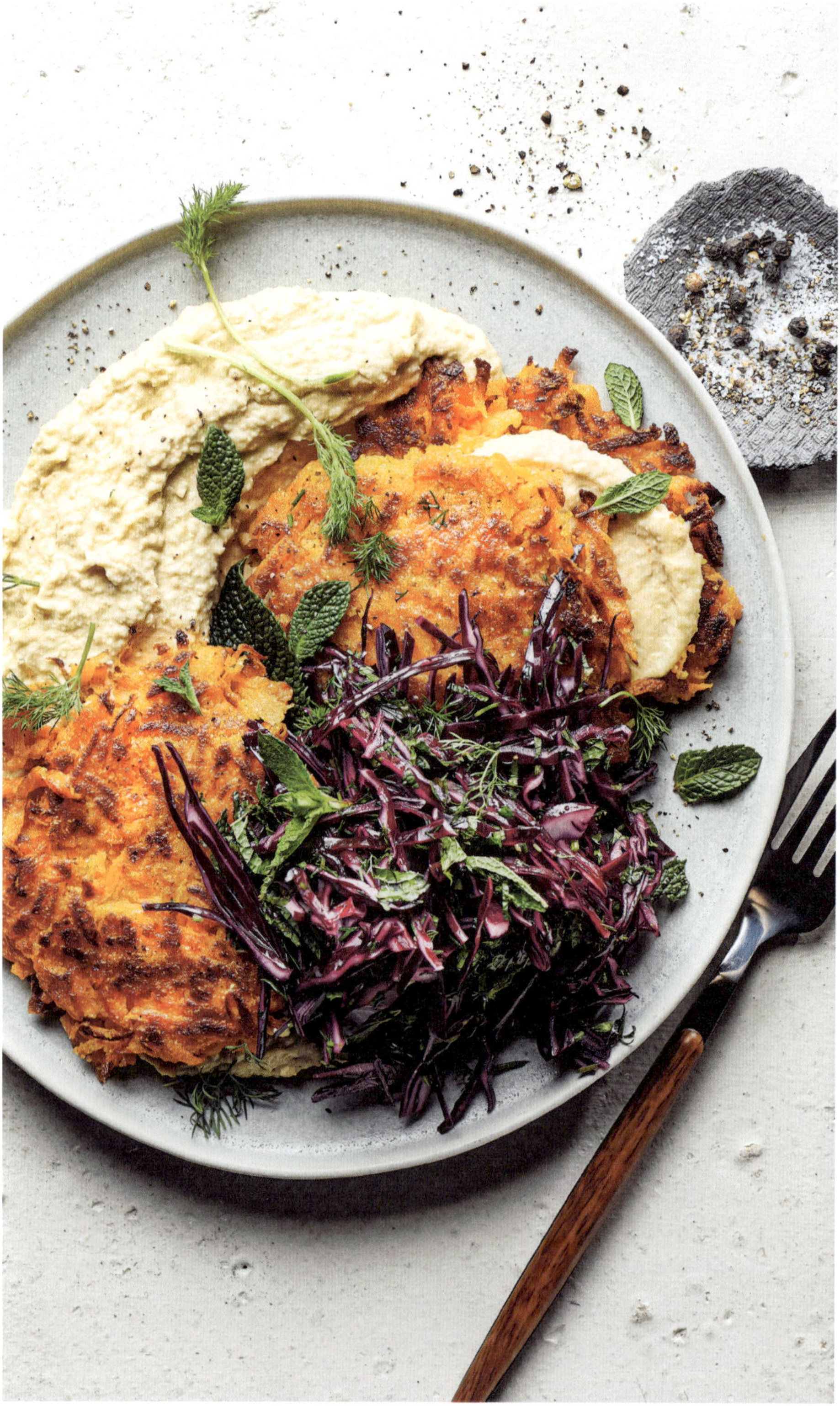

MÖHRENPUFFER MIT ROTKOHLSALAT

FÜR 2 PERSONEN
Zubereitungszeit: 20 Min.

FÜR DIE PUFFER
400 g Möhren
40 g Kichererbsenmehl
2 EL pflanzliche Sahne zum Kochen
2 Msp. Muskat, gerieben

FÜR DEN SALAT
200 g Rotkohl
½ Bund Dill
½ Bund Minze
3 EL Apfel- oder Weißweinessig
2 TL Reis- oder Yaconsirup
2 TL natives Leinöl

AUSSERDEM
Salz, schwarzer Pfeffer aus der Mühle
Rapsöl zum Braten
Küchenpapier
200 g Hummus

Pro Portion ca. 511 kcal, 15 g E, 21 g F, 52 g KH, 16 g BST

1. Möhren schälen, waschen und grob raspeln. ½ TL Salz unter die Raspel heben und 10 Minuten ziehen lassen.

2. Inzwischen für den Salat den Rotkohl waschen. Strunk und welke Blätter entfernen und mit dem Gemüsehobel oder einem scharfen Messer zu sehr feinen Streifen schneiden. Die Kräuter waschen und trockenschütteln, die Blätter bzw. Spitzen abzupfen und fein hacken. Essig, Sirup und Leinöl zu einem Dressing verrühren und mit Salz und Pfeffer abschmecken. Rotkohl und Kräuter mischen und das Dressing unterheben. Zum Ziehen zur Seite stellen.

3. Die Möhren nach der Ziehzeit mit etwas mehr Salz (optional) und Pfeffer würzen. Kichererbsenmehl, Sahne und Muskat unterheben.

4. Etwas Rapsöl in einer Pfanne erhitzen. Pro Puffer 1 gehäuften EL der Möhrenmasse in die Pfanne setzen und mit dem Löffel zu einem Puffer formen. Auf diese Weise insgesamt 6 Puffer herstellen. Die Puffer pro Seite 2 bis 3 Minuten bei mittlerer Hitze braten. Danach auf Küchenpapier entfetten und warm halten.

5. Hummus auf zwei Teller verstreichen, Puffer daraufsetzen und mit Salat anrichten.

ROTE-BETE-BRATLINGE MIT SÜSSKARTOFFEL-BOHNEN-SALAT

FÜR 2 PERSONEN

Zubereitungszeit: 30 Min.

FÜR DIE BRATLINGE

200 g frische Rote Bete
150 g Möhren
1 Zwiebel
4 geh. EL feine Haferflocken
2 EL geschroteter Leinsamen
1 leicht geh. EL Dinkelvollkornmehl
2 EL Semmelbrösel
2 EL Nährhefeflocken
1 EL Nussmus (Cashew-, Sesam- oder Mandelmus)

FÜR DEN BOHNEN-SALAT

200 g Süßkartoffeln
350 g grüne Bohnen (TK)
1 TL Cashew- oder Mandelmus
1 TL mittelscharfer Senf
½ TL Reis- oder Yaconsirup
3 Prisen Kala Namak
1 TL Apfel- oder Weißweinessig
50 ml Pflanzendrink, ungesüßt
1 TL natives Oliven-, Walnuss-, oder Leinöl
1 kleine rote Zwiebel

AUSSERDEM

Einmalhandschuhe
Salz, schwarzer Pfeffer aus der Mühle
ca. 2 TL Rapsöl zum Braten

Pro Portion ca. 512 kcal, 19 g E, 15 g F, 62,5 g KH, 23 g BST

1. Rote Bete und Möhren waschen, falls nötig schälen und fein raspeln. Dabei am besten Einmalhandschuhe tragen. Die Zwiebel schälen und fein würfeln. Alle Zutaten für die Bratlinge mit je 1 TL Salz und Pfeffer sowie 3 EL Wasser in eine Schüssel geben und mit der Hand (Handschuhe tragen!) so lange kneten, bis eine homogene, leicht klebrige Masse entsteht. 10 Minuten zum Quellen zur Seite stellen.

2. Inzwischen die Süßkartoffel schälen, waschen und in 1 cm große Würfel schneiden. Salzwasser aufkochen und die Süßkartoffeln darin in 5 bis 7 Minuten weichkochen. In den letzten 2 Minuten die gefrorenen Bohnen zugeben. Anschließend durch ein Sieb abgießen und mit eiskaltem Wasser abschrecken. Abtropfen lassen.

3. Die Süßkartoffelwürfel mit Cashew- oder Mandelmus, Senf, Sirup, Kala Namak, Essig, Pflanzendrink und Öl fein pürieren. Die Zwiebel schälen, halbieren und in sehr dünne Scheiben schneiden. Süßkartoffelcreme, Bohnen und Zwiebel in einer Schüssel mischen und mit Salz und Pfeffer abschmecken. Zum Ziehen zur Seite stellen.

4. Aus der Rote-Bete-Masse 6 kleine Bratlinge formen. Wenig Öl in einer Pfanne erhitzen und die Bratlinge darin rundherum anbraten. Alternativ im vorgeheizten Backofen bei 180 °C Umluft für ca. 20 Minuten backen.

5. Die Bratlinge auf zwei Teller setzen und mit dem Salat servieren.

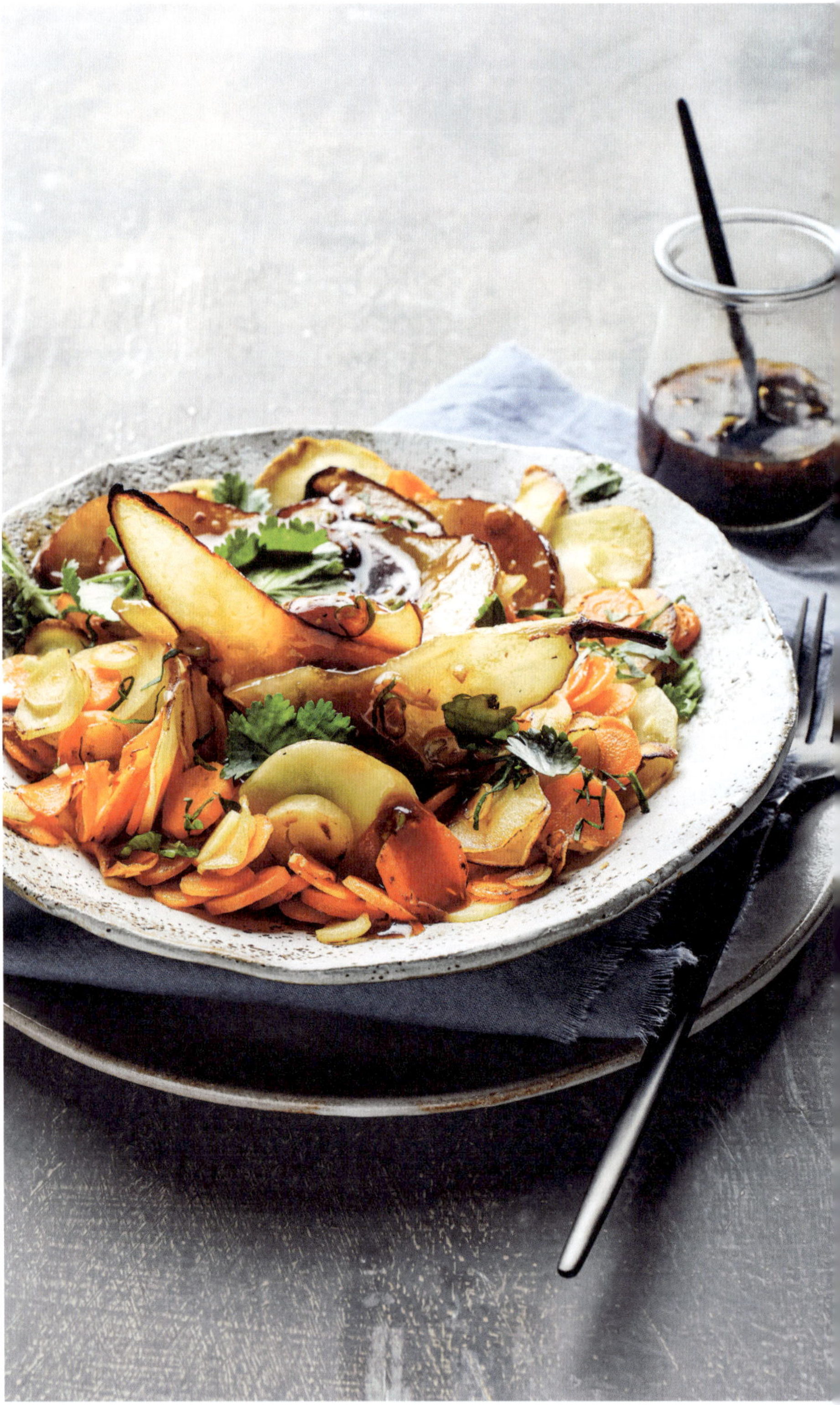

GEBRATENES WURZELGEMÜSE MIT TERIYAKI-BIRNE

FÜR 2 PERSONEN

Zubereitungszeit: 20 Min.

1. Karotten und Pastinaken schälen, längs halbieren und in feine Scheiben schneiden. Knoblauch schälen und fein würfeln. Koriander waschen, trockenschütteln und einige schöne Blätter zur Deko beiseitelegen. Den Rest fein hacken. Die Birne nur falls nötig schälen, halbieren, das Kerngehäuse entfernen und die Hälften in ca. 2 cm dicke Spalten schneiden.

2. Für das Dressing die Limette heiß abwaschen, die Schale abreiben und den Saft auspressen. Frühlingszwiebeln und Chili waschen. Die Zwiebeln in feine Ringe schneiden. Von der Chilischote das Kerngehäuse entfernen und das Fruchtfleisch fein würfeln. Den Ingwer schälen und fein hacken. Limettensaft und -schale, Zwiebeln, Ingwer, Chili, Teriyakisauce und Sesamöl verrühren und zur Seite stellen.

3. 1 TL Öl in einer Pfanne erhitzen. Die Birnenspalten darin von jeder Seite scharf anbraten, bis sie goldbraun aussehen. Herausnehmen und mit 2 EL vom Dressing marinieren.

4. Die Pfanne erneut auf den Herd stellen, 2 TL Öl erhitzen und das Wurzelgemüse darin bei

FÜR DAS GEMÜSE

500 g Karotten
500 g Pastinaken
2 Knoblauchzehen
½ Bund Koriander
1 große Birne (ca. 230 g)

FÜR DAS DRESSING

1 Biolimette
2 Frühlingszwiebeln
½ kleine Chilischote
20 g Ingwer
125 ml Teriyakisauce
1 TL geröstetes Sesamöl

AUSSERDEM

3 TL Rapsöl zum Braten
Salz

Pro Portion ca. 514 kcal, 24 g E, 11 g F, 78 g KH, 24 g BST

mittlerer Hitze anbraten, bis es bissfest und leicht gebräunt ist. Leicht salzen. Die Pfanne vom Herd ziehen, den Koriander unterheben und das Gemüse auf zwei Teller verteilen. Die Birnenspalten daraufsetzen und alles mit dem übrigen Dressing begießen. Mit den zurückbehaltenen Korianderblättern garnieren.

Tipp

Teriyakisauce kann man auch selbst machen, und das ist gar nicht so schwer! Für 225 ml Teriyakisauce 2 geschälte Knoblauchzehen, 6 cm Ingwer (grob gehackt), 200 ml Soja- oder Tamarisauce, 200 ml Sake (japanischer Reiswein, Supermarkt), 60 ml Apfelsaft sowie 5 EL Reis- oder Yaconsirup aufkochen und offen köcheln, bis ca. die Hälfte der Flüssigkeit verdampft ist. Knoblauch und Ingwer entfernen und die Sauce in ein Schraubglas füllen.

BLUMENKOHL-REIS MIT TERIYAKI-AUBERGINE

FÜR 2 PERSONEN

Zubereitungszeit: 35 Min.

1. Den Backofen auf 190 °C Ober-/Unterhitze vorheizen. Die Auberginen waschen, abtrocknen, an den Enden gerade abschneiden und in 1 cm dicke Scheiben schneiden. Ein Backblech mit Backpapier auslegen.

2. Teriyakisauce, Öl und Senf glattrühren, unter die Auberginenscheiben heben, bis diese rundherum mit Sauce bedeckt sind. Die Auberginen mit der Sauce auf das Blech geben. Im Backofen (Mitte) ca. 25 Minuten backen, bis die Auberginen weich und goldbraun sind.

3. Für die Sauce Knoblauch schälen und sehr fein hacken. Von 150 ml Wasser 3 EL abnehmen und damit die Chiliflocken und die Stärke glattrühren. Das übrige Wasser mit Tomatenmark, Sirup und Knoblauch aufkochen und 5 Minuten zugedeckt köcheln. Den Topf vom Herd ziehen, die Stärke einrühren und erneut aufkochen. 1 Minute köcheln, ab und zu umrühren. Vom Herd ziehen und den Essig einrühren. Mit Salz abschmecken und abkühlen lassen. Dann die Mayonnaise unterheben.

4. Den Blumenkohl putzen: Die Blätter entfernen und den Strunk gerade abschneiden. Den Blumenkohl waschen, abtropfen lassen

FÜR DIE TERIYAKI-AUBERGINE

600 g Auberginen
120 ml Teriyakisauce
1 geh. TL mittelscharfer Senf

FÜR DIE SWEET-CHILI-SAUCE

1 kleine Knoblauchzehe
½–1 TL Chiliflocken (nach Geschmack)
1 TL Speisestärke
1 EL Tomatenmark
2 EL Reis- oder Yaconsirup
1 TL Apfel- oder Weißweinessig
2 EL vegane Mayonnaise

AUSSERDEM

Salz
Backpapier
6 TL Rapsöl
1 kg Blumenkohl
1 große Salatgurke

Pro Portion ca. 496 kcal, 17 g E, 19 g F, 55 g KH, 20 g BST

und in größere Stücke schneiden. Die Stücke portionsweise im Blitzhacker per Pulsfunktion zu Bröseln verarbeiten. Alternativ mit dem Messer fein hacken. Der Blumenkohl sollte ungefähr Reiskorngröße haben. Die Gurke waschen, die Enden gerade abschneiden, die Gurke längs vierteln und in dünne Scheiben schneiden. Mit etwas Salz mischen und zum Ziehen zur Seite stellen.

5. Eine beschichtete Pfanne erhitzen, 2 TL Öl hineingeben und die Hälfte der Blumenkohlbrösel darin bei hoher Hitze und unter Rühren 5 Minuten anbraten, bis sie beginnen, braun zu werden. Mit der zweiten Hälfte der Brösel ebenso verfahren. Anschließend in eine Schüssel geben und mit 2 bis 3 Prisen Salz abschmecken. Warm halten.

6. Blumenkohl auf zwei Schüsseln verteilen. Die Auberginenscheiben darüberlegen, die Gurken dazugeben und mit der Sweet-Chili-Sauce servieren.

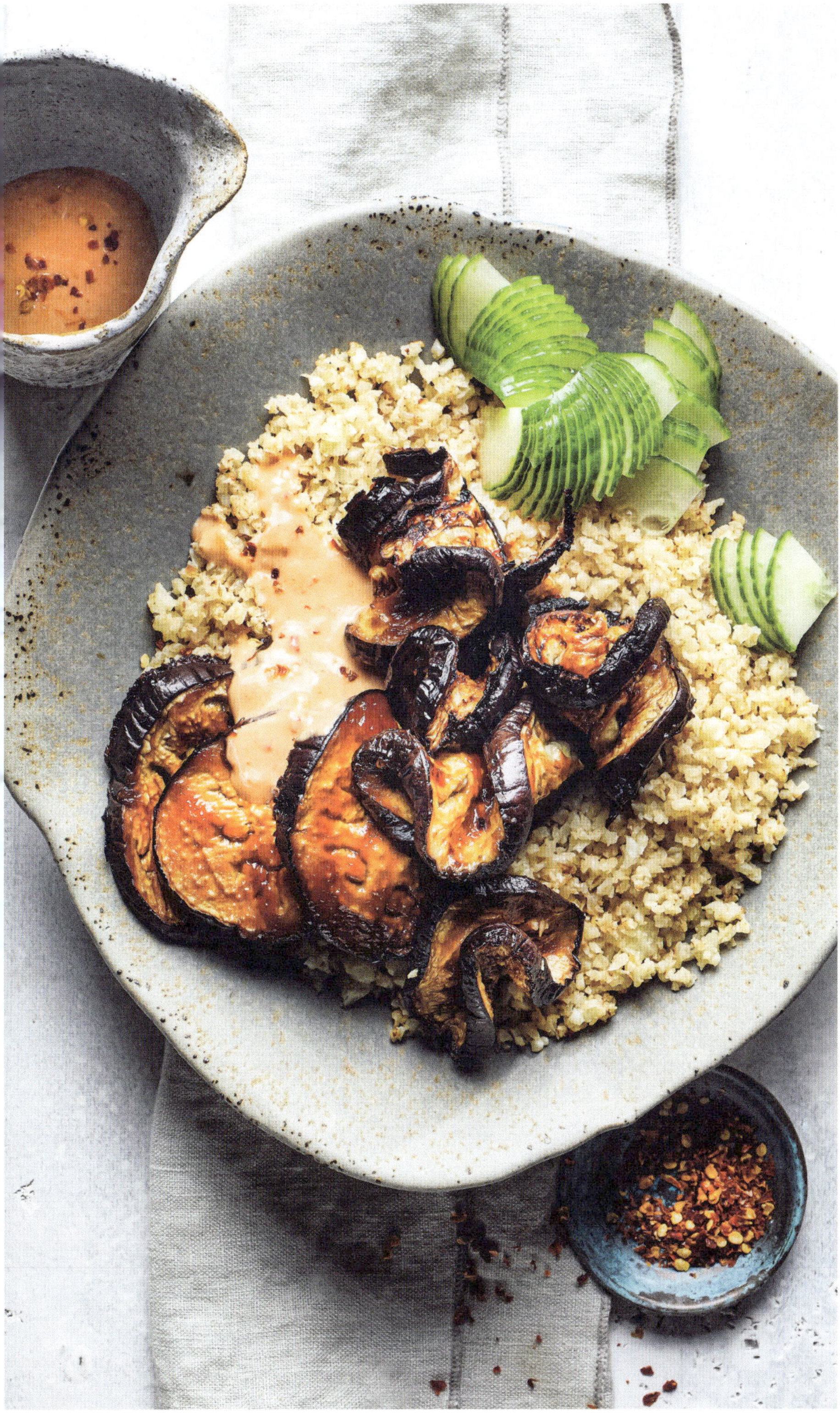

ZUTATEN

120 g braune oder Berglinsen

1 kg Hokkaidokürbis

250 g Mangold (ersatzweise: Grünkohl oder Spinat)

2 rote Zwiebeln

40 g Ingwer

3 Knoblauchzehen

1 EL Rapsöl

1 leicht geh. EL Gemüsebrühe-Pulver

Salz

Pro Portion ca. 501 kcal, 25 g E, 8 g F, 66 g KH, 25 g BST

Tipp
Für diesen Eintopf eignen sich auch andere Kürbissorten, wie Butternut oder Muskat. Diese müssen aber geschält werden, was beim Hokkaido entfällt.

KÜRBISEINTOPF MIT INGWER, LINSEN UND GEBRATENEM MANGOLD

FÜR 2 PERSONEN

Zubereitungszeit: 25 Min.

1. Die Linsen in der dreifachen Menge Wasser aufkochen und zugedeckt bei mittlerer Hitze in ca. 15 Minuten bissfest kochen. Danach abgießen und ausdämpfen lassen.

2. Den Kürbis waschen, Wurzel- und Stielansatz gerade abschneiden, Kürbis halbieren und das Kerngehäuse mit einem Löffel herauskratzen. Den Kürbis in ca. 1 cm große Würfel schneiden. Mangold waschen, die Blätter in dünne Streifen schneiden, die Stiele in 1 cm breite Stücke. Zwiebeln, Ingwer und Knoblauch schälen und fein würfeln.

3. Öl in einem Topf erhitzen und die Kürbiswürfel darin bei mittlerer Hitze für 5 Minuten rundherum anrösten. Mangoldstiele, Zwiebeln, Ingwer und Knoblauch zugeben und weiterbraten, bis die Zwiebeln glasig sind. Gemüsebrühe und 1,7 Liter Wasser zugeben und zugedeckt ca. 10 Minuten bei mittlerer Hitze köcheln, bis der Kürbis bissfest ist. Vom Herd ziehen und mit Salz abschmecken. Mangoldblätter und Linsen zugeben und zugedeckt 5 Minuten bei niedriger Hitze ziehen lassen.

ROTE-BETE-LINSEN-SALAT

FÜR 2 PERSONEN

Zubereitungszeit: 10 Min.

ZUTATEN

1 Glas braune Linsen (Abtropfgewicht 260 g)
500 g gekochte Rote Bete
1 Bund glatte Petersilie
100 g Feldsalat
1 Biozitrone
1 Bioorange
2 EL natives Olivenöl oder Leinöl
2 EL Reis- oder Yaconsirup
2 EL Sesamsaat (hell oder schwarz)
¼ TL Kreuzkümmel, gemahlen
Salz, Pfeffer

Pro Portion ca. 484 kcal, 16,6 g E, 20,5 g F, 52,6 g KH, 12 g BST

1. Die Linsen durch ein Sieb abgießen, unter kaltem Wasser abspülen und abtropfen lassen. Die Rote Bete ebenfalls abtropfen lassen. Petersilie und Feldsalat waschen und trockenschleudern.

2. Bete in ca. 1 cm große Würfel schneiden. Petersilie grob hacken, den Salat verlesen. Bete, Linsen, Salat und Petersilie in einer großen Schüssel mischen.

3. Zitrone und Orange heiß abwaschen, trocknen, die Schale abreiben und den Saft auspressen. Zitrussaft, -schale, Öl, Sirup, Sesamsaat und Kreuzkümmel zu einem Dressing verrühren und mit Salz und Pfeffer abschmecken. Zum Salat geben und gut vermischen.

KARTOFFELSALAT MIT NUSSMAYONNAISE

FÜR 2 PERSONEN

Zubereitungszeit: 25 Min.

FÜR DEN SALAT

700 g Drillinge

1 rote oder gelbe Paprikaschote

1 kleine rote Zwiebel

FÜR DAS DRESSING

60 g Cashew- oder Mandelmus

50 ml Brottrunk

1 TL geriebener Meerrettich

1 TL Senf (mittelscharf)

1 TL Weißwein- oder Apfelessig

½ TL Reis- oder Yaconsirup

50 ml Pflanzendrink, ungesüßt

1 EL Leinsamen

1 Bund Dill

AUSSERDEM

Salz, schwarzer Pfeffer aus der Mühle

Pro Portion ca. 517 kcal, 14 g E, 18 g F, 71 g KH, 12 g BST

1. Die Kartoffeln waschen, in ca. 1 cm dicke Scheiben schneiden, in einen Topf geben und knapp mit Salzwasser bedecken. Das Wasser aufkochen lassen und die Kartoffeln zugedeckt in ca. 15 Minuten garkochen. Danach das Wasser abgießen und die Kartoffeln ausdämpfen lassen.

2. Alle Dressingzutaten bis auf den Dill fein pürieren. Dill waschen, trockenschütteln, fein hacken und unter das Dressing rühren. Mit Salz und Pfeffer abschmecken. Bis zur weiteren Verwendung im Kühlschrank quellen lassen.

3. Die Paprikaschote waschen, putzen und in 1 cm große Stücke schneiden. Zwiebel schälen, halbieren und in dünne Scheiben schneiden. Kartoffeln, Paprika und Zwiebel in einer Schüssel mit dem Dressing mischen. Mit Salz und Pfeffer abschmecken und servieren.

POWER-GEMÜSESUPPE MIT HIRSE UND LINSEN

FÜR 2 PERSONEN

Zubereitungszeit: 20 Min.

1. Das Gemüse waschen und nur falls nötig schälen. Bioware muss nicht geschält werden. Wurzel- und Stielansätze gerade abschneiden und das Gemüse in ca. 2 cm große Stücke schneiden. Ingwer und Zwiebel schälen und grob würfeln.

2. Das Öl in einem großen Topf erhitzen. Zwiebel und Ingwerstücke darin bei mittlerer Hitze unter Rühren anbraten, bis die Zwiebeln an den Rändern leicht braun werden. Rote Bete, Karotten, Hirse, Linsen und Gemüsebrühe-Pulver zugeben und unter Rühren nochmal ca. 30 Sekunden anschwitzen. Mit 1,9 Liter Wasser ablöschen, aufkochen und zugedeckt ca. 15 Minuten auf mittlerer Stufe kochen, bis das Gemüse weich ist.

3. Den Topf vom Herd ziehen, die Suppe fein pürieren und mit Salz und Pfeffer abschmecken. Die Petersilie und die Sprossen waschen und trockenschütteln bzw. abtropfen lassen. Petersilie hacken. Die Suppe auf zwei Teller verteilen, mit der Petersilie und den Sprossen bestreuen und servieren.

ZUTATEN

400 g Rote Bete
400 g Karotten
15 g Ingwer
1 große Zwiebel
60 g Hirse
60 g rote Linsen
1 EL Raps- oder Olivenöl
1 leicht geh. EL Gemüsebrühe-Pulver
½ Bund Petersilie
3 EL feine Sprossen (z. B. Alfalfa)
Salz, schwarzer Pfeffer

Pro Portion ca. 500 kcal, 18 g E, 10 g F, 72 g KH, 17,5 g BST

SCHARFE GEMÜSESUPPE MIT KRÄUTERN

FÜR 2 PERSONEN

Zubereitungszeit: 20 Min.

ZUTATEN

2 EL Sesamsaat (hell oder schwarz)
5 Knoblauchzehen
100 g Ingwer
3 Zwiebeln
1-2 TL Chiliflocken
4 EL Gemüsebrühe-Pulver
10 EL Sojasauce
4 rote Paprika
1,5 kg Zucchini
600 g Chinakohl, Spitzkohl oder Wirsing
1 Bund Koriander
½ Bund Minze
8 EL Sprossen (z. B. Rettichsprossen)
2 EL Sesam

Pro Portion ca. 504 kcal, 27 g E, 11 g F, 65 g KH, 22 g BST

1. Sesam in einer Pfanne ohne Fett anrösten, bis er gut duftet. Vom Herd ziehen und zur Seite stellen. Knoblauch, Ingwer und Zwiebeln schälen und sehr fein würfeln und mit Chiliflocken, Gemüsebrühe-Pulver, Sojasauce und 2 Liter Wasser zugedeckt aufkochen. 10 Minuten bei mittlerer Hitze köcheln.

2. Inzwischen das Gemüse und die Kräuter waschen. Von Paprika und Zucchini das Kerngehäuse entfernen. Paprika in feine Streifen schneiden. Zucchini grob raspeln. Vom Kohl den Strunk entfernen und die Blätter in sehr dünne Streifen schneiden. Das Gemüse zur Brühe geben, nochmal aufkochen, 1 Minute köcheln lassen und vom Herd ziehen.

3. Die Kräuter fein hacken. Die Suppe mit Kräutern, Sprossen und Sesam servieren.

NICECREAM BOWL

FÜR 2 PERSONEN
Zubereitungszeit: 5 Min.

ZUTATEN
1 große, reife Banane
400 g gefrorene Erdbeeren
½ TL Bourbonvanille, gemahlen
100 g Pflanzendrink (z. B. Hafer- oder Mandeldrink)
1 EL Mandel- oder Cashewmus
1 EL Leinsamenschrot
1 EL Sesamsaat (hell oder schwarz)

1. ½ Banane in dünne Scheiben schneiden und zur Seite legen. Die andere Hälfte mit Erdbeeren, Vanille, Pflanzendrink, Nussmus und Leinsamen in der Küchenmaschine oder dem Standmixer fein pürieren. Es sollte eine homogene Masse mit Softeiskonsistenz entstehen.
2. Die Nicecream auf zwei Schüsseln verteilen. Mit Bananenscheiben und Sesam dekorieren und sofort genießen.

Pro Portion ca. 251 kcal, 7 g E, 10 g F, 31 g KH, 9 g BST

LEINSAMENPUDDING MIT HIMBEER-GRANITA

FÜR 2 PERSONEN
Zubereitungszeit: 5 Min. | Quellzeit: 1 Std. oder über Nacht

ZUTATEN
225 ml Pflanzendrink, ungesüßt (z. B. Mandeldrink)
3 EL geschrotete Goldleinsamen (ersatzweise Chiasamen)
1 EL Reis- oder Yaconsirup
1/3 TL Vanille, gemahlen
200 g gefrorene Himbeeren
1 EL Kokosraspel

1. Den Pflanzendrink erhitzen und vom Herd ziehen. Lein- oder Chiasamen, Sirup und Vanille einrühren. Zugedeckt ca. 1 Stunde (oder über Nacht im Kühlschrank) quellen lassen.
2. Den Leinsamenpudding kurz vor dem Servieren auf zwei Schüsseln oder Gläser verteilen. Die gefrorenen Himbeeren mit 50 ml Wasser stückig pürieren. Die pürierte Masse sofort auf dem Pudding verteilen, die Kokosraspel darüberstreuen und servieren.

Pro Portion 252 kcal, 7 g E, 11 g F, 26 g KH, 10 g BST

GESUNDE BROWNIES

FÜR 8 BROWNIES

Zubereitungszeit: 10 Min. | Backzeit: 25 Min.

ZUTATEN

2 EL Leinsamenschrot + 5 EL Wasser
5 EL Walnusskerne
2 reife Bananen
7 Medjool-Datteln ohne Stein
6 EL feine Haferflocken
5 EL Kakaopulver
2 Prisen Salz
je ½ TL Zimt und Vanille, gemahlen
1 TL Backpulver
2 EL flüssiges Kokosöl
200 ml Pflanzendrink (z. B. Haferdrink)
5 EL Schokochips ohne Zucker (oder gehackte Schokolade mit mind. 90 % Kakaoanteil)

AUSSERDEM

1 Auflaufform (ca. 25 cm x 15 cm)
Backpapier

Pro Portion/Stück 217 kcal, 3,7 g E, 10 g F, 29 g KH, 6 g BST

1. Leinsamenschrot und Wasser verrühren und 5 Minuten quellen lassen. Walnüsse grob hacken.

2. Walnüsse, Leinsamenmasse und die übrigen Zutaten in einem Standmixer oder mit dem Pürierstab grob-stückig pürieren.

3. Die Auflaufform mit Backpapier auslegen. Den Teig hineingeben, glattstreichen, mit den Schokochips bestreuen. Im vorgeheizten Ofen bei 180 °C ca. 25 Minuten backen. Herausnehmen, gut abkühlen lassen und in 8 Stücke schneiden.

APFEL-HAFER-ENERGYBALLS

FÜR 12 STÜCK

Zubereitungszeit: 10 Min.

ZUTATEN

- 80 g getrocknete Apfelringe
- 6 leicht geh. EL (70 g) Großblatt-Haferflocken
- 1 leicht geh. EL Mandelkerne
- 2 Msp. Vanille, gemahlen
- 3 Msp. Zimt, gemahlen
- 1 Prise Salz
- 1 EL Cashew- oder Mandelmus (zimmerwarm)
- 2 EL flüssiges Kokosöl
- 2 EL Kokosraspel

Pro Stück ca. 75 kcal, 1 g E, 4 g F, 7 g KH, 1,5 g BST

1. Die Apfelringe im Blitzhacker per Pulsfunktion grob zerkleinern und zur Seite stellen.
2. Haferflocken, Mandelkerne, Vanille, Zimt und Salz in den Blitzhacker geben und per Pulsfunktion mittelfein mahlen. Cashewmus, Kokosöl und 3 EL kaltes Wasser zugeben und per Pulsfunktion verarbeiten, bis die Masse zusammenklebt. Die gehackten Apfelringe unterheben.
3. Mit einem angefeuchteten Eiskugelportionierer oder leicht feuchten Händen 11 Kugeln formen. Die Energyballs halten sich luftdicht verpackt für einige Tage im Kühlschrank.

III.
Körperliche Bewegung – so erhöhen Sie Ihren Abnehmstoffwechsel
(Roland Liebscher-Bracht)

Durch die Kombination von gesunder Ernährung mit Bewegung können Sie den Abbau überflüssiger Kilos deutlich beschleunigen – je mehr Muskeln Sie haben und diese auch benutzen, desto größer wird dieser Effekt. Vor allem erhöht das Ihren Grundumsatz, also die Energie, die Sie verbrauchen, wenn Sie sich nicht bewegen. Dieser Energieverbrauch kommt dann noch zu dem Ihrer sportlichen Aktivität selbst hinzu.

Beim Ausdauertraining verbrauchen Sie Energie, die auch über die Fettverbrennung erzeugt wird.

Man unterscheidet drei Arten von Bewegung: Da ist zum einen die Ausdauerbewegung, also körperliche Aktivitäten wie Wandern, Walking, Joggen, Radfahren, Skilanglauf, Training auf dem Crosstrainer oder Schwimmen. Je öfter Sie sich so betätigen, desto besser. Sie verbrauchen Energie, wobei diese, je nachdem, was genau Sie tun, auch über die Fettverbrennung erzeugt wird. Und genau das wollen Sie ja! Allerdings ist unser Körper ein superintelligentes System. Wenn er erkennt, dass Sie regelmäßig Energie beim Ausdauertraining verbrauchen, wird er dafür sorgen, dass der Treibstoff, der dazu benötigt wird – Ihr Fett –, in ausreichender Menge zur Verfügung steht. Das könnte dazu führen, dass Ihr Körper Fett in ausreichender Menge einlagert, um gut vorbereitet zu sein. Experten empfehlen für eine effiziente Fettverbrennung daher schon seit Jahren eher intensive oder sogar hochintensive Belastungen.

Auch Krafttraining verbraucht Energie, gleichzeitig wachsen die dabei genutzten Muskeln.

Dann gibt es das Krafttraining. Auch das verbraucht natürlich Energie, gleichzeitig wachsen aber bei einer entsprechenden Trainingsintensität auch die dabei genutzten Muskeln. Krafttraining kann auf unterschiedlichste Weise betrieben werden. Je nachdem, in welcher Intensität Sie trainieren und wie viele Wiederholungen Sie machen, können Sie Ihre Muskeln unterschiedlich fordern. So können Sie mit dem eigenen Körpergewicht trainieren, mit Gewichten wie Kurz- oder Langhanteln oder an Geräten im Fitnessstudio. Abhängig davon sprechen Sie eher Kraftausdauer–, Kraftintensität oder

Ansteuerungsaspekte an. Aber all das bedeutet Energieverbrauch, und den bezieht Ihr Körper auch aus seinen Fettreserven. Er baut also Fett ab.

Eine bislang für das Abnehmen noch weithin unterschätzte körperliche Tätigkeit sind Übungen, bei denen Muskeln und Faszien gedehnt werden. Das Dehnen, vor allem wenn Kraftanstrengungen eingebaut sind, aktiviert noch einmal bislang relativ wenig genutzte stoffwechselerhöhende Abnehmmechanismen. Um das nachvollziehen zu können, müssen wir ein bisschen ausholen.

Dehnen aktiviert bislang relativ wenig genutzte Abnehmmechanismen.

1. Muskeln: Stoffwechselaktivatoren und »Botenstofffabrik«

Grundlage jeder körperlichen Bewegung ist die Nutzung unserer Gelenkwinkel. Denn Bewegung hat immer etwas damit zu tun, dass die unterschiedlichsten Gelenke oder auch die Wirbelsäule in andere Positionen gebracht werden. Je mehr sich diese Gelenkeinstellungen verändern, desto umfangreicher bewegen wir unseren Körper.

Ausgelöst werden die Bewegungen durch die Kontraktion der Muskeln. Wenn wir eine Bewegung ausführen möchten, dann ziehen sich – aktiviert vom Gehirn und über die Nerven übertragen – die jeweils benötigten Muskeln zusammen. Da die Muskeln an den Knochen befestigt sind, werden diese in andere Positionen gezogen. So entsteht Bewegung. Die Muskeln in unserem Körper sind also die Motoren unserer Bewegung. Je umfangreicher unser Körper dabei seine Positionen, also seine Gelenkwinkel, verändert, desto mehr Muskeln sind im Einsatz. Und da die Muskeln bei ihrer Arbeit Energie, also auch Fett »verbrauchen«, ist dieser Verbrauch umso höher, je umfassender die Bewegungen sind und je mehr sie sich dabei – natürlich ohne Überforderung – anstrengen.

Die Muskeln »verbrauchen« bei ihrer Arbeit auch Fett; dieser Verbrauch ist umso höher, je umfassender die Bewegungen sind.

Dass die Muskeln die Aufgabe haben, uns zu bewegen, und dabei auch Stoffwechselaktivitäten entstehen, ist schon lange klar. Dass sie bei ihrer Arbeit aber auch regelrechte Produktionsanlagen für Botenstoffe sind, für die sogenannten Myokine, auch Muskelhormone genannt, wurde erst 2007 von der dänischen Wissenschaftlerin Bente Klarlund Pedersen an der Universität Kopenhagen entdeckt. Zunächst ging man davon aus, dass es sich um einige wenige Myokine handeln würde. Heute sind etwa 100 von ihnen bekannt, und die Forschung rechnet damit, dass noch sehr viel mehr entdeckt werden. Diese Myokine entfalten vielfältigste gesundende Wirkungen.

Diese relativ neuen Erkenntnisse sind abermals ein Beweis dafür, wie durchdacht und ausgeklügelt unser Körper funktioniert. Die Antreiber unserer Bewegung – die Muskeln – sorgen bei ihrer Arbeit nicht nur gleichzeitig für Durchblutung und Stoffwechseltätigkeit, sondern produzieren zusätzlich auch noch biochemische Stoffe, die eine Vielzahl an Körperfunktionen aktivieren oder an ihnen beteiligt sind. Darunter sind natürlich auch viele Anti-Aging- oder Reparaturprozesse, die direkt oder indirekt mit Funktionen der Normalisierung unseres Körpergewichts zu tun haben.

Die Muskeln produzieren zusätzlich biochemische Stoffe, die eine Vielzahl an Körperfunktionen aktivieren.

2. Die Rolle der Faszien

Voraussetzung dafür, dass Sie sich gut bewegen, also all diese positiven Effekte auch nutzen können, ist eine weitestmögliche Schmerzfreiheit. Egal ob Sie Ausdauer oder Kraft trainieren möchten, um das Abnehmen zu unterstützen: Schmerzen wären dabei ein mehr oder weniger großes Hindernis bzw. würden bestimmte Bewegungen sogar unmöglich machen.

Eingeschränkte Beweglichkeit und Schmerzen führen zu einem erniedrigten Stoffwechsel.

Über die schlichte Tatsache hinaus, dass Schmerzen das Bewegungsprogramm begrenzen oder gar blockieren können, führen eingeschränkte Beweglichkeit und vor allem Schmerzen zu einem erniedrigten Stoffwechsel. Das bedeutet, dass die Versorgung der Zellen mit Sauerstoff und Nährstoffen vermindert ist und Stoffwechselabfallprodukte nicht mehr wie biologisch vorgesehen abtransportiert und schließlich ausgeschieden werden können. Der Raum zwischen den Zellen wird immer enger.

Sie können sich diesen Zwischenzellraum vorstellen wie einen See, in dem sich ein Netzwerk von Schlingpflanzen befindet, worin alle möglichen kleinste Teilchen schwimmen. Solange das Wasser einigermaßen sauber ist, strömt es ungehindert hindurch und genauso alles, was mittransportiert wird.

Nun stellen Sie sich vor, dass immer mehr Unrat in dieses Netzwerk gerät, das zunehmend in den Schlingpflanzen hängen bleibt. Sobald dieser Prozess einmal begonnen hat, verstärkt er sich immer mehr, da sich immer mehr Abfall in dem enger werdenden Raum verfängt. Das Wasser kann nicht mehr ungehindert fließen. Müll und Unrat sammeln sich immer mehr an, und das Wasser fängt an zu stinken, weil alles stockt.

In unserem Körper passiert Vergleichbares: Da wir uns zu wenig und zu unausgeglichen bewegen, baut der Stoffwechsel, also der Transport von Stoffen, immer mehr ab. Die Faszien, dieses dreidimensionale Spinnwebensystem aus unzähligen Fädchen, die in unserem Körper alles an seinem Platz halten, verfilzen immer mehr, wenn unsere Muskeln nicht regelmäßig auf volle Länge gebracht werden, weil wir unsere Gelenkwinkel immer weniger nutzen. Dazu addieren sich die negativen Effekte ungesunder Ernährung. Die Übersäuerung führt dazu, dass die Wasserbindungskapazität der Faszien nachlässt. Dem See, der ohnehin schon mit zu viel Abfall »verstopft« ist, wird nun auch noch das für die Transport- und Spülvorgänge dringend benötigte Wasser entzogen.

Die Faszien verfilzen immer mehr, wenn unsere Muskeln nicht regelmäßig auf volle Länge gebracht werden.

Kurzer Selbsttest

Muskeln, die so genutzt werden, wie es unsere Biologie eigentlich vorsieht, sind voll funktionsfähig und können die beschriebenen Aufgaben im Körper bestens erfüllen. Wie vollständig wir unsere Bewegungsmöglichkeiten nutzen, können wir fast mathematisch genau daran nachvollziehen, wie wir unsere Gelenkwinkel nutzen.

Damit Sie besser nachvollziehen können, was wir meinen, probieren Sie es doch einfach mal aus. Falls Sie bestimmte Bewegungen nicht ausführen können, ist das der Beweis dafür, dass Sie diese schon lange nicht mehr ausgeführt haben und all das in Ihrem Körper passiert, was wir beschrieben haben.

1. Stellen Sie sich gerade hin, strecken Sie Ihre Knie vollständig durch und versuchen Sie, langsam mit Ihren Fingerspitzen so nah wie möglich zum Boden zu kommen. Das sollten Sie ohne Vorbereitung und ohne größere Anstrengung schaffen.

2. Kommen Sie wieder hoch, bis Sie aufrecht sind. Nun heben Sie Ihre gestreckten Arme zunächst vor sich bis auf Schulterhöhe und dann höher. Sie sollten die Arme senkrecht nach oben halten können.

3. Jetzt senken Sie die Arme ab, sodass sie wieder gestreckt auf Schulterhöhe sind. Drehen Sie beide Handflächen so nach oben, dass die Daumen nach außen zeigen. Dann ziehen Sie beide Arme zur Seite und nach hinten, so weit Sie kommen. Ihre Arme sollten jetzt mindestens nach rechts und links zur Seite zeigen.

4. Nun legen Sie beide Handflächen an Ihr unteres Gesäß, drücken mit ihnen Ihre Leisten nach vorne und überstrecken Ihren Rumpf und Ihren Kopf so weit wie möglich nach hinten. Sie sollten jetzt mindestens senkrecht über sich an die Decke schauen können.

5. Stellen Sie sich wieder ganz gerade und lassen Sie Ihre Arme seitlich am Körper hängen. Versuchen Sie mit der linken Hand seitlich am Bein so tief wie möglich herunterzurutschen, indem Sie Ihren Körper zur Seite beugen. Achten Sie darauf, dass Sie Ihren Körper dabei nicht verdrehen oder sich in der Hüfte beugen oder überstrecken und dass die Knie durchgehend gestreckt bleiben. Die Bewegung darf nur seitlich erfolgen. Sie sollten es schaffen, dass Ihre Fingerspitzen zumindest bis knapp unter das Kniegelenk kommen. Dasselbe bitte mit rechts.

6. Nun stellen Sie sich wieder gerade, heben Ihren linken Arm gestreckt auf Schulterhöhe und ziehen ihn immer weiter nach hinten, sodass sich Ihr Körper und auch Ihr Kopf immer weiter nach links drehen. Versuchen Sie Ihre Knie dabei gestreckt zu lassen, die Füße dürfen nicht mitdrehen. Sie sollten sich so weit drehen können, dass Sie zumindest genau hinter sich schauen können. Auch hier gilt auf der anderen Seite natürlich genau das Gleiche.

7. Nun geht's noch auf einen Stuhl. Setzen Sie sich und versuchen Sie den linken Fuß auf Ihr rechtes Knie zu legen. Das ist die Mindestanforderung. Je horizontaler Sie dabei

den linken Unterschenkel positionieren können, desto besser. Das Gleiche wiederholen Sie auf der anderen Seite.

8. Zum Schluss legen Sie sich auf den Bauch, beugen Ihr linkes Knie und versuchen, mit der linken Ferse so dicht wie möglich zum Gesäß zu kommen. Wenn es nicht weiter geht, versuchen Sie mit der linken Hand Ihr linkes Fußgelenk zu greifen. Dabei muss der Körper aber gerade bleiben und Ihre Leiste, also Ihr Becken, darf sich nicht vom Boden abheben. Das Fußgelenk umgreifen zu können ist die Mindestanforderung. Wenn Sie das schaffen, sollten Sie die Ferse bis ans Gesäß ziehen können. Auch das wiederholen Sie anschließend mit dem rechten Fuß.

Wenn Sie diese acht grundlegenden Beweglichkeiten gut erfüllen, sind Sie aus den gröbsten Verkürzungen, die die Menschheit heute plagen, einigermaßen heraus. In denjenigen Bereichen aber, in denen Sie Schwierigkeiten haben – und das ist die gute Nachricht für Sie –, steckt eine Menge Potenzial in Bezug auf die Normalisierung Ihres Körpergewichts. Denn wenn Sie mit unseren nun folgenden Übungen Ihre Beweglichkeit mehr und mehr erhöhen, kommt eine Positivspirale in Gang, die Ihren Stoffwechsel und die Durchflutung Ihres Körpers mit Myokinen massiv steigern kann. Als zusätzlicher Effekt können Ihre Schmerzen und Verspannungen abnehmen und schließlich ganz verschwinden. Gleichsam gilt: Falls Sie noch keine Schmerzen oder Verspannungen haben, beugen Sie ihnen mit diesen Übungen effektiv vor.

In den Bereichen, in denen Sie Schwierigkeiten haben, steckt eine Menge Potenzial in Bezug auf die Normalisierung Ihres Körpergewichts.

Auf jeden Fall aber wird das tägliche Üben neben den großartigen Effekten Ihrer gesünderen Ernährung dazu führen, dass Sie sich ab sofort zunehmend wohler fühlen und Ihre Konturen sich noch besser straffen.

3. Die 15-Minuten-Routine für einen gezielten Abnehmstoffwechsel

Wenn Muskeln sich kontrahieren, verstärken sie dadurch das Strömen der inneren Körperflüssigkeiten wie Blut, Lymphe und Zwischenzellwasser, die den Stoffwechsel zusätzlich erhöhen. Vor allem aber werden ganz gezielt genau diejenigen Gewebe durchflutet, die durch Verkürzungen der Muskeln und Faszien sowie deren Spannungserhöhung bei den meisten Menschen deutlich oder gar krankhaft gemindert sind – und das umso mehr, je älter wir sind.

Mit unseren Übungen erreichen Sie damit also Effekte auf verschiedenen Funktionsebenen: Zum einen erhöht sich der Stoffwechsel genau in den Bereichen, in denen er, schon lange bevor Schmerzen auftauchten, immer weiter heruntergefahren wurde. Ablagerungen wie beispielsweise Kalk bei der sogenannten Kalkschulter können so Stück für Stück wieder abgebaut werden. Zellen, die unter Nähr- und/oder Sauerstoffmangel litten, können wieder so versorgt werden, wie es für ihre Gesundheit notwendig ist. Kurzum: Das ganze Gebiet rund um den Schmerz kann »renoviert« und repariert werden. Natürlich kann dadurch auch überflüssiges Fett abgebaut werden, und die Haut sowie alle anderen betroffenen Gewebe können sich regenerieren.

Das Gebiet rund um den Schmerz kann repariert werden, wodurch auch überflüssiges Fett abgebaut wird.

Zum anderen lässt sich die eingeschränkte Beweglichkeit wieder erweitern und normalisieren, und die Leistungsfähigkeit steigt.

Unserer Erfahrung nach verringert sich dadurch in den allermeisten Fällen der Schmerz, und oft verschwindet er sogar ganz. Denn wenn die Unnachgiebigkeit der Muskeln und Faszien mehr und mehr nachlässt, werden die Gelenke und Bandscheiben weniger belastet. Weil damit keine Schädigung und kein Verschleiß mehr drohen, muss der Körper auch keinen Alarmschmerz mehr auslösen.

So weit nur in Kürze für Sie zum Verständnis und zur Motivation. Das nachfolgend beschriebene Bewegungsprogramm sollten Sie so regelmäßig wie möglich absolvieren – am besten an sechs Tagen in der Woche und immer gleich morgens, solange Sie noch einen leeren Magen haben. Trinken Sie nur ein großes Glas stilles Wasser, und schon geht's los.

Das Bewegungsprogramm sollten Sie am besten an sechs Tagen in der Woche absolvieren.

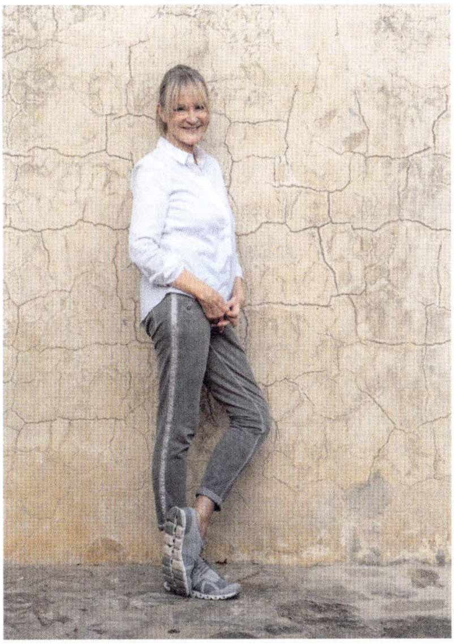

Petra zeigt Ihnen die Übungen auf den folgenden Seiten. Machen Sie mit!

Klartext
Bewegung unterstützt das Abnehmen auf unterschiedliche Weisen. Sie aktiviert den Fettstoffwechsel, erhöht den Grundumsatz und kurbelt darüber hinaus die Produktion von »Muskelhormonen« an, den Myokinen. Diesen werden viele gesundende Wirkungen zugeschrieben, auch in Hinblick aufs Abnehmen.

4. Das Übungsprogramm

Jede Position besteht aus drei verschiedenen Übungsschritten:

- Nachdem Sie die Übungsposition eingenommen haben, gehen Sie zunächst so weit in die Position, bis Sie eine deutliche Dehnung bemerken. Der »Wohlfühlschmerz«, den Sie dabei spüren, sollte gerade noch gut, also positiv erträglich sein. In dieser Intensität der Dehnung erzeugen Sie die größtmögliche Effizienz, also das für diese Übungszeit beste Ergebnis.
- Atmen Sie ein und spannen Sie die gedehnten Muskeln, also den Bereich, in dem Sie die Dehnung spüren, 2 Sekunden lang so fest wie möglich an, ohne dass Sie sich dabei – und das ist jetzt sehr wichtig – auch nur 1 Millimeter aus der in der Dehnung erreichten Position herausbewegen. Man nennt dies »isometrisches« Anspannen.
- Nach diesem Anspannen lassen Sie wieder locker. Sie werden jetzt spüren, dass Sie die Dehnung noch einmal vergrößern können, weil der vorher angespannte Bereich nun bereit ist, mehr nachzugeben. Wir sagen immer ein bisschen salopp: Dadurch gewöhnen wir die Muskeln und Faszien daran, sich wieder in einer größeren Länge wohlzufühlen. Nehmen Sie sich für dieses zunehmende Hineindehnen 3 Sekunden Zeit und atmen Sie dabei aus.

Wiederholen Sie dieses Gegenspannen, Lockerlassen und vermehrtes Hineindehnen pro Übungsposition 12 Mal. Dann dauert eine Position 1 Minute – und da es 15 Positionen gibt, beträgt die gesamte Übungszeit 15 Minuten.

Je nachdem, wie geübt Sie sind, sollten Sie sich zu Beginn genug Zeit nehmen, um die beschriebenen Positionen einzunehmen. Je korrekter Sie dies tun, desto stärker sind die angekündigten Effekte. Außerdem verbessert sich dadurch Ihr Körpergefühl immer mehr, sodass Sie wichtige Muskeln mit der Zeit immer besser ansteuern können.

Position 1

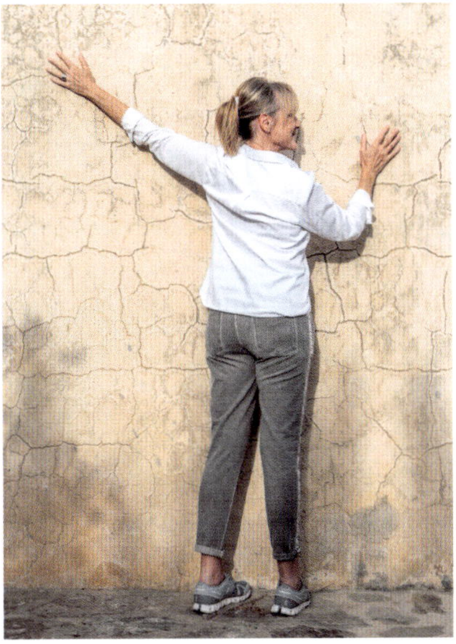

- Stellen Sie sich vor eine Wand, nehmen Sie den linken Arm gestreckt etwa 30 Grad über Schulterhöhe nach oben, drehen Sie Ihren Kopf nach rechts und lehnen Sie sich mit dem Brustkorb gegen die Wand. Schaffen Sie es, mit der linken Schulter die Wand zu berühren? Falls nicht, gehen Sie so nah an die Wand wie möglich, bis Sie die richtige Dehnungsintensität im linken Arm oder in der linken Brust spüren. Wenn Sie die Wand mit der Schulter berühren können, drehen Sie Ihren Rumpf langsam immer weiter nach rechts, bis Sie die erwünschte Dehnungsintensität erreicht haben.
- Drücken Sie dann, ohne dass der Körper sich irgendwie bewegt, mit der linken Hand und dem Arm so fest Sie können gegen die Wand.
- Lassen Sie locker und dehnen Sie weiter.
- Wiederholen Sie das Ganze noch 11 Mal.

Tipp für diejenigen, die zu Beginn die Wand nicht mit der Schulter berühren können: Nähern Sie sich der Wand immer näher und drehen Sie sich, wenn Sie diese irgendwann zu berühren beginnen, zur weiteren Dehnung nach rechts.

Position 2

Wiederholen Sie Position 1 auf der anderen Seite.

Position 3

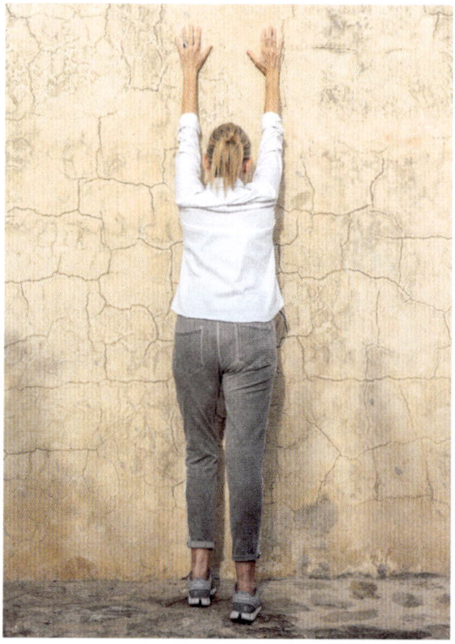

- Treten Sie einen Schritt von der Wand zurück. Nehmen Sie beide Arme senkrecht nach oben, die Ellbogen vollständig gestreckt, und legen Sie die Handflächen gegen die Wand. Setzen Sie einen Fuß noch einen kleinen Schritt weiter zurück. Nähern Sie nun das obere Ende Ihres Brustbeins der Wand, bis Sie im Bereich der Brust, der Schultern oder der Arme eine deutliche Dehnung spüren.
- Drücken Sie, ohne dass Ihr Körper sich dabei bewegt oder von der Wand entfernt, so fest Sie können mit den Händen gegen die Wand, als wollten Sie die Arme nach vorne unten ziehen.
- Lassen Sie locker und gehen Sie weiter in die Dehnung.
- Wiederholen Sie das Ganze noch 11 Mal.

Tipp für Position 4: Je nach Dehnungszustand können Sie nach einigen Tagen beim Überstrecken auch Ihren Kopf mit nach hinten nehmen. Das verstärkt das Dehnungsgefühl in der vorderen Körperlinie noch einmal beträchtlich. Achten Sie aber bitte darauf, dass Sie Ihr Kinn immer so lang wie möglich machen und es so nah wie möglich an den Kehlkopf bringen.

Position 4

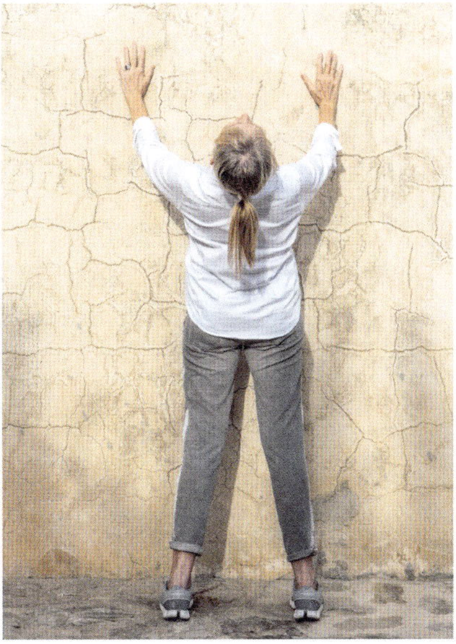

- Nehmen Sie die Arme etwas nach unten, während Sie die Füße etwa schulterbreit und eine kleine Schrittlänge von der Wand entfernt platzieren. Minimieren Sie Ihr Hohlkreuz, indem Sie Ihren Bauchnabel einziehen und die Leisten nach vorne schieben. Ihr Becken sollte so wenig wie möglich nach vorne gekippt sein. Um sich diese Position bewusst zu machen, gehen Sie so weit wie möglich ins Hohlkreuz, machen also einen »Entenpo«, und gehen dann genau in die entgegengesetzte Position. Bleiben Sie in dieser Beckenposition und überstrecken Sie Ihren Körper nach hinten. Der Drehpunkt der Bewegung sollten die Hüftgelenke sein. Das erreichen Sie am besten, indem Sie die Mitte Ihrer Leisten nach vorne schieben und mit dem Bauchnabel so weit wie möglich nach hinten gehen. Dadurch vermeiden Sie, einfach nur mit der Wirbelsäule über dem Becken nach hinten abzuknicken und immer weiter ins Hohlkreuz zu gehen, während der Aufstellwinkel des Beckens sich nicht verändert. Das Becken sollte mit dem Rumpf zusammen nach hinten gehen. Sie können sich auch vorstellen, dass Sie Ihr Schambein mit nach oben-hinten ziehen.
- Gehen Sie so weit in diese Überstreckung – also mit den Leisten nach vorne und dem Rumpf nach hinten –, bis Sie eine deutliche Dehnung im Bereich der Leisten, der Hüftgelenke, des vorderen oberen Oberschenkels oder des unteren Rückens spüren. Stützen Sie sich dabei mit den Händen so an der Wand ab, dass Sie Ihr Gleichgewicht gut halten können.
- Drücken Sie nun so fest wie möglich mit der Kraft des Rumpfs aus dem Becken-Bauch-Bereich heraus Ihre Hände nach vorne-oben gegen die Wand, als wollten Sie diese nach vorne-oben wegschieben.
- Lassen Sie dann locker und überstrecken Sie sich weiter.
- Wiederholen Sie das Ganze noch 11 Mal.

Position 5

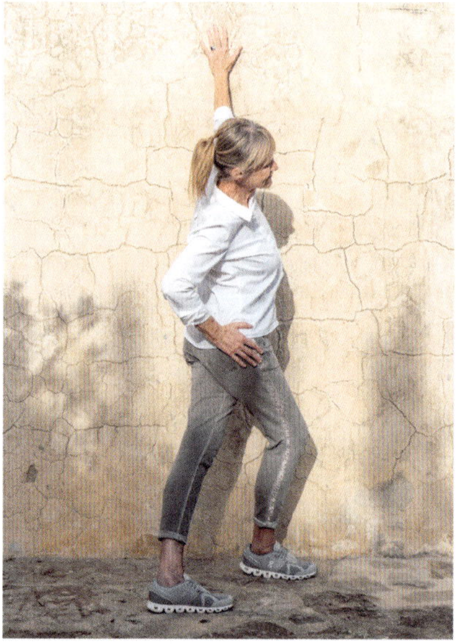

- Stellen Sie sich mit geschlossenen Füßen mit der linken Seite etwa eine halbe Schulterbreite entfernt zur Wand auf. Nehmen Sie den linken Arm 90 Grad gebeugt mindestens auf Schulterhöhe und legen Sie den Unterarm an die Wand – wenn Ihre Schultern beweglich genug sind, gerne auch höher. Je höher Sie kommen, desto mehr strecken Sie Ihren Ellbogen.
- Nun setzen Sie Ihren linken Fuß hinter dem rechten Bein so weit wie möglich nach rechts und verlagern möglichst viel Gewicht auf ihn. Schon jetzt spüren Sie vielleicht die Dehnung im Bereich der linken Hüfte, des äußeren Oberschenkels, am Beckenrand oder entlang der linken Rumpfseite. Verstärken Sie nun die Dehnung, bis Sie sie deutlich spüren, indem Sie sich mit der linken Hand oder dem linken Arm von der Wand wegdrücken.
- Bauen Sie Spannung in der gedehnten linken Körperseite auf, indem Sie den linken Fuß nach links ziehen und mit der linken Hand gegen die Wand drücken. Auch dabei darf sich die Körperhaltung nicht ändern, das Gegenspannen darf nicht zu einer Bewegung führen.
- Lassen Sie locker und gehen Sie weiter in die Dehnung, indem Sie die Rumpfbeugung zur rechten Seite verstärken.
- Wiederholen Sie das Ganze noch 11 Mal.

Position 6

Wiederholen Sie Position 5 auf der anderen Seite.

Position 7

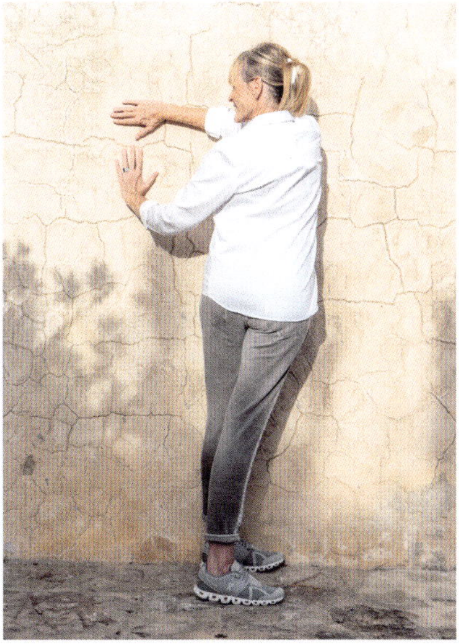

- Stellen Sie sich mit der linken Schulter seitlich an die Wand, auch die Außenseite Ihres linken Fußes berührt diese. Die Füße stehen etwas mehr als schulterbreit geöffnet, die Knie sind gestreckt, der Körper ist möglichst gerade und aufrecht, das Hohlkreuz minimiert.
- Drehen Sie sich nach links und legen Sie die rechte Handfläche in Schulterhöhe mit dem Daumen nach unten auf die Wand. Die linke Handfläche legen Sie mit den Fingern nach oben oder nach links zeigend etwa in Brusthöhe auf die Wand. Auch den Kopf drehen Sie nach links.
- Nun ziehen Sie die rechte Schulter mit Beugebewegungen der rechten Finger immer weiter nach links, sodass sich der Körper immer mehr nach links dreht. Den rechten Fuß belasten Sie dabei so mit Ihrem Körpergewicht, dass er nicht mitdrehen kann (der linke Fuß wird durch die Wand am Mitdrehen gehindert). Mit der linken Hand drücken Sie Ihre linke Schulter von der Wand weg, das verstärkt die Drehung des gesamten Körpers. Rotieren Sie so weit, bis Sie irgendwo am Körper – meist im Bereich des Beckens, der Hüfte oder des mittleren Rumpfes – eine deutliche Dehnung spüren.
- Fixieren Sie nun mit beiden Armen die erreichte Körperposition und spannen Sie so an, als ob Sie sich nach rechts drehen wollten.
- Lassen Sie wieder locker und verstärken Sie die Dehnung, indem Sie sich ein Stück weiter nach links in die Rotation ziehen.
- Wiederholen Sie das Ganze noch 11 Mal.

Position 8

Wiederholen Sie Position 7 nach rechts.

Position 9

- Stellen Sie sich mit der rechten Seite seitlich zur Wand und stabilisieren Sie sich mit dem rechten Arm. Verlagern Sie Ihr ganzes Körpergewicht auf den rechten Fuß und beugen Sie Ihr linkes Knie, sodass Sie mit der linken Hand Ihren linken Fuß am Fußrücken greifen können, eventuell auch nur Ihr Fußgelenk. Positionieren Sie nun Ihr linkes Knie mindestens senkrecht unter der linken Hüfte, wenn möglich noch weiter hinten. Dann ziehen Sie Ihren Fuß so nah ans Gesäß, dass ein deutlicher Dehnungsschmerz im vorderen Oberschenkel, der Leiste oder sogar im unteren Rücken entsteht. Achten Sie dabei darauf, dass Ihr Knie nicht wieder zurück nach vorne kommt.
- Spannen Sie nun so fest wie möglich gegen, als wollten Sie Ihr linkes Bein strecken und mit dem Knie nach vorne kommen, ohne dass dabei eine Bewegung entsteht.

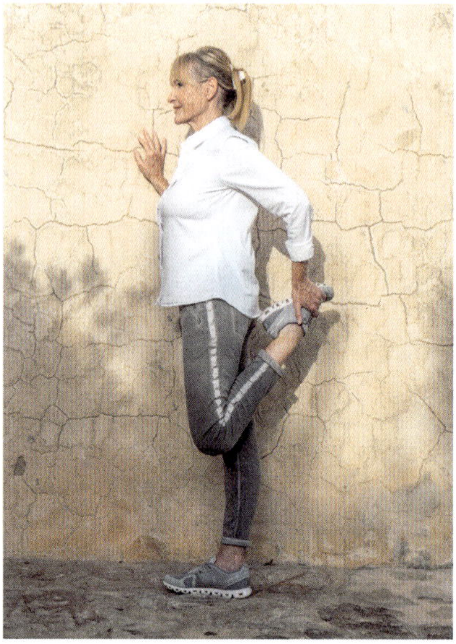

- Lassen Sie wieder locker und ziehen Sie Ihr Knie so weit wie möglich weiter nach hinten und Ihren Fuß näher ans Gesäß.
- Wiederholen Sie das Ganze noch 11 Mal.

Position 10

Wiederholen Sie Position 9 mit dem rechten Bein.

Position 11

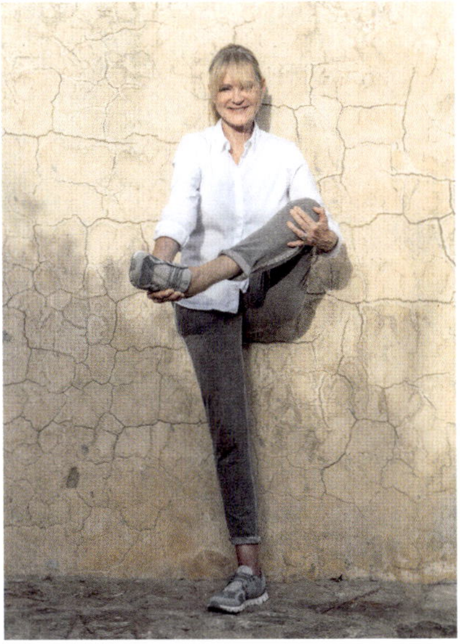

- Lehnen Sie sich mit dem Rücken an die Wand und heben Sie Ihr linkes Bein im Knie gewinkelt und nach außen rotiert so an, dass Sie den Fuß mit der rechten und das Knie mit der linken Hand greifen können. Stellen Sie Ihren Kniewinkel so weit wie möglich in Richtung 90 Grad ein. Ziehen Sie Ihr Bein so hoch, dass das Knie so nah wie möglich zur linken Schulter kommt und Ihr linker Fuß so nah wie möglich zur rechten Schulter. Ziehen Sie so weit, bis Sie die Dehnung deutlich im linken Gesäß, der Hüfte oder seitlich am äußeren Oberschenkel spüren.
- Drücken Sie Ihren linken Fuß so fest wie möglich gegen die rechte Hand, wobei im ganzen Körper keine Bewegung zustande kommen darf.
- Lassen Sie wieder locker und ziehen Sie den linken Fuß näher zur rechten Schulter und das linke Knie näher zur linken Schulter.
- Wiederholen Sie das Ganze noch 11 Mal.

Position 12

Wiederholen Sie Position 11 mit dem rechten Bein.

Position 13

- Stellen Sie sich frontal vor die Wand und legen Sie beide Handflächen in Kopfhöhe dagegen. Stellen Sie den linken Fuß – die Ferse am Boden, die Zehen nach vorne, das Bein vollständig durchgestreckt – so weit von der Wand weg, dass Sie bereits einen deutlichen Zug in der oberen Wade knapp unter der Kniekehle spüren. Beugen Sie Ihr rechtes Bein, den Fuß etwa halb so weit von der Wand entfernt wie der linke, sodass die Dehnung noch deutlicher zu spüren ist.
- Drücken Sie mit dem linken Vorfuß und den Zehen so gegen den Boden, als ob Sie sich auf die Zehenspitzen stellen wollen, und strecken Sie gleichzeitig aktiv Ihr linkes Knie vollständig durch. Drücken Sie sich mit den Händen aber so stark von der Wand ab, dass die Ferse unten bleibt, der Körper sich also beim Gegenspannen nicht bewegt.

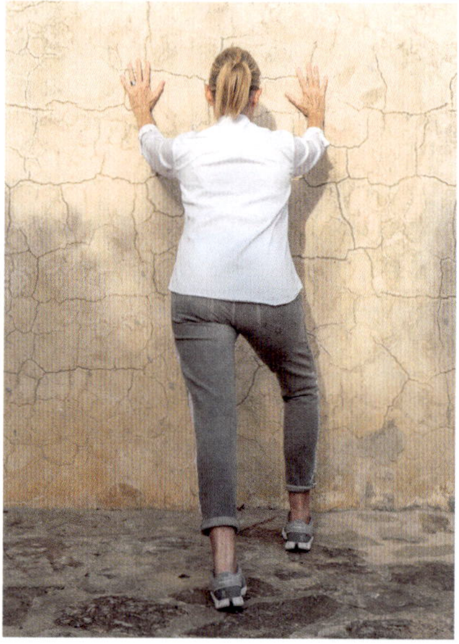

- Lassen Sie wieder locker und gehen Sie im linken Knie ein Stück tiefer, sodass Sie die Dehnung in der linken oberen Wade weiter verstärken.
- Wiederholen Sie das Ganze noch 11 Mal.

Position 14

Wiederholen Sie Position 13 mit dem rechten Bein.

Position 15

- Stehen Sie frei, die Füße etwa schulterbreit geöffnet, die Zehen nach vorne. Gehen Sie ins Hohlkreuz und beugen Sie sich in der Drehachse der Hüftgelenke langsam immer weiter nach vorne unten. Stützen Sie sich dabei mit den Händen auf den Oberschenkeln, den Knien oder weiter unten an den Schienbeinen ab. Die Kniegelenke bleiben immer bis zum Anschlag gestreckt. Gehen Sie so weit in die Hüftbeugung, bis Sie die Dehnung sehr deutlich in den Kniekehlen spüren.
- Greifen Sie in der Höhe, in der Sie sich abstützen, mit beiden Händen hinter Ihre Beine und spannen Sie Ihre Gesäß- und Rückenmuskeln an, als ob Sie sich aufrichten wollten, ohne dass aber eine Bewegung zustande kommt.
- Lassen Sie wieder locker und ziehen Sie sich mit den Armen weiter in die Dehnung.
- Wiederholen Sie das Ganze noch 11 Mal.

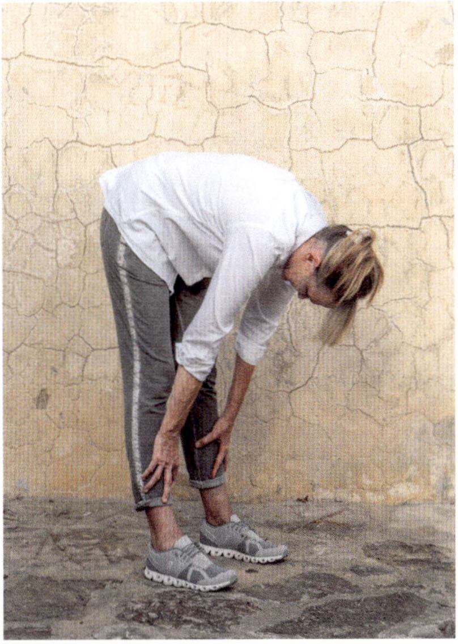

Richten Sie sich wieder auf und überstrecken Sie sich zum Ausgleich kurz nach hinten. Nehmen Sie die Arme zur Seite auf 30 Grad über Schulterhöhe und ziehen Sie sie kurz nach hinten. Dann nehmen Sie sie senkrecht, ziehen sie wieder nach hinten und beugen sich kurz erst nach links zur Seite, dann nach rechts. Drehen Sie sich nach links und nach rechts, stützen Sie sich mit rechts an der Wand ab, beugen Sie Ihr linkes Bein, greifen Sie den Fuß und ziehen Sie ihn kurz Richtung Gesäß.

Machen Sie anschließend das Gleiche rechts. Lehnen Sie sich gegen die Wand und heben Sie Ihr linkes Bein wie vorhin vor sich und wiederholen Sie das Gleiche mit rechts. Zum Abschluss schütteln Sie noch einmal alle Gliedmaßen und den Körper kurz durch.

Klartext

15 Minuten kontrolliertes Gegenspannen, Lockerlassen und vermehrtes Hineindehnen täglich reichen aus, um:

- die natürliche Bewegungsfreiheit zurückzugewinnen,
- die Leistungsfähigkeit zu steigern,
- ein besseres Körpergefühl zu bekommen und
- sich von Schmerzen zu befreien.

Auch diese Übungen tragen zum Abnehmen bei.

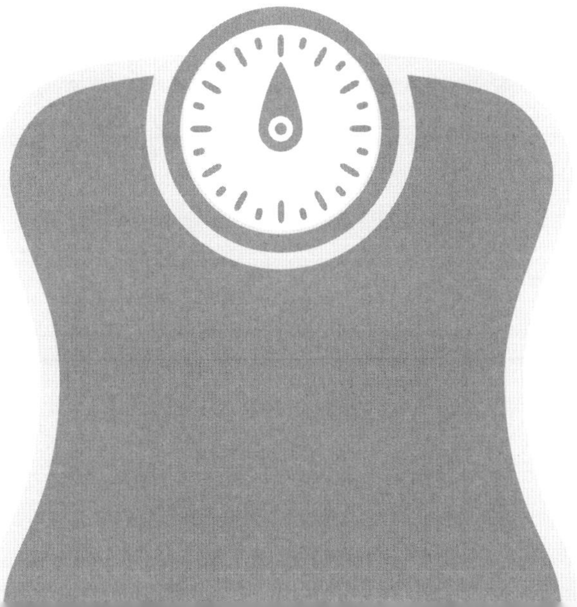

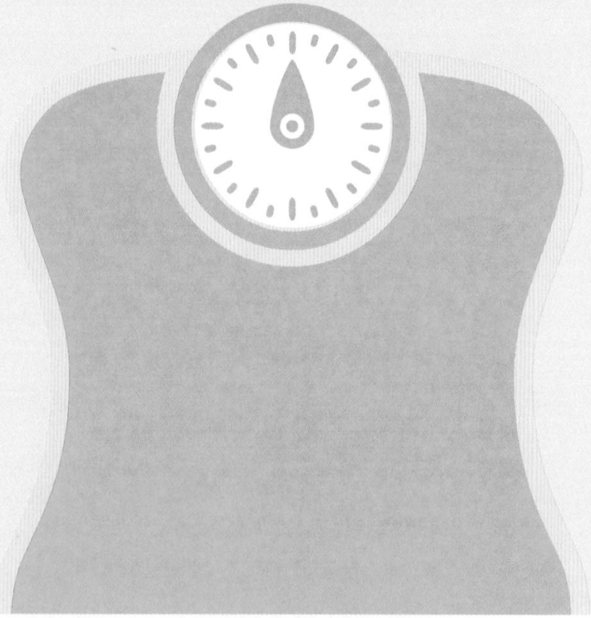

BUCH II

DER BESTE WEG ZUM EFFIZIENTEN UND GESUNDEN ABNEHMEN

IV.
Wie Übergewicht entsteht und warum Diäten keine Lösung sind

1. Kurz erklärt: Was ist eigentlich eine »Diät«?

»Abnehmen ist das einzige Spiel,
in welchem du gewinnst, wenn du verlierst.«

Karl Lagerfeld, Modeschöpfer (1933–2019)

Der Begriff »Diät« wird auch heute noch meist als eine »zeitweise Ernährungsumstellung mit dem Ziel einer Gewichtsreduktion« verstanden. Aber »Diät« geht eigentlich auf das griechische »diaita« zurück und bedeutet Lebenshaltung, Lebensführung bzw. Lebensweise. Ursprünglich verstand man darunter die Übereinstimmung von Denken, Reden und Handeln. Im Zusammenhang mit Ernährung bedeutet es eine dauerhafte Umstellung auf eine gesunderhaltende vollwertige Ernährungsweise, die lebenslang praktiziert wird und erstrebenswerte nachhaltige Wirkungen nicht nur auf Körpergewicht, Gesundheit und Lebenserwartung hat, sondern auch wichtige ökologische Notwendigkeiten, soziale Aspekte und ethische Anliegen berücksichtigt.

Im deutschsprachigen Raum verwenden wir die Bezeichnung »Diät« oftmals in ganz anderem Zusammenhang und meinen damit klinisch-medizinische Ernährungsmaßnahmen, die im Rahmen der Therapie bestimmter Krankheiten eingesetzt werden. Als Schlankheits- oder Abnehmdiäten werden dagegen meist Ernährungsweisen bezeichnet, die gezielt und kurzfristig das Körpergewicht gesunder Menschen reduzieren sollen. Dabei wird aber eines oft vergessen: Wer dauerhaft abnehmen will, muss nicht Diät halten, sondern muss vielmehr eine Ernährungsweise praktizieren, die lebenslang akzeptabel ist und zur Gewohnheit wird und über die nicht bei jeder Mahlzeit aufs Neue nachgedacht werden muss. Diese Abkehr vom bisher gewohnten Essen und Trinken hin zu einer Ernährungsweise, die für das gesunde Abnehmen langfristig erfolgreich ist, erfordert eine klare Entscheidung.

Die falsche Verwendung des Begriffs »Diät« rührt teilweise daher, dass das Wort »diet« im Englischen nicht Diät bedeutet, sondern Kostform, Verpflegung, Ernährungsweise.

Überzogene Schlank-Versprechen führen in die Irre

Die üblichen Abnehmdiäten sind nicht mehr als kurzfristige Versuche, das Körpergewicht schnell zu reduzieren. Als nachhaltige Schlankmacher aber scheitern sie fast immer. Insbesondere Frauen neigen dazu, eine bestimmte Abnehmdiät mit einem gesellschaftlich definierten Idealbild zu verbinden, das Schlanksein mit Schönheit gleichsetzt. Dieses Körperideal liegt aber für Abnehmwillige häufig in unerreichbarer Ferne. Doch auch wer »nur ein paar Pfunde zu viel auf den Hüften« hat, möchte am liebsten so schnell wie möglich überschüssiges Gewicht loswerden. Dafür gibt es unzählige verheißungsvolle Angebote: Sie versprechen uns, in zehn Tagen das Traumgewicht zu erreichen, empfehlen, die Nahrungszufuhr auf 500 Kalorien pro Tag zu beschränken oder von nichts als Kohlsuppe, Ananas, Eiern oder Wassermelonen zu leben – um nur einige Beispiele zu nennen. Jedes Jahr beginnen viele Übergewichtige aufs Neue mit solchen Abnehmdiäten und werden früher oder später so gut wie immer enttäuscht.

Warum? Weil es schlicht und ergreifend biologisch unmöglich ist, in so kurzer Zeit viel abzunehmen. Das Fett kann in den versprochenen Zeiten oder Mengen nicht abgebaut werden. Je nach Diät kann es zwar durchaus zu beachtlichen Gewichtsverlusten kommen, allerdings meist allein deswegen, weil der Körper beim Abnehmen zunächst Wasser verliert. Danach geht es dann leider nur noch langsam weiter mit der Gewichtsabnahme. Wird der gewünschte Effekt nicht erreicht, endet die oft als Qual empfundene sogenannte Blitzdiät recht schnell.

Das Scheitern ist auch deshalb nachhaltig enttäuschend, weil das Gewicht wieder zunimmt. Denn durch die geringe Nahrungsaufnahme hat der Körper den Energiestoffwechsel auf Sparflamme heruntergefahren und in einen Noterhaltungsmodus umgeschaltet, in dem jede Kalorie maximal genutzt werden kann. So wird das ursprüngliche Gewicht schnell wieder erreicht, ja oft sogar noch übertroffen.

Einseitige Diäten gefährden unsere Gesundheit

Wer einseitige Abnehmdiäten lange durchhält, gerät immer mehr in eine Stoffwechselschieflage. Oft wird von diesen Diäten propagiert, den Verzehr von Kohlenhydraten stark zu reduzieren und stattdessen mehr Proteine und Fett zu sich zu nehmen. Das führt dann auf Dauer zum ketogenen Stoffwechsel, bei dem tatsächlich das Fett abgebaut wird, denn es dient als primäre Energiequelle, wenn keine Kohlenhydrate vorhanden sind. Wird dieser Stoffwechsel durch eine überwiegend aus tierischen Produkten bestehende Kost ausgelöst, kommt es zu einer massiven Übersäuerung des Organismus, zu Ablagerungen in den Gefäßen sowie zum Wasserverlust des Bindegewebes. Es verliert dadurch an Elastizität, was Schmerzen verursachen kann. Außerdem ist unser Körper für einen dauerhaften ketogenen Stoffwechsel überhaupt nicht konzipiert. Er war ursprünglich als Notlösung für Zeiten gedacht, in denen keine Kohlenhydrate oder Fette zur Verfügung stehen. Auf diese Weise konnte der Mensch in kurzen Zeitphasen seiner Evolution überleben.

Aber: Tägliche kurze Zeitintervalle des Ketogenstoffwechsels sind dagegen durchaus wünschenswert, denn sie können auf gesunde Weise zum dauerhaften Abnehmen und Schlankbleiben beitragen – am besten im Rahmen einer vollwertigen Pflanzenkost. Dieses Prinzip tritt beim 16/8-Intervallfasten in Kraft, das zum weiteren Fettabbau beiträgt (siehe Seite 50).

Vorsicht vor Low-Carb- und ketogenen Diäten!

Die viel propagierten kohlenhydratarmen Diäten (engl. low carb) zeichnen sich meist durch die Aufnahme von viel Eiweiß und Fett aus. Zwar verursachen sie nicht zwangsläufig einen Anstieg des Cholesterinspiegels – denn der wird durch jede Form des Abnehmens gesenkt, solange nicht mehr gegessen als verbraucht wird. Doch Low-Carb-Esser zeigen eine Zunahme ihrer Arterienverstopfung, neigen zu Herzkrankheiten sowie zu einer verkürzten Lebenszeit.

Keto-Diäten, bei denen auf die Zufuhr von Kohlenhydraten sogar gänzlich verzichtet wird, stellen für schwangere Frauen und Menschen mit Nierenerkrankungen ein Risiko dar und erhöhen bei den meisten Menschen langfristig auch das Risiko für bestimmte Krankheiten. Denn der meist hohe Anteil an rotem und verarbeitetem Fleisch sowie gesättigten Fettsäuren, den diese Diät ausdrücklich empfiehlt, bei gleichzeitiger Einschränkung sogar gesunder kohlenhydratreicher Lebensmittel wie Hülsenfrüchte, Nüsse, Vollkornprodukte, Gemüse und Obst, ist eine Gefahr für die Gesundheit.

Die Ergebnisse einer aktuellen Studie zeigen dies eindrucksvoll (Crosby et al. 2021):

- Selbst wenn Frauen Folsäure einnehmen, erhöht sich das Risiko für Neuralrohrdefekte beim Neugeborenen, weil es durch diese Ernährungsform zu einem Folsäuremangel kommt.
- Der höhere Eiweißgehalt kann bei nierenkranken Menschen ein Nierenversagen beschleunigen.
- Bei vielen Patienten erhöhen sich die Werte des »schlechten« LDL-Cholesterins.
- Keto-Diäten stehen in Verbindung mit einem erhöhten Risiko für Krankheiten, gegen die sie angeblich helfen sollen, nämlich Herz-Kreislauf-Erkrankungen, Diabetes, Krebs und Alzheimer.
- Keto-Diäten können zwar kurzfristig das Körpergewicht reduzieren, sind aber nicht effektiver als andere Diäten zur Gewichtsreduktion.

Klartext

Übliche Abnehmdiäten sind nicht zu empfehlen, weil sie langfristig fast nie erfolgreich sind und sogar gesundheitsschädlich sein können. Empfehlenswert dagegen sind energiearme Kostformen, die trotzdem sättigen und gesund sind, alle Nährstoffe in bedarfsgerechter Menge zuführen und eine langsame Körpergewichtsabnahme bewirken. All diese Bedingungen erfüllt eine vollwertige pflanzliche Ernährung.

2. Übergewicht ist kein genetisches Schicksal

»In der Wahl seiner Eltern kann man nicht vorsichtig genug sein.«

Paul Watzlawick, österreichischer Kommunikationswissenschaftler (1921–2007)

Eine Ursache von Übergewicht kann die genetische Veranlagung eines Menschen sein. Die meisten Ursachen allerdings liegen in unserem Lebensstil begründet (siehe Seite 212). Zwar bestimmen die Erbanlagen, ob wir gute oder schlechte Futterverwerter sind.

Doch mittlerweile ist erforscht, dass sich das ererbte Mikrobiom (Darmflora) durch eine gesunde Ernährung beeinflussen lässt, weil die verantwortlichen »guten« und »schlechten« Gene dann an- oder abgeschaltet werden – und zwar bereits nach einem Tag der Ernährungsumstellung.

Das sind gute Nachrichten. Allein in der Vergangenheit war es also von Vorteil, ein guter Futterverwerter zu sein, weil diese Menschen die Nahrungsenergie und alle Nährstoffe optimal nutzen oder sie für Notzeiten speichern können. Heute dagegen sind schlechte Futterverwerter im Vorteil, denn sie lassen einen Teil der – heute meist überreichen – Nahrungsenergie ungenutzt, speichern sie nicht effizient und vergeuden sie sogar in sinnlosen Stoffwechselzyklen. Kurzum: Schlechte Futterverwerter setzen weniger Fett an.

Der Grundumsatz wird durch viele Faktoren beeinflusst

Die Genetik bestimmt vordergründig die Höhe des benötigten Grundumsatzes eines Menschen sowie den Anteil an Nahrungsenergie, der nach dem Essen in Wärme umgewandelt wird (die sogenannte nahrungsinduzierte Thermogenese). Diese Funktionen des Körpers sind jedoch bei jedem Menschen unterschiedlich ausgeprägt. Ein hoher Grundumsatz und eine hohe Wärmebildung sind verständlicherweise günstiger, da die so verbrauchte Energie nicht im Fettgewebe gespeichert wird. Außerdem ist hinreichend bekannt, dass Menschen, die sich viel bewegen, einen höheren Grundumsatz haben als solche, die überwiegend sitzen.

Noch sind nicht alle Gene bekannt, die mit Übergewicht in Verbindung stehen. Außerdem gibt es sehr wahrscheinlich weitere genetisch bedingte Wirkungen in den sehr komplexen, miteinander vernetzten Systemen aus Hormonen, Botenstoffen und peripheren Nerven und ihren Wirkungen auf den Hypothalamus, einer wichtigen Schaltzentrale im Gehirn. Sie beeinflusst, wie viel gegessen wird, weil sie Hunger (siehe Seite 334ff.) und Sättigung (siehe Seite 341ff.) reguliert. Doch auch hier nehmen nicht allein die Gene Einfluss, sondern auch wie, was, wann und wie viel wir essen.

Die genetische Veranlagung ist also keineswegs allein für die Entstehung von Übergewicht verantwortlich und muss auch nicht zwangsläufig zu Übergewicht führen. Die heutigen Wohlstandsbürger sind definitiv körperlich weniger als halb so aktiv wie die Menschen noch vor 70 Jahren. Schwere körperliche Arbeit müssen die wenigsten verrichten, und die Freizeit wird häufig vor dem Fernseher oder am Computer verbracht. Dieser Lebensstil führt dazu, dass deutlich weniger Nahrungsenergie benötigt wird als in früheren Zeiten und der Grundumsatz folglich sinkt.

Klartext
Welcher Anteil des Übergewichts durch die Genetik bestimmt wird, ist umstritten. Die Angaben reichen von 20 bis 60 %. Unsere Genetik ist für Grundumsatz, Wärmebildung und die Regulation von Hunger und Sättigung verantwortlich. Dieses Erbe kann aber beeinflusst werden, denn Übergewicht entsteht überwiegend durch eine falsche Ernährung, körperliche Inaktivität und einen insgesamt ungünstigen Lebensstil. Diese Einflussmöglichkeiten können wir nutzen, um Übergewicht vorzubeugen oder wieder abzubauen.

Das Geheimnis der Epigenetik: Wie unsere Lebensweise die Gene beeinflusst

»Gewichtsprobleme entstehen nicht zwischen Weihnachten und Neujahr!«

Volksmund

»Dafür kann ich doch nichts, die gleichen Gewichtsprobleme haben meine Eltern und Geschwister – das sind die Gene«, heißt es oft. Aber beruhigenderweise trifft das nicht zu. Hauptursache für Übergewicht ist nicht die genetische Verwandtschaft, sondern sind gleiche oder ähnliche Lebens- und Ernährungsgewohnheiten, die Kinder von ihren Eltern übernehmen, sowie zusätzlich ein ungünstiges Lebensumfeld.

Die Macht der Vererbung ist also längst nicht so mächtig, wie früher angenommen wurde. Eine noch junge Wissenschaft, die Epigenetik, hat inzwischen entschlüsselt, dass die meisten der Übergewichtsgene durch unseren Lebensstil an- und abgeschaltet werden. Leider führen die bei vielen Menschen verbreiteten schlechten Lebensgewohnheiten – vor allem eine falsche Ernährung und fehlende körperliche Aktivität – dazu, dass Übergewicht fördernde Gene aktiviert und Gewicht mindernde Gene abgeschaltet werden (siehe Kasten). Durch dieses noch recht neue Wissen entsteht eine großartige Möglichkeit, das Leben selbstverantwortlich zu gestalten und auch das Problem des Übergewichts endlich dauerhaft zu lösen.

Die Epigenetik war eine Enttäuschung für alle, die glaubten, in den ererbten Genen endlich die Ursache sowohl für das eigene als auch für das insgesamt grassierende Übergewicht weltweit gefunden zu haben. Deshalb gibt es nun keine Ausreden mehr! Vielmehr eröffnet sich dadurch allen Menschen die Chance, wirklich abnehmen zu können (Livingstone et al. 2016).

Epigenetik: Was im Erbgut passiert, wenn wir ungesund leben

Die Genetik ist in der Erbsubstanz DNA verankert. Definierte Abschnitte darauf werden als Gene bezeichnet. Sie sind die Baupläne für unsere Enzyme, die eine Vielzahl der Vorgänge im Körper regeln. Die Epigenetik erforscht zusätzliche Wege, über die Gene reguliert werden können. Das geschieht beispielsweise, indem Methylmoleküle an den DNA-Baustein Cytosin gebunden werden. Dadurch wird die Aktivität des betroffenen Gens stillgelegt und die Synthese eines speziellen Enzyms blockiert und damit folglich auch seine Wirkung im Organismus.

Die Epigenetik gilt als das Bindeglied zwischen Umwelteinflüssen und Genen, denn sie bestimmt, unter welchen Umständen welches Gen ab- oder angeschaltet wird. Diese Schaltung wird auch durch die Lebensweise beeinflusst. So werden mit gesunder Ernährung, regelmäßiger Bewegung, Meiden von Suchtmitteln und einem freundlichen Umgang mit anderen und sich selbst ungünstige Gene ab- und günstige Gene angeschaltet. Menschen, die das Gegenteil machen – auch unbewusst –, schalten dagegen ungünstige Gene an- und günstige Gene ab und schaden damit ihrer Gesundheit. Über die Epigenetik kann also auf Gesundheit und Krankheit zusätzlich Einfluss genommen werden.

Unser Essverhalten haben wir erlernt

Die Genetik bleibt zwar die Grundlage für unsere Veranlagungen, aber via Epigenetik wird die bisher als unbeeinflussbar geltende Macht der Gene relativiert, etwa auch hinsichtlich der Vererbung von Krankheiten in einer Familie. Gewisse Merkmale werden natürlich vererbt, aber prägend sind darüber hinaus die in Familien, in geografischen Regionen oder Ländern über Generationen weitergegebenen Traditionen, zu denen auch bestimmte Ernährungs- und Lebensweisen gehören. So wird das Essverhalten zwar nicht vererbt, aber weitergegeben. Die Tatsache, dass die meisten Fremdstoffe durch unser Essen in den Körper gelangen, eröffnet uns über die Epigenetik also die große Möglichkeit, unsere Gene über die Ernährung positiv zu beeinflussen.

Weitere negative Einflüsse auf die Epigenetik werden zunehmend bestätigt. Neben der modernen Ernährungsweise mit ihren hohen Anteilen an Fast Food und Lebensmittelzusatzstoffen zählen auch eine dauerhafte Überlastung sowie psychische und psychosoziale Probleme dazu. Und die Psyche wiederum hat einen starken Einfluss auf unser Ernährungsverhalten und damit auf das Verdauungssystem und auf das Leben allgemein (siehe Seite 362ff.).

Klartext
Gesundheit und Gewicht werden nicht nur von unseren Genen bestimmt, sondern sind durch die Epigenetik beeinflussbar, weil gesundheits- und schlankheitsfördernde Gene durch einen gesunden Lebensstil eingeschaltet werden können. So kann nicht nur das Abnehmen gelingen, sondern es ist gleichzeitig auch die Chance für eine stabilere Gesundheit und eine längere Lebenszeit gegeben.

Wer hat Schuld am Übergewicht?

Trotz ständiger Aufklärung über die gesundheitlichen Gefahren von Übergewicht und den dadurch verursachten Krankheiten, Kosten und Leiden, werden immer mehr Menschen immer dicker. Die Antwort auf die Frage, wer an dieser Misere Schuld hat, ist einfach: Es gibt keine Schuldigen, sondern nur drei zentrale Gründe für Übergewicht, nämlich das Erbgut, den Lebensstil sowie die Lebensumstände.

Das Erbgut ist zur Überlebenssicherung so geschaffen, dass wir uns bei jeder passenden Gelegenheit richtig satt essen. Diese Begierde besteht, damit der Körper Fettreserven anlegt, um Notzeiten besser zu überstehen. Aber diese Vorsorge wird zum Problem, wenn keine Hungerperioden mehr eintreten. Außerdem besitzt der Körper ein natürliches Energiesparprogramm, das in Zeiten des Mangels das Überleben ermöglichte, um damit das eigentliche Ziel der Natur zu sichern. Deshalb ist jede Bemühung, das Gewicht zu reduzieren, eine Anstrengung gegen diese naturgegebene Veranlagung und mit ein Grund dafür, dass inzwischen über die Hälfte der erwachsenen Bevölkerung in Deutschland übergewichtig ist. Das Erbgut leitet und schützt den Körper, kann ihn aber auch fehlleiten.

Warum der Lebensstil der heutigen Zeit so schädlich ist

Der moderne Lebensstil ist unter anderem durch falsche Ernährung, fehlende körperliche Aktivität und den Konsum von Alkohol und Umweltgiften geprägt. Dieses Verhalten hat dazu beigetragen, dass sich Übergewicht in der Bevölkerung weit verbreitet hat. Vor allem der Rückgang des Verzehrs pflanzlicher Lebensmittel und die Zunahme meist stark industriell veränderter Nahrung mit viel tierischen Bestandteilen haben sich als besonders schädlich erwiesen.

Unsere Lebensumstände sind heute so gestaltet, dass zu jeder Tages- und Nachtzeit gegessen und getrunken werden kann, gesundheitsschädliche Substanzen also pausenlos konsumiert werden können. Für Bewegungsfaule steht zudem jederzeit irgendeine Fahrgelegenheit zur Verfügung. Es ist also nicht nur das Verhalten, sondern es sind auch äußere Lebenseinflüsse, die es so leicht machen, zu viel zu essen und zu trinken und übergewichtig zu werden. Nur wer verstanden hat, dass wir alle diesen Angeboten ausgeliefert sind, kann als Individuum und als Gesellschaft der Übergewichtspandemie bewusst und gezielt entkommen.

Denn das Wissen um die wesentlichen Ursachen von Übergewicht eröffnet die Chance, erfolgreiche Maßnahmen zu ergreifen und Schritt für Schritt neue Lebens- und Ernährungsgewohnheiten zur Routine werden zu lassen, unter denen das Abnehmen gelingen wird. So nähern wir uns allmählich dem Wunschgewicht, können es erreichen und langfristig halten.

Klartext

Kein Mensch hat Schuld am eigenen Übergewicht. Aber alle haben die Möglichkeit, sich entsprechendes Wissen anzueignen, das die Gewichtsabnahme erleichtert und den Weg zum Wunschgewicht ebnet. Solche positiven Erfahrungen bestätigen, dass erfolgreiches Abnehmen möglich ist.

3. Warum Diäten zwangsläufig scheitern

Besonders zu Beginn jedes Jahres sind die Medien voll von neuen Diäten samt ihren verheißungsvollen Versprechen, die ein müheloses Abnehmen in kurzer Zeit und mit wenig Aufwand garantieren. Oft sind es bereits bekannte Diäten mit kleinen Modifikationen. Viele Übergewichtige sind zwar skeptisch, aber trotzdem motiviert, ihr Glück erneut zu versuchen, auch wenn sie mit verschiedenen Diäten bereits erfolglos waren und die absurdesten Empfehlungen ausprobiert haben – wie beispielsweise nur Wassermelonen oder hart gekochte Eier zu essen. Obwohl es den Menschen nicht gut dabei geht, halten sie oft eisern durch, um ihr Wunschgewicht zu erreichen. Sie quälen sich so lange, bis der Heißhunger sie überfällt und sie in ihre alten Essgewohnheiten zurückfallen. Dadurch kehren nicht nur schnell die verlorenen Kilos zurück, sondern es kommen noch neue dazu – wie sich am bekannten Jo-Jo-Effekt erkennen lässt (siehe Seite 250ff.). Es wird also ein Negativkreislauf in Gang gesetzt, der Betroffene immer stärker ins Übergewicht hineinzieht.

An Willensschwäche liegt es nicht

Menschen, die zu schwer sind, haben es nicht leicht. Kaum ein Übergewichtiger fühlt sich wohl in seiner Haut oder ist stolz auf die vielen Kilos, die er mit sich herumtragen muss. Im Gegenteil, den meisten Übergewichtigen ist es unangenehm bis peinlich. Hinzu kommt, dass sich oft schon die ersten Krankheitssymptome dieser in jeder Hinsicht schwer zu tragenden Last eingestellt haben.

Übergewichtige Menschen sind oft verzweifelt, denn sie möchten unbedingt an Gewicht verlieren, um sich wieder wohlzufühlen, geraten aber immer tiefer in den oben beschriebenen Negativkreislauf. Es wird ihnen unterstellt, sie seien willensschwach und an ihrem Zustand selbst schuld. Denn würden sie nur weniger essen und sich mehr bewegen, so heißt es weiter, wäre das Problem ja gelöst. So einfach ist es aber nicht. Es trifft sicherlich meistens zu, dass die Betroffenen den Beginn dieser Entwicklung mit ihrem falschen Ess- und Bewegungsverhalten ausgelöst haben, doch die Gründe, um in diesen Kreislauf zu geraten und darin steckenzubleiben, sind eben andere, wie zuvor bereits beschrieben.

Zwölf Gründe, warum Abnehmen so schwerfällt

Es gibt eine Vielzahl weiterer Gründe, warum Diäten langfristig ganz offensichtlich fast immer erfolglos sind. Die wichtigsten Hindernisse, die zum Misserfolg von Diäten beitragen, sind im Folgenden zusammengestellt. So können die bisher Gescheiterten erkennen, warum ihre Diät misslungen ist, und die Anfänger erfahren gleich vorab, warum sie mit Diäten scheitern werden.

1. Diäten widersprechen unserer natürlichen Veranlagung

Unser Körper ist genetisch so geschaffen, dass er für Hungerzeiten – also beispielsweise eine Diät – Fett speichert. Dann stellt sich der Stoffwechsel auf Sparflamme um, damit Energie und Nährstoffe so effizient wie möglich genutzt werden. Das ist genetisch so festgelegt. Nach der Hungerzeit bzw. Diät wirkt diese effiziente Nutzung aber noch lange weiter, sodass der Körper bereits bei normalen Mahlzeiten und Portionen wieder Fett speichert. Das neue Gewicht liegt dann schnell höher als vor der Diät.

Klartext
Eine Kost zum Abnehmen muss mit den individuellen Veranlagungen im Einklang und nicht im Widerspruch stehen, weil die Ernährungsweise ansonsten langfristig nicht durchgehalten werden kann. Auch aus diesem Grund eignet sich die vollwertige pflanzliche Ernährung: Sie ist artgerecht, denn sie entspricht den Bedürfnissen unseres Stoffwechsels, und kann darum lebenslang ohne Nachteile eingehalten werden.

2. Diäten widersprechen unseren erworbenen Essgewohnheiten

Unsere jahrelang praktizierten Essgewohnheiten haben sich fest etabliert und lassen sich nicht wie ein Hebel umlegen. Nicht nur was, wann und wie viel wir essen und trinken, ist für uns zur Routine geworden, sondern auch wo, warum und in welcher Gesellschaft wir es tun. Und solche Routinen lassen sich von einer Diät nur schwer verdrängen.

Klartext
Eine erfolgreiche Umstellung unserer stark verankerten Essgewohnheiten funktioniert nur, wenn individuelle Vorlieben und Abneigungen berücksichtigt werden. Kombinieren wir sie mit positiver Motivation sowie einer vollwertigen pflanzlichen Ernährung, dann wird erfolgreiches Abnehmen gelingen.

3. Diäten sind einseitig und langweilig

Es gibt Hunderte von Diäten. Eine ganze Reihe besteht aus nur einem Lebensmittel – von Ananas-Diät bis Zucchini-Diät reicht hier das Spektrum. Andere enthalten unzählige Verbote. Gemein ist all diesen Diäten, dass sie sehr eintönig sind. Sie führen zwar zu einem Gewichtsverlust, werden aber eher früher als später abgebrochen, weil die Einförmigkeit langfristig weder ein- noch auszuhalten ist. Jeder schnelle Erfolg ist bald verflogen und endet in Enttäuschung.

Klartext
Zum erfolgreichen Abnehmen muss ein vielfältiges Nahrungsangebot genutzt werden. Das gilt auch für eine vollwertige pflanzliche Ernährung. Sie eignet sich besonders, weil sie außerordentlich abwechslungsreich gestaltet werden kann.

4. Diäten schmecken nicht

Es liegt in der Natur der Sache, dass Diäten von den persönlich bevorzugten Geschmackserlebnissen teilweise stark abweichen. Deshalb ist es nicht überraschend, dass sie zumindest langfristig nicht schmecken. Was uns aber nicht schmeckt, das werden wir auf Dauer nicht essen, auch wenn es noch so wirksam beim Abnehmen hilft.

Klartext
Beim Abnehmen ist ganz entscheidend, dass das Essen nicht widerwillig heruntergeschluckt wird, sondern dass es gut schmeckt. Denn der Genuss ist eine wesentliche Voraussetzung für erfolgreiches Abnehmen. Mit einer gut gewürzten, vollwertigen pflanzlichen Ernährung gelingt das bestens.

5. Diäten können nicht individuell angepasst werden

Die Menschen sind alle verschieden veranlagt und haben beim Essen und Trinken persönliche Vorlieben, Abneigungen oder auch Unverträglichkeiten. Dies wird bei Standarddiäten aber nicht berücksichtigt, und daher ist ein erfolgreiches Abnehmen auch nicht zu erwarten.

Klartext
Wer erfolgreich abnehmen will, muss essen, was individuell schmeckt und für den Körper bekömmlich ist. Individuelle Präferenzen müssen ebenso berücksichtigt werden wie Unverträglichkeiten oder aufgrund von Krankheiten vorgegebene Ernährungsmaßnahmen. Eine vollwertige pflanzliche Ernährung bietet ausreichend viele Auswahlmöglichkeiten und ist daher bestens zum Abnehmen geeignet.

6. Diäten sind zu aufwendig

Es gibt immer mehr exotische Diäten, die derart aufwendig sind, dass sie schnell in Arbeit ausarten und darum schnell in Frust enden. So sind die erforderlichen Zutaten meist nicht im Haushalt vorhanden, unbekannt oder so teuer, dass sie nicht gekauft werden. Unvollständig umgesetzte Diäten sind aber erst recht zum Scheitern verurteilt.

Klartext
Mahlzeiten auf dem Diätplan, die aufwendig und teuer sind, werden aus Zeitmangel oder Bequemlichkeit langfristig nicht zubereitet. Eine vollwertige pflanzliche Ernährung hat den Vorteil, dass bekannte Lebensmittel und Zutaten eingesetzt werden, die leicht verfügbar und zudem bezahlbar sind. Damit gelingt das Abnehmen!

7. Diäten lassen die Muskeln schrumpfen

Neben dem Abbau von Körperfett geht bei Diäten auch Muskelgewebe verloren, das einen deutlich höheren Energiebedarf hat als Fettgewebe. Dadurch sinkt der Kalorienverbrauch des Körpers. Die Energiezufuhr sollte aus diesem Grund nur so weit reduziert werden, dass möglichst wenig Muskelmasse abgebaut wird.

Klartext
Um einen Verlust an Muskelgewebe und damit einen geringeren Energiebedarf des Körpers zu vermeiden, eignet sich eine vollwertige pflanzliche Ernährung, denn sie enthält eine ausreichende Menge an Eiweiß. Durch körperliche Aktivität kann der Muskelabbau zusätzlich reduziert oder sogar ganz vermieden werden.

8. Diäten sind fremdbestimmt und provozieren Ablehnung

Wird eine Diät vom Arzt oder – bei Jugendlichen – von den Eltern vorgeschrieben, können die betroffenen übergewichtigen Menschen dies als unverhältnismäßig empfundene Maßnahme oder gar als Bevormundung empfinden. Die Folge ist, dass sich Betroffene oft nicht an die Diät halten oder sie sogar vollends ablehnen.

Klartext
Die empfohlene Ernährung und die erforderliche Umstellung sollten nicht als Gebot oder Verbot verstanden werden, sondern als ein hilfreiches Angebot. Übergewichtige müssen eigenmotiviert den Entschluss fassen, dass sie abnehmen wollen.

9. Diäten lassen das Lebensumfeld unberücksichtigt

Wir Menschen leben alle in sozialen Netzwerken wie Familie, Freundes- und Kollegenkreis, die unter anderem auch unser Essverhalten maßgeblich beeinflussen – positiv wie negativ. Diese individuelle Situation kann eine Standarddiät kaum berücksichtigen. Dadurch wird der Erfolg einer Diät erheblich eingeschränkt oder bleibt sogar ganz aus.

Klartext
Die Menschen im persönlichen Lebensumfeld sollten ermuntert werden, Abnehmwillige mit einer vollwertigen pflanzlichen Ernährung positiv zu begleiten oder sogar selbst mitzumachen. Denn die Toleranz und die Flexibilität von Familie und Freunden sind beim Abnehmen hilfreich.

10. Diäten lassen mit der Zeit in ihrer Wirkung deutlich nach

Durch Wasserverluste wird bei einer Diät anfangs schnell Gewicht verloren, im weiteren Verlauf der Diät aber lässt dieser erwünschte Effekt leider immer stärker nach. Das ist ganz normal, aber dennoch enttäuschend und lässt Zweifel am Abnehmerfolg aufkommen, sodass der Abbruch einer zunächst erfolgversprechenden Diät vorprogrammiert ist.

Klartext
Wer abnehmen möchte, muss ein gewisses Maß an Geduld mitbringen. Mit einer vollwertigen pflanzlichen Ernährung ist ein langsames Abnehmen im Laufe der Zeit möglich. Es sollte als natürlicher und daher erfolgreicher Vorgang akzeptiert werden.

11. Diäten halten nicht, was sie versprechen

Die Versprechungen, die Diäten machen, sind fast immer maßlos übertrieben, sodass die nur bescheidenen Erfolge jegliche Motivation ersticken. Die Enttäuschung über einen nur geringen Gewichtsverlust führt dazu, dass die anfangs so vielversprechende Diät vorzeitig abgebrochen wird. Erschwerend kommt hinzu, dass aus Frust dann oftmals noch mehr gegessen wird und das Gewicht weiter zunimmt.

Klartext
Eine erfolgreiche Gewichtsabnahme geht nur langsam vonstatten und kann von Tag zu Tag schwanken. Mit einer vollwertigen pflanzlichen Ernährung gelingt das allmähliche Abnehmen. Sie ebnet damit den Weg zum langfristig stabilen Wunschgewicht.

12. Diäten erlauben Ausnahmen

Ausnahmen sind immer ein Risiko. Diese gut gemeinten Gesten können eine Einladung für einen Rückfall sein, denn Ausnahmen werden schnell zu Ausreden, und schließlich wird jeder Verlockung nachgegeben. Auf diese Weise kann selbst ein guter Start in eine Diät schon bald ein unbefriedigendes Ende finden.

Klartext
Wehret den Anfängen! Ausnahmen von einer Diät gefährden das Abnehmen. Sie müssen sehr begrenzt und fest vereinbart sein und dürfen nicht beliebig erweitert werden. Sie sind bei einer vollwertigen pflanzlichen Ernährung Teil des Erfolges.

Nur ein individueller Diätplan kann zum Erfolg führen

Mit all diesen Informationen, Erklärungen und Empfehlungen können die häufigsten Ursachen für das Scheitern von Diäten vermieden werden. Das Wissen um diese Hürden erhöht die Wahrscheinlichkeit, dass sich falsche Diäten und Diätgewohnheiten erst gar nicht einschleichen. Da es keine Diät gibt, die für alle Menschen passgenau ist, hilft es sehr, wenn eine individuelle Kost zusammengestellt werden kann. Denn jeder Mensch weiß selbst am besten, was ihm schmeckt und gut bekommt.

Eine vollwertige pflanzliche Ernährung bietet allen, die abnehmen wollen, ein reichhaltiges Spektrum an gleich wirksamen Essensangeboten und -alternativen, die ausprobiert werden können und eine maßgeschneiderte Ernährung ermöglichen. So kann der persönliche Königsweg zur Gewichtsabnahme voller Zuversicht, mit großem Genuss und zunehmendem Erfolg beschritten werden. Denn der Weg ist das Ziel.

Übrigens sind alle Varianten der von uns empfohlenen Lebensmittel und Mahlzeiten im Rezeptteil dieses Buches so konzipiert, dass möglichst viele der weiteren Auswirkungen der Ernährung berücksichtigt werden. Im Rahmen eines vernünftigen Lebensstilkonzeptes wird nicht nur angestrebt, die eigene Gesundheit zu fördern, sondern auch die Umwelt zu schonen, kulturelle Besonderheiten zu respektieren und ethische Anliegen zu beachten. Für Interessierte gibt es entsprechende Bücher und wissenschaftliche Beiträge (siehe Seite 453ff.).

4. Fast Food – der Dick- und Krankmacher

»Das Leben zu verlängern heißt, es nicht zu verkürzen.«

Christoph Wilhelm Hufeland, Arzt (1762–1836)

Fast Food bedeutet »schnelles Essen«. Schnell geht es zum einen bei der Zubereitung der Speisen, denn selten muss der Kunde mehr als ein paar Minuten auf sein Essen warten. Zum anderen ist Fast Food für den schnellen Verzehr gedacht. Meist werden solche Speisen im Schnellrestaurant, an Imbissbuden oder unterwegs verzehrt, auch gerne mal so zwischendurch. Inzwischen verkaufen auch Supermärkte, Fleischtheken und Bäckereien die schnelle Mahlzeit zu jeder Tages- und fast zu jeder Nachtzeit.

Typisches Fast Food sind Hamburger, Pommes frites, Döner Kebab, Würstchen und Pizza. Daher hat Fast Food auch seinen schlechten Ruf als »Junkfood«. »Junk« bedeutet »Schund«, ist also ein ungesundes, fett- oder/und zuckerreiches Essen, das wenig Vitamine und Ballaststoffe enthält. Fast Food bedeutet aber nicht immer Junkfood, denn auch eine Handvoll Nüsse, ein Apfel oder eine Karotte können schnell serviert und gegessen werden. Daher müssen die Begriffe genau definiert werden, damit es nicht zu noch mehr Missverständnissen kommt.

Fett und Zucker sättigen nicht nachhaltig

In den meisten Fällen stimmt es allerdings, dass Fast Food relativ viel Fett, Salz oder/und Zucker enthält sowie wenig Ballaststoffe, Vitamine und sekundäre Pflanzenstoffe. Fast Food hat meist eine sehr hohe Energiedichte (siehe Seite 319ff.), das heißt, bereits kleine Fast-Food-Portionen liefern eine große Menge an Energie, also an Kalorien. Es sättigt allerdings nicht so, wie es eigentlich aufgrund der darin enthaltenen Energie erwartet werden könnte – auch deshalb, weil es wenig gekaut werden muss und schnell geschluckt wird. Zum Fast Food werden darüber hinaus häufig zuckerreiche Limonaden oder Cola getrunken, die meist ebenfalls viel Nahrungsenergie enthalten, ohne wirklich zu sättigen. Damit gehört das typische Fast Food zu der Sorte von Speisen, mit denen das Körpergewicht leicht ansteigen kann. Werden regelmäßig Speisen mit einer hohen Energiedichte, also mit viel Kalorien, verzehrt, dann wird mit hoher Wahrscheinlichkeit auf Dauer mehr Energie aufgenommen, als der Körper benötigt, und das führt bekanntermaßen schleichend zu Übergewicht.

Schon Kinder essen sich krank

Insbesondere Kinder und Jugendliche scheinen Fast Food zu lieben, darum sollte es ihnen nicht komplett verboten werden. Attraktive Alternativen sind eine Hilfe, denn der Jugend geht es nicht nur ums Essen und Trinken, sondern genauso um Kontakte, Atmosphäre und Umgebung. Bei häufigem Verzehr von Fast Food erhöht sich die Gefahr, bereits in jungen Jahren übergewichtig zu werden. Übergewicht, das sich bereits im Kindesalter einstellt, ist später besonders schwierig abzubauen. Außerdem haben übergewichtige Kinder ein hohes Risiko, als Erwachsene an Diabetes mellitus und anderen Stoffwechselstörungen zu erkranken.

Klartext
Fast Food macht auf Dauer dick. Um abzunehmen, sollte es ganz gemieden werden. Mit einer vollwertigen pflanzlichen Ernährung ist Abnehmen aus Erfahrung erfolgreich und außerdem gesund.

Ultraverarbeitete Nahrung – schädliches Industrie-Essen

Sogenannte »ultraverarbeitete« Nahrungsprodukte gelten als gesundheitlich problematisch. Diese umfassen mehr als nur Fast Food, denn zusätzlich geht es um industriell hochverarbeitete Fertignahrung wie Fertigpizza, Hamburger, stark gezuckerte Müslis und Softdrinks. Vor dem Verzehr dieser Produkte wird deshalb gewarnt. Die ultraverarbeitete Nahrung dominiert bereits in vielen Ländern die tägliche Ernährung und wird zu einem wachsenden Problem für die Weltgesundheit. Die ultraverarbeitete Nahrung wird neben Übergewicht auch mitverantwortlich für eine ganze Reihe von Zivilisationskrankheiten gemacht wie Diabetes, Herz-Kreislauf-Erkrankungen, Schlaganfall, Nierenkrankheiten, Krebs und Alzheimer.

Klartext
Fast Food und ultraverarbeitete Nahrung sind schnell verzehrt, werden ohne viel Kauaufwand und Speichelbildung geschluckt, tragen wenig zur Sättigung bei und fördern Übergewicht. Sie sind daher zum Abnehmen und auch als Ernährungsform völlig ungeeignet. Mit einer vollwertigen pflanzlichen Ernährung steht eine Kostform zum erfolgreichen Abnehmen zur Verfügung.

5. Lightprodukte helfen selten beim Abnehmen

»Lightprodukte sind etwas für Leichtgläubige.«

Merksatz

Lightprodukte sind industriell hergestellte Produkte oder verarbeitete Lebensmittel, deren Rezeptur so geändert wurde, dass sie weniger Fett oder Zucker enthalten. »Light« kann aber auch bedeuten, dass ein Bier mit weniger Alkohol oder ein Kaffee mit weniger Koffein gemeint ist. Der Begriff »light« oder »leicht« soll also andeuten, dass eine als ungesund angesehene Substanz aus dem Produkt ganz oder teilweise entfernt wurde. Gesetzlich definiert ist mittlerweile, dass ein Produkt nur dann als »light« oder »leicht« gekennzeichnet werden darf, wenn es mindestens 30 % weniger Fett, Zucker, Alkohol oder Kalorien als ein vergleichbares Produkt enthält.

In typischen Lightprodukten wie Lightkäse, Lightwurst oder Halbfettmargarine wird bei der Herstellung ein Teil des Fettes durch Eiweiß oder unverdauliche Fette ersetzt. Des Weiteren werden Luft bzw. Stickstoff oder Wasser ins Lebensmittel eingearbeitet, um das Fett zu ersetzen. So enthält Halbfettmargarine durch Bindemittel gebundenes Wasser. Diese Produkte sind daher nicht wertvoller als ihre nicht fettreduzierten Originale. Zumindest enthalten sie aber weniger Fett und damit weniger Energie. Trotzdem helfen sie nur in den seltensten Fällen beim Abnehmen. Denn »leichte« Lebensmittel sind mit einem psychologischen Trick verbunden. Das Bewusstsein, dass es sich um energiereduzierte Produkte handelt, verführt dazu, von diesen mehr zu essen als üblich. So wird fettarmer Käse gerne besonders dick aufs Brot gelegt. Teilweise legt das entsprechende Marketing dieses Verhalten sogar nahe, wie bei bestimmten Marken in der Werbung ersichtlich.

Zu viel Zucker und Salz ersetzen das Fett

Als Ausgleich für den fehlenden Geschmacksträger Fett enthalten fettreduzierte Lightprodukte häufig mehr Zucker oder Salz als die herkömmlichen Produkte. So ist der Zuckergehalt in »leichten Cornflakes« etwa doppelt so hoch wie in normalen Cornflakes. Mit diesen Lightprodukten wird zwar Fett gespart, aber keine Nahrungsenergie.

In anderen Lightprodukten wird Zucker durch Süßstoff ersetzt. Damit soll ein energiearmer Genuss von Getränken, Süßigkeiten und Desserts möglich sein. In Getränken kann der Einsatz von Süßstoffen das Abnehmen unterstützen, denn Limonade und Cola enthalten sehr viel Energie, sättigen aber so gut wie nicht. Der Einsatz von Süßstoffen ist übrigens weiterhin umstritten. Um den Flüssigkeitsbedarf zu decken, sind Wasser und ungesüßte Kräuter- oder Früchtetees am besten geeignet.

Süßungsmittel sind keine gute Alternative

Süßstoffe sind synthetisch hergestellte oder natürliche Ersatzstoffe für Zucker, dessen Süßkraft sie erheblich übertreffen. Sie besitzen keinen nennenswerten physiologischen Brennwert, daher erscheinen sie interessant beim Abnehmen. Da sie von der Mundflora nicht verstoffwechselt werden, bieten sie Karies verursachenden Bakterien keine Nahrung. Süßstoffe können als diätetische Hilfsmittel für Diabetespatienten hilfreich sein. Die Süßkraft der Süßstoffe wird immer auf Saccharose mit der Süßkraft 1 bezogen (Tabelle 5).

Tabelle 5: *Die Süßkraft bekannter Süßstoffe*

Süßstoff	**Süßkraft**
Cyclamat (E 952)	30–50
Aspartam (E 951)	200
Steviosid (E 960)	200–300
Saccharin (E 954)	300–500
Sucralose (E 955)	600
Thaumatin (E 957)	2.000–3.000

Süßstoffe werden in energiereduzierten Produkten sowie speziellen Lebensmitteln für Diabetiker eingesetzt. Neben Cola- und Limonadengetränken, Süßigkeiten, Milcherzeugnissen mit Fruchtzubereitungen und Marmeladen werden auch Obstkonserven häufig mit Süßstoffen gesüßt.

Lauern Gesundheitsgefahren?

Süßstoffe sind mit einer Reihe von Problemen behaftet: So wird Aspartam mit Krämpfen, Kopfschmerzen und Sehstörungen in Verbindung gebracht. Einige Süßstoffe wie Saccharin und Stevia verändern beim Menschen die Zusammensetzung der Darmflora. Inwieweit die Aufnahme von Arzneimitteln durch Süßstoffe verhindert oder ihr Abbau beschleunigt wird, ist kaum bekannt. Außerdem ist unsicher, ob Süßstoffe ins Fruchtwasser und in die Flüssigkeit, die Gehirn und Rückenmark umgibt, gelangen. Schwangeren wird von übermäßigem Verzehr von Süßstoffen abgeraten.

Unklar ist auch, ob Süßstoffe den Appetit anregen, somit zu einer verstärkten Energieaufnahme führen und dadurch Übergewicht fördern. Über die Langzeitwirkung des Einsatzes von Süßstoffen, insbesondere deren Kombinationen, gibt es bisher wenige gesicherte Erkenntnisse. Studien zu möglichen gesundheitsschädlichen Wirkungen gelangten zu unterschiedlichen Ergebnissen. Allerdings wird empfohlen, den Verzehr von Süßstoffen und Fertigprodukten, die Süßstoffe enthalten, zu vermeiden.

Klartext
Lightprodukte enthalten zwar weniger Fett, dafür aber oft mehr Zucker. Daher eignen sie sich nicht zum erfolgreichen Abnehmen. Bei einer vollwertigen pflanzlichen Ernährung werden keine Lightprodukte eingesetzt, dafür machen kalorienarme echte Lebensmittel einen großen Anteil der täglichen Ernährung aus.

6. Bauchfett ist ein stiller Killer

Unser Körper hat die angeborene Fähigkeit, Fett für Notzeiten als Energiereserve zu speichern. Das eher harmlose äußere Bauchfett in den Fettringen um Bauch, Hüften und Oberschenkeln kommt häufiger bei Frauen vor. Da diese Fettverteilung an die Form einer Birne erinnert, spricht man von »Birnentyp«. Das gefährliche Fett im dicken Bauch tritt dagegen öfter bei Männern auf, wobei die Frauen leider deutlich aufholen. Dieses Fett verleiht dem Körper die Form eines Apfels, daher der Name »Apfeltyp«. Beide »Obsttypen« haben eine Reihe gemeinsamer Nachteile, von massiven Bewegungsproblemen und erheblichen Schönheitsverlusten bis hin zu empfindlichen Einbußen an Selbstbewusstsein und Lebensfreude.

Das gefährlichere Bauchfett besteht allerdings überwiegend aus Eingeweidefett, medizinisch Viszeralfett genannt, das sich um die inneren Organe im Bauchraum herum anlagert und recht stoffwechselaktiv ist. Bauchfett gibt verschiedene Hormone und Botenstoffe an das Blut ab, die ein erhebliches Risiko für Bluthochdruck und Fettstoffwechselstörungen sowie für Herzinfarkt und Schlaganfall darstellen. Bauchfett macht uns zudem »unersättlich«. Denn es sorgt dafür, dass die Botschaft des »Ich-bin-satt-Hormons« Leptin vom Gehirn nicht mehr verstanden wird (siehe Seite 251). Die Folge: Den Betroffenen wird vorgegaukelt, der Körper brauche noch mehr Nahrung, was dann in einer viel zu hohen Nahrungszufuhr und den entsprechenden Folgen mündet.

Warum dicke Bäuche das Risiko für Zivilisationskrankheiten erhöhen

Bauchfett gibt auch bestimmte Nahrungsfette, die Triglyceride, in die Blutbahn ab, was zu erhöhten Blutfettwerten führt und sich außerdem negativ auf den Zuckerstoffwechsel auswirkt. Denn Triglyceride hemmen die blutzuckersenkende Wirkung des Hormons Insulin, sind also dafür verantwortlich, dass der Zuckerspiegel im Blut ansteigt. Die Bauchspeicheldrüse versucht, dem erhöhten Zuckerspiegel entgegenzusteuern, und schüttet zusätzliches Insulin aus. Langfristig kann sich daraus ein Diabetes mellitus Typ 2 entwickeln. Daher ist es besonders für Apfeltypen wichtig, so früh wie möglich und dauerhaft ihr Körpergewicht zu normalisieren.

Die Fähigkeit des Körpers, Fett zu speichern, diente von jeher dazu, Energie zu bevorraten. Denn wenn das Nahrungsangebot knapp wird, kann der Körper auf diese Fettreserven zurückgreifen. Bei einem üppigen Nahrungsangebot ist diese Fettreserve eher ein Problem, weil wir sie niemals verbrauchen. Allenfalls Ausdauersportler profitieren noch davon, wenn sie länger als etwa zwei Stunden Energie bereitstellen müssen. Nach dieser Zeit sind die Kohlenhydratspeicher nämlich meist erschöpft, die zuerst aufgebraucht werden.

Das Bauchfett, das viel stoffwechselaktiver ist als das außen am Körper angelagerte und anders zusammengesetzte Fett, geht mit einer deutlich erhöhten Rate von Krankheiten wie Bluthochdruck, Diabetes mellitus, Arteriosklerose sowie anderen modernen Zivilisationserkrankungen einher.

Die vermehrt abgegebenen Triglyceride aus dem viszeralen Fett, die an das Blut abgegeben werden, bilden vermehrt verschiedene Hormone, wie das Östrogen. Ein Zuviel an Östrogen kann gesundheitliche Nachteile wie zusätzliche Gewichtszunahme, Reizbarkeit, Schlafstörungen und andere Krankheiten mit verursachen.

Außerdem produziert Viszeralfett den Entzündungsstoff Interleukin-6, den der Körper zwar für ein gut funktionierendes Immunsystem benötigt. Aber ein Zuviel an Interleukin-6 fördert Entzündungen im Körper, auch in den Gefäßen, die wiederum das Risiko für Schlaganfall und Herzinfarkt erhöhen.

Welche Lebensmittel Bauchfett vermehren oder vermindern

Es gibt vielerlei kontroverse Aussagen darüber, ob und welche Lebensmittel das Bauchfett vermehren oder aber dessen Bildung verhindern können. Bei der Aufzählung dieser Lebensmittel finden sich die bekannten gesundheitsschädlichen und gesundheitsfördernden Lebensmittel. Die Wirkung jedes einzelnen Lebensmittels hängt aber davon ab, wie viel davon über welchen Zeitraum gegessen wird und welche anderen Lebensmittel gleichzeitig verzehrt werden.

Für die Wirkung der aufgeführten Lebensmittel gibt es zwar keine Garantie, aber es lohnt sich trotzdem, sie bei der Nahrungsauswahl entsprechend zu berücksichtigen (Tabelle 6). Die Lebensmittel sind in alphabetischer Reihenfolge genannt, da es keine vergleichenden Studien gibt.

Tabelle 6: *Was wir essen, beeinflusst die Entstehung von Bauchfett*

Lebensmittel, die Bauchfett vermutlich	
vermehren	**verhindern**
Alkohol, allgemein	Äpfel
Bier	Beeren
Fast Food	Birnen
gesüßte Getränke	Blaubeeren
Käse	Brokkoli
Nudeln aus Weißmehl	Granatäpfel
spätes Abendessen	Grapefruits
Snacks	grüner Tee
Süßstoffe	Mandeln
Transfette	Orangen
verarbeitetes Fleisch	Vollkornprodukte
Wurst	Walnüsse
Zucker	Wasser

Studien haben gezeigt, dass ein höherer Verzehr von kalorienreichen Lebensmitteln wie etwa Süßigkeiten und Snacks zu überschüssigem Körperfett führt, während eine größere Gemüsevielfalt dagegen eher schützend wirkt (McCrory et al. 1999).

Klartext

Bauchfett gefährdet besonders die Gesundheit von Männern, allerdings holen die Frauen hier deutlich auf. Durch Abnehmen, aber auch durch körperliche Aktivität, kann das Bauchfett verringert oder nahezu vollständig abgebaut werden. Langfristig hilft eine vollwertige pflanzliche Ernährung.

7. Die »Dopaminfalle« – der Teufelskreis aus Genuss und Glück

Die Natur ist genial, denn die Gene sind so beschaffen, dass alle Aktivitäten, die unser Überleben sichern, mit Glücksgefühlen belohnt werden. Verantwortlich dafür ist der Neurotransmitter Dopamin. Dieser Botenstoff wird auch als das Glückshormon bezeichnet, es hat eine enge Verbindung zum Belohnungszentrum im Gehirn. Dopamin entfaltet seine Wirkung bei »lustvollen« Beschäftigungen wie Essen, Trinken, Sex, Arbeiten oder Sporttreiben. Die aktivierten Glücksgefühle können ein starkes Verlangen bis hin zu suchtähnlichem Verhalten auslösen und dazu führen, dass wir die glückspendende Aktivität immer häufiger ausüben.

Das kann sehr sinnvoll sein, denn die Natur ist intelligent: So lächeln Babys gerade im ersten Lebensjahr so häufig, um davon abzulenken, dass sie viel Zeit, Arbeit und Aufmerksamkeit erfordern. Ihr Lächeln macht uns glücklich. Zudem strömt vom Kopf des Babys ein wohlriechender Duft aus. Das animiert die Mutter dazu, ihr Baby mit Freude zu stillen.

Beim Essen ist es etwas komplizierter: Die Natur agiert aber auch hier durchaus klug, wenn Essen und Trinken uns ein gutes, befriedigendes Gefühl vermitteln, von dem wir uns noch mehr wünschen. In früheren Zeiten des Mangels war das nämlich überlebenswichtig, weil es den Fortbestand der Menschheit sicherte. Aber: Die Kehrseite der Medaille ist, dass immer mehr Dopamin gebraucht wird, um den gleichen beglückenden Effekt zu erzielen. Die Begierde auf den nächsten Kick wird auch durch mehr Besitz, mehr Macht oder auch mehr Essen geweckt.

Letztendlich meint es die Natur grundsätzlich gut mit uns und möchte verhindern, dass wir aussterben. Doch die Mechanismen, die vor langer Zeit gegriffen haben, führen uns jetzt in die »Dopaminfalle«, aus der die heutige Pandemie aus Übergewicht und Fettleibigkeit entstanden ist. Wer überall und zu jeder Zeit isst, wird mit Glücksgefühlen belohnt, besonders wenn es sich um üppiges und fettes Essen handelt. Das Gehirn dankt es mit Glücksgefühlen, und die Fettreserven des Körpers schwellen weiter an. Überall, wo Fülle herrscht, gibt es ein Übergewichtsdilemma – der Wohlstand macht es möglich.

Darum werden die Krankheiten wie beispielsweise Diabetes, Bluthochdruck oder Arteriosklerose, die auf Übergewicht zurückzuführen sind, auch als Wohlstandskrankheiten bezeichnet. Allein dieser Begriff rüttelt wach. Aber anstatt das Übel an den Wurzeln zu packen, werden meist nur die Symptome dieser Krankheiten behandelt – überwiegend mit Arzneimitteln. Ohne Gewichtsabnahme gibt es aber keine Aussicht auf Heilung.

Dopamin-Fasten als Abnehmtrick

Der Psychiater Cameron Sepah verwendete 2019 erstmals den Begriff »Dopamin-Fasting« im Zusammenhang mit vorübergehendem Entsagen von digitalen Verführungen, das besonders im kalifornischen Silicon Valley, Standort zahlreicher IT-Unternehmen, zu einem Trend wurde. Dieses »Dopamin-Fasten« kann auch bei der Gewichtsreduktion helfen. Daran erkennen wir, warum die Belohnungsspirale den Menschen »schwach« macht. Aber niemand ist diesem Belohnungssystem hoffnungslos ausgeliefert, denn das bewusste »Dopamin-Fasten« funktioniert auch bei unserem Essverhalten, sodass diese Negativspirale gestoppt werden kann. Das Intervallfasten, bei dem täglich 16 Stunden am Stück gefastet wird, ist ein praktisches Beispiel dafür, wie erfolgreich das funktionieren kann, besonders auch beim Abnehmen.

Klartext
Die Natur macht alles richtig, aber bei der unnatürlichen Lebensweise der zivilisierten Gesellschaft bewirken die genialen, intelligenten und klugen Mechanismen oft das Gegenteil. Kennen wir diese Mechanismen, können wir uns für eine entsprechende Lebens- und Ernährungsweise entscheiden und damit diesen Widerspruch bewusst auflösen. Das hilft auch beim Abnehmen.

8. Auch Medikamente können Übergewicht fördern

Eine unerwünschte Gewichtszunahme kann auch die Nebenwirkung eines Medikaments sein. Zu den »Dickmachern« unter den Arzneimitteln zählen eine ganze Reihe von Präparaten (siehe Kasten).

Arzneimittel, die zur Gewichtszunahme führen können

- Antibiotika
- Antidiabetika
- Antiepileptika
- Betablocker
- Cortison
- Hormone
- Lithium
- Migränemittel
- Psychopharmaka
- Schilddrüsenmedikamente
- Schmerzmittel

Wer an einer Zivilisations- oder Wohlstandskrankheit leidet, hat vielleicht einen hohen Bluthochdruck, ein leichtes Übergewicht von fünf Kilogramm, fühlt sich ansonsten aber wohl. Der Arzt hat sich am herkömmlichen Goldstandard orientiert – also der vermeintlich besten Therapie – und meist erst mal einen Betablocker zum Senken des Blutdrucks verordnet. Patient und Arzt können mit dieser Vorgehensweise insofern zufrieden sein, als es eine evidenzbasierte Empfehlung ist. Gut beraten sind sie damit nicht.

Denn es wäre schön, wenn es so einfach wäre. Schon ein Jahr später sieht die Situation nämlich ganz anders aus – und das bei gleicher Lebensführung. Der Patient hat einige Kilos zugenommen, inzwischen sieht man ihm das Übergewicht deutlich an. Auch sein Blutdruck ist wieder leicht angestiegen, sodass die Dosis der Betablocker erhöht werden muss. Im Laufe der Zeit lagerte sich beim Patienten mehr und mehr Fett ab, meist sichtbar als Bauchfett. Zwar war es nur rund ein halbes Kilogramm pro Monat, aber das sind immerhin zusätzliche sechs Kilogramm mehr nach einem Jahr. Warum passiert das alles?

Betablocker fahren den Energiestoffwechsel herunter

Bei Menschen, die Betablocker einnehmen, geht die Fettverbrennung zurück. Ihr Lifestyle ist zwar unverändert, aber es lagert sich mehr und mehr Fett ab, sodass sie zunehmen. Der tägliche Frust darüber, dass die Kleider nicht mehr passen, sowie unsensible Bemerkungen aus ihrem Umfeld lassen die Laune in den Keller sinken. Für Sport fehlt die Energie, für die nachlassende Potenz eine Erklärung sowie die Lösung.

Übrigens, Potenzstörungen sind die ersten ernst zu nehmenden Symptome für den Beginn von Gefäßerkrankungen, von denen auch das Herz, die Nieren und das Gehirn betroffen sein können. Hier hilft nicht die Einnahme eines Potenzmittels, sondern definitiv nur eine Veränderung der Ernährungsgewohnheiten, die überflüssige Pfunde abbaut. Und auch der Sport darf natürlich nicht fehlen. Ausprobieren lohnt sich!

All das kann passieren, wenn Betablocker eingenommen werden. Wäre doch nur bekannt gewesen, dass jedes Kilogramm weniger den Blutdruck um etwa 4 mmHg senkt – das wären bei fünf Kilogramm Gewichtsverlust immerhin 20 mmHg. Heißt: Ein Blutdruck von 150/100 wäre durch eine entsprechende Gewichtsabnahme auf einen Wert von 130/80 gefallen, hätte sich also nahezu normalisiert. Welch ein Unterschied!

Wird zusätzlich zu einer bewussteren Ernährung auch noch drei- bis viermal in der Woche eine halbe Stunde moderates Ausdauertraining absolviert, dann würde der Bluthochdruck beim genannten Patienten mit großer Wahrscheinlichkeit schon der Vergangenheit angehören. Und mehr noch: All die »gewichtigen« negativen Nebenwirkungen wären ausgeblieben – von der schlechten Laune bis hin zu den Potenzproblemen und dem ständigen Unwohlsein.

Viele Mittel regen den Appetit an

»Gewichtige« Nebenwirkungen haben nicht nur Betablocker. Medikamente gegen Altersdiabetes und ebenso Insulin können bei Patienten Gewichtszunahmen bis zu zehn Kilogramm bewirken. Auch Psychopharmaka und Migränemittel verlangsamen den Stoffwechsel. Je nach Arzneistoff steigern sie zudem den Appetit. Bei Lithium, das in der Therapie psychischer Erkrankungen eingesetzt wird, zählt die Gewichtszunahme zu den stärksten Nebenwirkungen.

Kortisonhaltige Mittel, die bei rheumatischen Erkrankungen, Allergien, Asthma oder entzündlichen Darmerkrankungen eingesetzt werden, sind ebenfalls appetitanregend und verlangsamen außerdem den Stoffwechsel. Sie führen zu typischen Fetteinlagerungen im Hals-, Nacken- und Gesichtsbereich. Wassereinlagerung im restlichen Gewebe kommt noch hinzu. Auch bei Hormoneinnahmen während der Wechseljahre und zur Verhütung einer Schwangerschaft müssen Frauen mit einer teils deutlichen Gewichtszunahme rechnen.

Wer gesund lebt, kann die Medikamente oft reduzieren oder absetzen

Selbst wenn es manchmal notwendig ist, Medikamente für eine gewisse Zeit wegen akuter oder schwerer Erkrankungen einzunehmen, sollten wir uns immer bewusst machen, dass die meisten der heutigen Erkrankungen durch Veränderungen des Lebensstiles positiv beeinflusst, nicht selten sogar geheilt werden können. Und nicht vergessen: Bei der Entstehung der Wohlstandskrankheiten steht meist das Übergewicht bei den Risikofaktoren an erster Stelle.

Wir leben in einem medizinischen Zeitalter der medikamentösen Therapie. Natürliche Heilverfahren und Maßnahmen zur Selbsthilfe bilden inzwischen das Schlusslicht. Kein Zweifel, Medikamente sind eine unglaubliche Errungenschaft der modernen Medizin, aber: Sie sind fast immer mit Nebenwirkungen verbunden.

Klartext
Wir sollten alle Möglichkeiten nutzen, unsere gewünschten gesundheitlichen Ziele durch Veränderungen unserer täglichen Lebensgewohnheiten zu erreichen. Dann können wir nebenwirkungsreiche Medikamente stark reduzieren oder sogar ganz absetzen. Denn unser Körper heilt sich am liebsten und am besten selbst. Jeder kann also selbst aktiv werden und sich den »inneren Arzt« als Sparringspartner mit ins Boot holen.

V.
Jeder kann gesund und nachhaltig abnehmen

»Wer abnehmen will, muss mit vielen mündlichen Prüfungen rechnen.«

Klaus Klages, Gebrauchsphilosoph (*1938)

Unsere Versuche abzunehmen sind nicht neu, denn Übergewicht gab es schon immer, allerdings in früheren Zeiten nur bei der winzigen gesellschaftlichen Oberschicht oder anderen wohlhabenden Bürgern. Diverse Berater und Quacksalber verschrieben vielfältige Mittel und legten den Menschen verschiedene, teilweise unsinnige Maßnahmen zum Abnehmen nahe. Die Ergebnisse waren meist wirkungslos bis gefährlich, nachhaltige Erfolge waren selten. Erst in den letzten Jahrhunderten gab es besonders von Naturheilkundlern, Kurärzten und Fastenärzten ernst zu nehmende Empfehlungen, die bald zu einer Flut von Helfern und Hilfen anwuchsen.

Inzwischen gibt es unendlich viele Informationen zum Thema Ernährung im Allgemeinen und zum Thema Abnehmen im Speziellen. Dabei zieht sich eine wichtige Erkenntnis wie ein roter Faden durch die gesammelten Erfahrungen, überraschenden Erlebnissen und bitteren Enttäuschungen: Der Erfolg beim Abnehmen fällt sehr unterschiedlich aus, auch mit der gleichen Maßnahme, auch bei Menschen im gleichen Alter, mit ähnlichen Lebensumständen und Berufen sowie einem vergleichbaren Grad an Übergewicht.

Optimierte Lebensumstände unterstützen die Gewichtsabnahme

Dass die Menschen auf Mahlzeiten und Restriktionen nicht identisch reagieren, überrascht aber nicht, denn es gibt eine Reihe bestimmender Parameter, die hier beteiligt sind. Einige wie die genetische Veranlagung, der Phänotyp – dazu zählen alle sichtbaren und physiologischen Eigenschaften des Körpers – sowie spezielle Umwelteinflüsse sind individuell mehr oder weniger festgelegt. Das Mikrobiom (siehe Seite 348) sowie die Schlafqualität, das Ausmaß an Bewegung und vor allem Lebensgewohnheiten können verändert, d. h. optimiert werden. Deshalb bringt es (noch) wenig Nutzen, allein die so vielversprechend klingenden Gentests anzuwenden und für sich zu interpretieren.

Grundlegende Maßnahme beim Abnehmen ist es, die Nahrungsaufnahme maßvoll zu verringern und individuell zu optimieren. Dabei müssen wir alle lebenswichtigen Nährstoffe in bedarfsdeckender Quantität und Qualität zuführen. Mit einer überwiegend pflanzlichen Kost, die möglichst wenig verarbeitet ist und schonend zubereitet wird, gelingt dies bestens. Vor allem wenn sie schmackhaft gewürzt ist, sodass beim Essen Freude aufkommt.

Die ersten Erfolge werden schnell auf der Waage und am Gürtel sichtbar und verstärken die Motivation weiterzumachen. Mit den notwendigen Informationen und einem festen Willen – früher als Disziplin bezeichnet – wird das Wunschgewicht schrittweise erreicht. Dieses Abnehmen kann auch mal hart sein, ist aber vorteilhaft für die Gesundheit, die Lebensqualität und das Selbstbewusstsein.

Übergewicht ist mehr als eine Frage der richtigen Ernährung, denn genauso wichtig ist ein insgesamt gesunder Lebensstil. Das gewünschte Abnehmen und der Erhalt des erreichten Gewichts erfordern neben einer dauerhaften Ernährungsumstellung auch tägliche körperliche Aktivität, längere Aufenthalte an der frischen Luft, regelmäßige Entspannung und ausreichend Schlaf. Alkohol sollte, wenn überhaupt, nur in mäßiger Menge konsumiert werden, und dass Nikotin und Drogen aller Art gemieden werden müssen, ist selbstverständlich. Diese gesünderen Gewohnheiten sollten sich zu einem neuen Lebensstil entwickeln, denn das Zusammenwirken all dieser Einflussfaktoren führt nicht nur zum wünschenswerten Gewicht, sondern gleichzeitig zu einem langen Leben in stabiler Gesundheit.

Klartext

Erfolgreiches Abnehmen erfordert einen Lebensstil, der die individuell erforderlichen und möglichen Optimierungen zügig und so einfach wie möglich vornimmt. Eine vollwertige pflanzliche Ernährung ist hier die zentrale Maßnahme. Alle anderen Faktoren müssen so optimiert werden, dass sie den individuellen Bedürfnissen entsprechen und gut verträglich sind.

Warum vollwertige Pflanzenkost die beste Ernährungsweise ist

Fast alle übergewichtigen Menschen haben verständlicherweise das dringende Bedürfnis abzunehmen, aber achten dabei meist wenig auf Risiken und Nebenwirkungen der von ihnen gewählten Diät. Die Warnung der Pharmawerbung »Zu Risiken und Nebenwirkungen fragen Sie Ihren Arzt oder Apotheker« hilft hier nur begrenzt.

Doch um gesund abzunehmen, sollten alle noch so verlockend klingenden Reduktionsdiäten vermieden werden, denn es gibt keine Geheimtipps, dafür aber einen Königsweg, den wir hier in diesem Buch ausführlich vorstellen.

Gesund abnehmen gelingt, wenn unsere Ernährungs- und Lebensweise mit vier Maßnahmen in Einklang gebracht wird. Erstens müssen wir weniger Kalorien zuführen. Zweitens muss sichergestellt werden, dass wir alle lebenswichtigen Nährstoffe in optimaler Menge aufnehmen. Drittens muss das Essen gut schmecken. Und viertens ist ein gewisses Maß an körperlicher Aktivität erforderlich. Das klingt so einfach, ist aber schwerer als gedacht, denn es erfordert eine meist umfassende Umstellung unserer gewohnten Ernährungs- und Lebensweise. Aber ohne jegliche Anstrengungen geht es nun mal nicht, und auch im Schlaf funktioniert es nicht.

Die ersten drei Maßnahmen lassen sich sehr elegant verwirklichen, wenn wir weit überwiegend eine vollwertige pflanzliche Kost zu uns nehmen. Denn eine abwechslungsreiche pflanzliche Ernährung schmeckt gut, enthält alle essenziellen Nährstoffe (bis auf Vitamin B_{12}), aber nicht so viele Kalorien. Denn Gemüse und Obst bestehen weit überwiegend aus Wasser. So enthalten Tomaten etwa 95 % und Kartoffeln 78 % Wasser, auch nachdem sie gegart wurden. Die für die Gesundheit so wichtigen Ballaststoffe und auch die vielen sekundären Pflanzenstoffe werden, wie der Name sagt, nur von Pflanzen gebildet.

Was Sättigung auslöst

Sowohl der Wassergehalt als auch die Ballaststoffe der pflanzlichen Kost tragen zur Sättigung bei, denn sie füllen den Magen. Diese Wirkung kann noch verstärkt werden, wenn Obst und gewisse Gemüsearten roh gegessen werden. Aber nicht nur ein gefüllter Magen trägt zur Sättigung bei, sondern auch gründliches Kauen und eine dabei produzierte große Menge an Speichel. Ebenso hilfreich ist es, sich bei den Mahlzeiten ausreichend Zeit zu lassen, damit sich das Sättigungsgefühl einstellen kann. Denn wenn wir durch weniger Nahrung schneller und nachhaltiger satt werden, begrenzen wir auch automatisch die Kalorienaufnahme, was das Abnehmen begünstigt.

Übrigens ist es nicht erforderlich, sich irgendetwas strikt zu verbieten, denn mit Verboten wird eher das Gegenteil erreicht. Es versteht sich von selbst, dass kalorienreiche Süßigkeiten aller Art sowie Alkohol nur gelegentlich und in geringen Mengen konsumiert werden sollten. Dadurch wird das Abnehmen nicht behindert, auch wenn ein völliges Meiden natürlich besser ist.

Der von uns vorgeschlagene Königsweg der Ernährung hat eine Reihe günstiger Nebenwirkungen. So müssen keine Kalorien gezählt werden, und man kann sich satt essen. Nach den Mahlzeiten tritt fast keine Müdigkeit auf, und man schläft gut. Diese Ernährungs- und Lebensweise ist nicht nur gut zum Abnehmen geeignet, sondern sie sollte zur Orientierung werden, weil sie unsere Gesundheit fördern und das Leben verlängern kann. Gewicht wird dabei allerdings nur langsam verloren, rund ein bis zwei Kilogramm sind es pro Monat. Wer beispielsweise 25 Kilogramm abnehmen möchte, wird sein Ziel möglicherweise erst zur Badesaison im nächsten Jahr erreichen. Das wäre ein vernünftiger Plan, denn wer über diesen langen Zeitraum seine extra Kilos abbaut, kann ziemlich sicher sein, dass das Wunschgewicht gehalten wird – vorausgesetzt, dass die neuen Ernährungs- und Lebensgewohnheiten beibehalten werden.

Im Grunde genommen ist es relativ einfach, pflanzliche Kost zu wählen, die neben einem Gewichtsverlust auch dazu beiträgt, die Gesundheit zu erhalten bzw. wiederherzustellen. Man sollte nur wissen, wie man sie wohlschmeckend zubereitet. Dann fällt auch das häufig aufgeführte Argument weg, pflanzliche Kost sei nicht schmackhaft. Wer schon damit begonnen hat – wie wir es in Buch I vorgeschlagen haben –, weiß, wovon wir sprechen.

Bewegung bringt den Stoffwechsel zusätzlich auf Trab

Unterstützt wird die Gewichtsabnahme durch zusätzlichen Kalorienverbrauch mit der vierten Maßnahme, der täglichen körperlichen Bewegung. Am besten gleich morgens beginnen und möglichst mit dem Fahrrad zur Arbeit fahren, tagsüber dann Treppen nutzen, Fahrstühle meiden und kurze Strecken zu Fuß zurücklegen. Abends sollte mindestens eine halbe Stunde und am Wochenende deutlich mehr Zeit für körperliche Aktivitäten eingeplant werden. Es gibt so viele Möglichkeiten, sich zu bewegen: Sportarten aller Art wie Laufen, Fahrradfahren oder Schwimmen, aber auch Garten- und Hausarbeit, mit den Kindern spielen oder den Hund ausführen sowie Tanzen sind gut geeignet, vor allem wenn´s Spaß macht. Wer Lust hat, kann auch Kraft- oder Dehnübungen durchführen.

Jede Form der Bewegung hilft, da nicht nur Kalorien verbraucht werden, sondern der gesamte Stoffwechsel gefordert und damit angeregt wird. Dabei ist aber unbedingt zu beachten, dass es durch die Art der durchgeführten Bewegungen nicht auch zu Verkürzungen der Muskeln und Faszien (Bindegewebe) kommt. Sie sind nämlich die Hauptursache für die meisten der Schmerzen und Verschleißzustände im Körper (siehe Seite 180ff.).

Klartext

Wer gesund abnehmen und langfristig schlank bleiben will, muss sich weitaus überwiegend oder ausschließlich von Pflanzen ernähren, denn sie enthalten die echten Gesundmacher, nämlich die Ballaststoffe und sekundären Pflanzenstoffe und alle lebensnotwendigen Nährstoffe bis auf Vitamin B_{12}, das als angereichertes Lebensmittel oder Nahrungsergänzungsmittel eingenommen werden muss.

I. Tipps zum Abnehmen und für die Zeit danach

Die unzähligen Empfehlungen zum Abnehmen zeigen, dass es viele Möglichkeiten gibt, das Abnehmen gezielt zu unterstützen. Diese Ratschläge sind für jeden Übergewichtigen von unterschiedlicher Bedeutung, sodass eine allgemeine Prioritätenliste schwierig ist. Nehmen wir aber sowohl unsere persönlichen Erfahrungen als auch die häufigsten Bewertungen in der Fachliteratur in den Blick, so lassen sich fünf Gruppen erkennen, die im Folgenden aufgeführt sind. Eine ganze Reihe dieser Empfehlungen können eher mühelos beim Abnehmen integriert werden, andere erfordern etwas Übung, manche ein wenig Geduld und fast alle genügende Ausdauer, bis sie Teil des Alltags werden.

Verhaltenstipps

- **Intervallfasten:** Am besten nach der 16/8-Methode, also 16 Stunden fasten bzw. nur Wasser oder ungesüßte Tees trinken und in den verbleibenden acht Stunden höchstens dreimal, am besten nur zweimal essen und trinken. Für Einsteiger ist die 14/10-Methode ein Kompromiss.
- **Die richtige Einstellung finden**: Wichtig ist, langfristig zu planen, denn dauerhafter Erfolg braucht Zeit. Wir kennen das aus bekannten Sprichwörtern: »Gut Ding will Weile haben«, »Kommt Zeit, kommt Rat«, »Rom wurde nicht an einem Tag gebaut«.
- **Gleichgesinnte suchen:** Ob Partner, Familienmitglied, Freund oder Kollegin – haben sie das gleiche Ziel und wollen ebenfalls abnehmen, erhöhen sich die eigenen Erfolgschancen. Teamarbeit bestätigt auch hier eine alte Weisheit: »Geteiltes Leid ist halbes Leid, und geteilte Freude ist doppelte Freude.«
- **Protokoll führen:** Essen und Trinken aufschreiben, damit das, was gegessen wird, stärker ins Bewusstsein rückt. Gewicht, Taillenumfang und Schlafqualität notieren, denn das motiviert.
- **Für Ablenkung sorgen:** Wanderungen, Fitnesstraining, Bücher lesen, Veranstaltungen besuchen, an Seminaren teilnehmen, Freundschaften

pflegen sind frohstimmende Aktivitäten, die uns dabei helfen, aus dem Gedankenkreisen rund ums Essen und um mögliche Hungergefühle zu entkommen.

- **Auf die Portionsgrößen achten:** Kleinere Portionen auf kleineren Tellern reduzieren den Verzehr insgesamt. Kinderbesteck benutzen, dann passt weniger auf Gabel oder Löffel. Wichtig: Immer nur eine Portion essen. Allerdings darf die Menge bei einem Blattsalat riesig sein! Reste am besten gleich einfrieren, um sie nicht doch gleich zu essen.
- **Gründlich Kauen:** Alles sehr gründlich kauen, denn es strengt an, fördert die Speichelbildung und füllt den Magen. Das alles trägt zur Sättigung bei.
- **»Durchhänger« akzeptieren:** Das kommt vor. Wichtig ist es aber, standhaft zu bleiben, den Anfängen zu wehren und nicht in alte Essgewohnheiten zurückzufallen.
- **Essanfälle oder andere Rückfälle durchstehen**: Ausrutscher abhaken. Das heißt: Jetzt auf keinen Fall aufgeben, sondern diszipliniert bleiben und weitermachen.
- **Viel bewegen:** Körperliche Aktivitäten machen Spaß und sind, wie bereits erwähnt, ein wichtiger Teil erfolgreichen Abnehmens. Tägliches Dehnen, leichtes Kraft- und Ausdauertraining dürfen nicht fehlen, möglichst im Freien oder bei offenem Fenster.
- **Moderat joggen:** Zur Sauerstoffversorgung und Regulation des Säure-Basen-Gleichgewichts kann Joggen beitragen. Aber bitte nicht übertreiben. Es müssen keine Höchstleistungen sein, der tägliche flotte Spaziergang (brisk walking) ist bereits hilfreich.

Ernährungstipps

- **Täglich bis zu 250 Gramm Obst essen:** Die verschiedenen Arten an Kern–, Stein–, Schalen- und Beerenobst sollten überwiegend in roher Form verzehrt werden.
- **Täglich eine große Portion (etwa 400 Gramm) Gemüse essen:** Sowohl oberirdisch als auch unterirdisch wachsende Arten sollten verzehrt werden. Denn Gemüse macht satt und füttert die guten, schlank machenden Darmbakterien.

- **Getreideprodukte aus Vollkorn(mehlen) bevorzugen (bzw. zubereiten):** Das gilt für Brot und Gebäck, aber auch für Nudeln und Reis. Empfehlenswert ist auch nährstoffreiches Pseudogetreide wie etwa Quinoa oder Amaranth.
- **Kartoffeln in den Speiseplan einbauen:** Sie haben einen positiven Einfluss auf das Säure-Basen-Gleichgewicht. Sie sollten möglichst als Pellkartoffeln zubereitet werden, da die Pelle das Vitamin C beim Erhitzen der Kartoffel schützt. Bei jungen Kartoffeln kann die Pelle mitgegessen werden, obwohl sie kaum Nährstoffe enthält. Auf die fett- und salzreichen Pommes frites verzichten.
- **Hülsenfrüchte genießen:** Täglich eine kleine Portion (gekochter!) und marinierter Bohnen, Erbsen, Linsen, Lupinen, Kichererbsen (Hummus), Sojabohnen (Tofu) essen. Das lässt den Blutzuckerspiegel kaum ansteigen und bremst das Hungergefühl. Ungekochte Bohnen sind giftig.
- **Eine Handvoll Nüsse pro Tag essen:** Sie sind zwar kalorienreich, tragen aber zur Sättigung bei. Daher eignen sie sich hervorragend als Zwischenmahlzeit – nur wenn es sein muss – oder als kleiner Sattmachernachtisch. Täglich drei Paranüsse sorgen für die bedarfsgerechte Versorgung mit Selen.
- **Samen und Keimlinge übers Essen streuen:** Sie sind geballte Nährstoffträger und zählen außerdem zur Frischkost.
- **Kräuter grenzenlos genießen:** Möglichst oft Kräuter einsetzen, um Salz zu reduzieren. Wildkräuter wie Brennnesseln, Giersch und Löwenzahn enthalten ein Vielfaches der Nährstoffe von kultivierten Kräutern.
- **Gewürze verwenden:** Sie sind ein guter Salzersatz und haben vielerlei gesundheitliche Wirkungen.

Tipps rund um die Mahlzeiten und ihre Zubereitung

- **Frühstück:** Gerne Obst und Nüsse essen oder auch Müsli, Vollkornbrot oder Vollkornbrötchen. Wer das nicht mag, sollte morgens am besten nur viel trinken.
- **Mittagspause:** Mit einem Spaziergang oder Kurzschlaf abschließen. Sanfte körperliche Bewegung wie gehen, radeln oder dehnen fördert die Verdauung. 20 Minuten Schlaf ist erholsam.

- **Abendessen:** So früh wie möglich essen, damit der Schlaf nicht durch Verdauungsarbeit gestört wird. Wenig Kohlenhydrate essen (denn Energie brauchen wir nachts kaum), dafür mehr Proteinreiches wie Hülsenfrüchte (weil sie die nächtlichen zellulären Regenerationsprozesse unterstützen).
- **Wasser trinken:** Eine halbe Stunde vor oder zwei Stunden nach jeder Mahlzeit 200 bis 400 Milliliter Wasser trinken – am besten kaltes. Denn ein Glas Wasser (250 Milliliter) verbraucht 25 Kalorien, bis es Körpertemperatur erreicht. Direkt vor oder zur Mahlzeit verdünnt es den Magensaft und beeinträchtigt die Verdauung.
- **Fett reduzieren:** Wenig gesättigte Fettsäuren zu sich nehmen, die überwiegend in tierischen Produkten vorkommen, und auch nur in Maßen hoch ungesättigte Fettsäuren aus pflanzlichen Ölen in den Speiseplan einbauen.
- **Bei Salatdressings** sparsam sein mit Leinöl, Rapsöl oder Olivenöl.
- **Pflanzliches Eiweiß bevorzugen**, denn es ist gesünder als tierisches.
- **Kohlenhydrate nicht als Zucker essen**, sondern in Form von Stärke (in Kartoffeln, Reis, Vollkorn- und Pseudogetreide enthalten).
- **Reichlich Ballaststoffe essen:** Sie sind nur in pflanzlichen Lebensmitteln enthalten. Täglich mindestens 30 Gramm, besser deutlich mehr. Vor allem Hülsenfrüchte, Vollkornprodukte, Nüsse, Gemüse und Obst verzehren.
- **Sekundäre Pflanzenstoffe aufnehmen:** Es sind die Duft-, Farb- und Aromastoffe von Gemüse, Obst und anderer Pflanzenkost, die vielfältige gesundheitsförderliche Wirkungen haben.
- **Neue Rezepte ausprobieren:** Es gibt eine Fülle an fettarmen Gerichten, die schnell und einfach zuzubereiten sind.
- **Partysünden meiden:** Am besten vorher zu Hause noch einen Salat essen, um den Magen zu füllen.

Empfehlungen zur Lebensmittelauswahl

Nicht empfehlenswert sind:

- **Fleisch** und daraus hergestellte Produkte,
- **Fisch** und daraus hergestellte Produkte,

- **Milch** und daraus hergestellte Produkte,
- **Eier** und daraus hergestellte Produkte,
- **Weißmehlprodukte** wie Brot, Brötchen, Gebäck und Nudeln, denn sie haben einen großen Teil wichtiger Nährstoffe verloren (die in Erzeugnissen aus Vollkornmehl noch enthalten sind),
- **Fast Food**. Besser sind richtige Mahlzeiten.

Ausnahmslos zu meiden sind:
- **Zucker:** Er besteht aus leeren Kalorien, heißt: Sie liefern nur Nahrungsenergie, aber keine zusätzlichen Nährstoffe.
- **Limonaden** und andere stark gesüßte »Zuckerwasser«.
- **Wurst:** Sie ist oft ein zu fettes und zu salziges Resteverwertungsprodukt.
- **Innereien:** Sind teilweise stark belastet mit toxischen Mineralstoffen und Pestiziden.
- **Alkohol:** Er liefert viele Kalorien und schädigt die Leber.
- **Süßstoffe:** Ihr süßer Geschmack regt den Appetit an.

Hilfreiche Infos

1. Ballaststoffe sind die besten Medikamente zum Abnehmen, die es gibt. Sie binden Schadstoffe, füllen Magen und Darm und tragen zur Sättigung bei. Denn wir können sie nicht verdauen. Aber unsere Darmbakterien bauen sie zu kurzkettigen Fettsäuren ab, die primär der Ernährung der Darmzellen dienen. Diese Zellen haben eine besondere Schutzfunktion, denn sie können Entzündungen im Körper verhindern und vor einem Angriff des menschlichen Organismus auf körpereigene Zellen schützen. Ein gesunder Darm steht in Verbindung mit dem gesamten Körper und beeinflusst die Gehirnfunktion, das Immunsystem und die Psyche. Außerdem wirkt eine ballaststoffreiche Ernährung antientzündlich und reguliert unseren Appetit und somit den gesamten Stoffwechsel.

2. Es zählen nicht die Kalorien, die wir essen, sondern die, die der Körper resorbiert, und das wiederum ist abhängig von der Gesundheit des Darms und des Darmmikrobioms.

3. Wenn wir Fett essen, dann am besten in Form von Nüssen, denn sie werden teilweise mit dem Stuhl ausgeschieden.

4. Fett durch Gemüse ersetzen.

5. Beim Backen von Kuchen oder Brot das Fett durch ungezuckertes Apfelmus ersetzen.

6. Wasser kann einem Lebensmittel viel Gewicht und Volumen verleihen, aber es enthält keine zusätzlichen Kalorien. Daher ist der Verzehr von Obst mit 80 bis 95 % und Gemüse mit 50 bis 80 % Wassergehalt so entscheidend beim Abnehmen.

7. Vor jeder Mahlzeit ein großes Glas Wasser trinken, dann zunächst eine Suppe und dann einen Salat essen und erst danach das Hauptgericht genießen.

8. Am Abend immer Hülsenfrüchte essen, um morgens weniger Appetit zu haben (»Second-Meal-Effect«).

9. Jede Nacht zwischen sieben und acht Stunden schlafen, denn Schlafmangel führt zum Abbau von Muskelmasse und zum Aufbau von Fett.

10. Nicht hungrig einkaufen gehen.

11. Mit Stäbchen essen.

12. Nach dem Abendessen, am besten nicht später als 18 Uhr, bereits ordentlich die Zähne putzen. Das hält davon ab, nochmal an den Kühlschrank oder die Snacks zu gehen.

13. Nach der letzten Mahlzeit fünf Pistazien genießen, denn sie gehören zu den Lebensmitteln mit dem höchsten Gehalt am »Schlafhormon« Melatonin. Das fördert guten Schlaf – und der hilft beim Abnehmen.

14. Smoothies ausführlich kauen. Das macht genauso satt wie das Essen von ganzem Obst.

15. Je länger ein Bissen im Mund verbleibt, also je ausgiebiger wir kauen, umso schneller werden wir satt. Denn umso länger hat der Körper Zeit, alle »Sättigungsschalter« zu aktivieren. Das geschieht durch die »orale« Stimulation von Geruch, Geschmack und Konsistenz.

16. Mehr braune Fettzellen produzieren, denn sie verbrennen im Gegensatz zu weißen Fettzellen Energie, um Wärme zu produzieren. Zunächst lauwarm duschen und dann auf kalt umstellen. Nach ungefähr einer halben Minute wird das gleichbleibend kalte Wasser immer besser verträglich. Dieses Kaltduschen im Lauf der Zeit nach Jahreszeit und Gefühl steigern. Dann abtrocknen und ein neues, belebendes Wohlbefinden spüren. Man fühlt sich den ganzen Tag energiegeladener und entdeckt, dass der Körper straffer wird, obwohl sich Fettgewebe abbaut, da zum Aufwärmen Energie verbraucht wird.

17. Den chronischen Stresspegel durch achtsames Leben abbauen. Sich jedes Moments bewusst werden. Beim Essen heißt das, sich darauf zu konzentrieren, gut zu kauen und alle fünf Geschmacksrichtungen wahrzunehmen: süß, sauer, salzig, bitter und herzhaft (umami).

2. Warum wir auf unsere innere Uhr hören sollten

Die sogenannte innere Uhr ist Teil der Chronobiologie, die sich mit der zeitlichen Organisation von physiologischen Prozessen und wiederholten Verhaltensmustern bei Lebewesen befasst. Daran sind äußere Zeitgeber wie Licht und Temperatur beteiligt. Der innere Rhythmus kann in gewissen Grenzen den Veränderungen der Umgebung angepasst werden, wie an den zeitlich schwankenden Tag-Nacht-Zyklus im Jahresverlauf. Die Regelmäßigkeiten im Tag-und-Nacht-Rhythmus, in Monatszyklen, aber auch bei den Jahreszeiten und mit ihnen die wiederkehrenden Abläufe wie Schlafbedürfnis, Hunger und Durst werden als biologische Rhythmen bezeichnet.

Die Idee einer inneren Uhr als Taktgeber des Lebens ist schon lange bekannt. Beispielsweise öffnen und schließen sich die Mimosenblätter im Tag-Nacht-Rhythmus – auch dann, wenn sie in kompletter Dunkelheit untergebracht werden. Jürgen Aschoff (1913–1998), einer der Begründer der Chronobiologie, beobachtete in den 1960er Jahren freiwillige Testpersonen, die sich tagelang in einem Versuchsraum ohne jegliches Licht aufhielten. Alle Teilnehmer behielten ihren normalen Schlaf- und Wachrhythmus bei, das heißt, sie schliefen rund acht Stunden und waren etwa 16 Stunden wach.

Schlaf macht doch schlank

Unsere innere Uhr steuert nicht nur unseren Schlaf- und Wachrhythmus, sondern auch unseren Hunger, welche Art von Nahrung wir benötigen und welche Nährstoffe wir dringend brauchen. Botenstoffe unseres Stoffwechsels kommunizieren mit den Verdauungsenzymen und den Zellen und informieren darüber, welche Tages- oder Nachtzeit herrscht.

Der Forschungszweig der Chronobiologie, der 2017 mit dem Medizinnobelpreis erst richtig bekannt wurde, steht zwar erst am Anfang, wird uns aber noch viele neue Ansätze gerade mit Blick auf das Problem des Übergewichts liefern. Ein Aspekt ist jetzt schon klar untersucht: Schlafmangel macht dick. Menschen, die einen unregelmäßigen Schlafrhythmus haben oder zu wenig schlafen, haben mehr Hunger und neigen zu Übergewicht. Das liegt daran, dass das Hormon Leptin, ein natürlicher Appetitzügler, weniger ausgeschüttet oder vom Gehirn nicht mehr genau erkannt wird.

Gleichzeitig ist mehr von dem Hunger anregenden Hormon Ghrelin vorhanden als bei Menschen, die ausreichend schlafen. Fehlender und unregelmäßiger Schlaf stellt deswegen die gesamte Verdauung »auf den Kopf«.

Essen nach 20 Uhr ist ungesund

Werden zusätzlich noch – wie oft üblich – die Mahlzeiten gemäß der biologischen Uhr zu »falschen« Zeiten eingenommen, birgt das gesundheitliche Gefahren, die im Laufe von Jahren und Jahrzehnten zu immer schwereren gesundheitlichen Beeinflussungen führen. Ein Beispiel dafür ist das Abendessen nach 20 Uhr, weil Verdauungsarbeit die Schlafqualität verschlechtert und dadurch Übergewicht provoziert.

Beeindruckend sind die Forschungsergebnisse gerade bezüglich der gesundheitlichen Auswirkungen – allen voran das Übergewicht, dem dann Schlafstörungen, Dauerstress, Infektanfälligkeit, Gedächtnisstörungen, neurodegenerative Krankheiten bis hin zu Depressionen und die daraus resultierenden Zivilisationskrankheiten folgen.

Wer nachts arbeiten muss, sollte unbedingt die Regel beachten, nicht während der Nacht zu essen, sondern erst am Morgen nach der Schicht und dann erst wieder am späten Nachmittag. Selbst eine kleine Zwischenmahlzeit bremst Ihre normale Fettverbrennung während der Nacht und ist noch am nächsten Tag verlangsamt.

Klartext
Die innere Uhr ist auf regelmäßige Ruhephasen, Mahlzeiten und Schlafzeiten programmiert. Deshalb führt Nachtarbeit zu Stress und spätes Essen zu Schlafmangel, der dick macht. Zum Abnehmen sollte der natürliche Rhythmus des Lebens eingehalten werden, auch bei Nachtschicht.

3. Der Jo-Jo-Effekt lässt sich austricksen

Das Jo-Jo-Spielzeug kennt jeder. Es ist eine Rolle, die an einem Faden hängt, nach unten fällt und sofort wieder nach oben schnellt. Wie ein Jo-Jo verhält sich auch das Körpergewicht vieler Menschen nach einer Diät. Denn das alte Gewicht wird nach der Diät relativ schnell wieder erreicht und oft – hier übertrifft es das Jo-Jo in der Wirkung – nach ein paar Monaten noch überschritten. Und dies, obwohl nach der Diät nicht mehr gegessen wurde als vor der Diät.

Dieser zusätzliche Gewichtsanstieg beruht darauf, dass sich der Stoffwechsel während der Diät auf Sparflamme umgestellt hat, denn die unzureichende Energiezufuhr stellt für den Körper eine Notsituation dar, sodass der Hungerstoffwechsel anspringt. In Erwartung der nächsten Hungerperiode (Diät) geht der Körper sehr sparsam mit Energie um, eine Maßnahme, die in der Evolution des Menschen das Überleben sicherte.

Zudem wird bei einer Diät anfangs zwar nur Fettgewebe abgebaut, aber nach und nach auch Muskelgewebe. Bei radikalen Diäten ist dieser Effekt besonders ausgeprägt. Durch den Verlust an Muskelmasse verringert sich der Grundumsatz, denn Muskeln haben einen höheren Grundumsatz als Fettgewebe. Dadurch benötigt der Körper nach der Diät weniger Energie. Wenn aber nach der Diät genauso viel gegessen wird wie vor der Diät, liegt die Energiezufuhr über dem Energiebedarf des Körpers. Dieser Überschuss an Energie wird als Fettgewebe gespeichert, und folglich kommt es zur Gewichtszunahme.

Der Jo-Jo-Effekt ist nicht nur frustrierend, sondern die teilweise ausgeprägten Gewichtsschwankungen können auch das Risiko für Erkrankungen erhöhen, besonders des Herz-Kreislauf-Systems. Wer Gewicht verlieren will, sollte sich daher mehr bewegen, denn so erhöht sich der Energieverbrauch, und die Muskeln werden weniger oder gar nicht abgebaut, mitunter sogar aufgebaut.

Klartext
Der Jo-Jo-Effekt kann durch die permanente Umstellung der Ernährung und des Lebensstils vermindert oder vermieden werden. Dazu ist eine vollwertige pflanzliche Ernährung mit einem regelmäßigen Bewegungsprogramm geeignet, die auch zum erfolgreichen Abnehmen führt.

4. Körpereigene Substanzen, die das Abnehmen beeinflussen können

Im Laufe der Zeit wurden immer mehr Substanzen im Körper entdeckt, die beim Abnehmen eine Rolle spielen. Die am besten untersuchten Substanzen werden im Folgenden vorgestellt.

Leptin ist ein Sattmacher-Hormon

Übergewichtige Menschen führen ihre Körperfülle meist auf ihre Veranlagung zurück sowie auf die ständigen verführerischen Angebote und auf ungünstige Einflüsse aus der Umgebung. Trotzdem sehen viele Betroffene durchaus ein, dass sich ihr Übergewicht auch aufgrund ihres fehlerhaften Ess- und Bewegungsverhaltens eingestellt hat, vermögen aber trotz guten Willens nicht abzunehmen.

Ein wichtiger Grund für dieses Unvermögen ist das Hormon Leptin, das mit anderen Wirkstoffen den Energiehaushalt und damit das Körpergewicht reguliert (Picó et al. 2022). Leptin wird im Fettgewebe, insbesondere im Bauchfett, produziert. Je mehr die Fettspeicher nach dem Essen aufgefüllt sind, umso mehr Leptin wird ins Blut ausgeschüttet. Es teilt dem Gehirn mit, dass die Energiespeicher voll sind. Deswegen vermittelt Leptin normalerweise ein wohliges Sättigungsgefühl, eine gute Stimmung und Lust auf Bewegung.

Insulin blockiert die Wirkung

Bei normalgewichtigen Menschen fehlt im Hungerzustand das Leptin im Blut. Dadurch wird das Gehirn alarmiert, der Hunger setzt ein, und die Lust auf Bewegung lässt nach. Übergewichtige dagegen haben trotz voller Fettspeicher und eines hohen Leptinspiegels weiterhin Hunger, also ein starkes Essverlangen. Dieser Widerspruch erklärt sich ganz einfach: Bei Übergewichtigen ist nicht nur der Leptinspiegel ständig erhöht, sondern außerdem der Insulinspiegel. Das Insulin aber verdeckt für das Gehirn das Leptin. Die Folge? Leptin kann seine Wirkung nicht entfalten, sodass der Körper fälschlicherweise weiterhin glaubt, er befände sich noch im Hungerzustand.

Verantwortlich für den hohen Insulinspiegel sind vor allem isolierter Zucker, Süßigkeiten aller Art und stark gesüßte Softdrinks sowie Fast Food und Fertignahrung, aber auch gesättigte Fettsäuren und tierisches Eiweiß. Das Wissen um diese Zusammenhänge ist die Rettung für Übergewichtige. Denn eine Änderung der Ernährungsgewohnheiten mit deutlich weniger Zucker und tierischen Produkten lässt den Insulinspiegel sinken, sodass das Gehirn das Sättigungshormon Leptin wieder erkennt. Danach ist das Gefühl, sich endlich wieder satt zu fühlen, eine starke Motivation, die Kostform zu ändern.

Klartext
Bei Übergewicht funktioniert die Regulation von Hunger, Sättigung und Appetit nur unzureichend. Ursache ist, dass das Gehirn das Sättigungshormon Leptin nicht mehr erkennen kann, was durch eine stetige zucker- und fettreiche Kost hervorgerufen wird. Die Lösung ist die Umstellung auf eine vollwertige pflanzliche Kost, die wenig verarbeitet ist.

Thylakoide im »Grünzeug« sind effektiver als Abnehmpillen

Es gibt vielerlei Medikamente auf dem Markt, die das Abnehmen unterstützen sollen. Ein Beispiel ist der aktuelle Star, ein Medikament mit dem Wirkstoff Orlistat. Es blockiert das fettverdauende Enzym im Darm (Shi et al. 2022). Dadurch soll sich die Fettmenge, die der Körper aufnimmt, um etwa 30 % reduzieren. Aktuelle Studien zeigen, dass dieses Medikament funktioniert, aber der Gewichtsverlust liegt bei weniger als 500 Gramm pro Monat.

Und dabei sind die Nebenwirkungen nicht zu unterschätzen, die teilweise sehr unangenehm oder sogar gefährlich sind. Häufig kommt es zu Flecken in der Unterwäsche, verursacht durch die sogenannten »Fettstühle«, oder es wird von flüssigen Stühlen (Durchfall) bis hin zur Stuhlinkontinenz berichtet, von Blähungen mit Stuhlabgang oder anderen Verdauungsstörungen. Das ist ein hoher Preis für einen kleinen Gewichtsverlust.

Grüne Pflanzenkost ist nährstoffreich und kalorienarm

Dabei gibt es ein wesentlich besseres Medikament zum Abnehmen, ganz ohne peinliche Nebenwirkungen, nämlich die Thylakoide. Thylakoide sind Membransysteme in den Chloroplasten von Pflanzen, Algen und manchen Bakterien, in denen die Photosynthese stattfindet. Bei diesem faszinierenden Prozess wird aus Kohlendioxid (CO_2) mithilfe des grünen Pflanzenfarbstoffs Chlorophyll und Lichtenergie der Sonne Zucker gebildet. Thylakoide befinden sich in allen dunkelgrünen essbaren Pflanzen. Am besten werden verschiedene grüne Blattgemüse gemischt. Die optimale Verzehrmenge wäre eine tägliche Portion von mindestens 250 Gramm »Grünzeug«.

Thylakoide unterstützen das Abnehmen, weil sie einen hohen Nährstoffgehalt aufweisen, aber nur wenige Kalorien enthalten. Grüne Pflanzenkost mit ihren Thylakoiden wird nicht sofort verdaut, sondern verbleibt lange im Darm und kommt nur teilweise verdaut im Ileum an, dem letzten Abschnitt des etwa fünf Meter langen Dünndarms. Sie binden an Lipasen – das sind Enzyme, die Fett verdauen – und verlangsamen somit die Verdauung und die Resorption von Fett. Später werden diese Enzyme aber wieder frei, weil sich die Thylakoide auflösen. Auch das unverdaute Fett gelangt in diesen Darmabschnitt, und alles Unverdaute sendet ein starkes Sättigungssignal an unser Gehirn, sodass wir uns tatsächlich richtig satt fühlen. Dieses Phänomen wird als ileale (auch ideale) Bremse bezeichnet. In unserer wunderbaren Natur wachsen also die besten Mittel zum Abnehmen.

Klartext

Grünes Gemüse senkt den Appetit und hilft dadurch beim Abnehmen. Die Auswahl ist groß: Brokkoli, grüne Blattsalate, Bohnen, Brennnesseln, Erbsen, Giersch, grüner Spargel, Grünkohl, Gurken, Mangold, Löwenzahn, Spinat, Wirsing, Zucchini, Zuckerschoten sowie viele weitere leckere grüne Pflanzenkost hält die Natur für uns parat.

AMP-Kinase lässt Körperfett schmelzen

Eine der großen Entdeckungen der Biochemie in den letzten Jahrzehnten war das Enzym AMP-Kinase (Adenosin-Mono-Phosphat-aktivierte Proteinkinase). Das Enzym baut Körperfett ab, wenn die Zelle unter Energiemangel leidet (Gregory 2006; Steinberg 2006; Jeon 2016); siehe Nikotin und Abnehmen, Seite 260f.).

Die AMP-Kinase kann durch körperliche Bewegung und Fasten (auch Intervallfasten) aktiviert werden, aber auch durch Essig. Menschen, die sich täglich bewegen und Intervallfasten praktizieren sowie Essig zu sich nehmen, verlieren dadurch an Körperfett. Die Wirkung darf nicht überschätzt werden, aber jede Möglichkeit des Abnehmens sollte genutzt werden.

Es ist bisher nicht gut untersucht, aber eine ähnliche Wirkung wie Essigsäure sollten auch andere organische Säuren haben, etwa Ascorbinsäure (Vitamin C), Apfelsäure (in Äpfel, Erdbeeren), Benzoesäure (in Beeren), Milchsäure (in Fermentiertem, beispielsweise Sauerkraut), Weinsäure (unter anderem in Weintrauben, Ananas und Löwenzahn) und Zitronensäure (in Zitronen und anderem Obst).

Klartext
Wichtige Helfer beim Abnehmen sind körperliche Aktivität und Intervallfasten sowie ein bis zwei Esslöffel Essig in Salaten wie Blatt–, Kartoffel- und Gurkensalat oder in süß-sauren Gerichten.

FIAF aktiviert beim Fasten den Fettabbau

Beim Fasten stellt der Körper den Fasting-induced adipose factor (FIAF oder Angiopoetin) her, ein Hormon, das durch die Hemmung eines fettspaltenden Enzyms die Aufnahme von Fettsäuren in die Fettzellen verhindert. Dieses Hormon hemmt die Fettspeicherung und aktiviert den Fettabbau und ist wohl auch der wesentliche Grund für den Gewichtsverlust beim

Intervallfasten. Dabei spielen gesunde Darmbakterien eine wichtige Rolle, weil sie die Produktion von FIAF unterstützen. Darmbakterien ernähren sich von Ballaststoffen, die sie zu kurzkettigen Fettsäuren abbauen, die wiederum der Ernährung der Darmzellen dienen. Ballaststoffe werden bekanntermaßen nur von Pflanzen gebildet.

Klartext
Ballaststoffe und gesunde Darmbakterien unterstützen das Abnehmen, daher ist der Verzehr ballaststoffreicher Lebensmittel wichtig, wie Hülsenfrüchte, Nüsse und Produkte aus Vollkorngetreide.

TMAO fördert Bauchfett

Cholin, eine fettähnliche Substanz, die in Nahrungsmitteln wie Fleisch und Eiern enthalten ist, wird von unseren Darmbakterien zum Molekül Trimethylamin-N-oxid (TMAO) verstoffwechselt. Dieses Schlüsselmolekül spielt bei der Entstehung kardiovaskulärer Erkrankungen eine wichtige Rolle. Es beeinflusst den Cholesterin- und Gallensäurestoffwechsel, fördert Entzündungen der Gefäßwände und stellt ein erhebliches Risiko für die Entstehung von Bauchfett, Diabetes und Herzkrankheiten dar (Zhang et al. 2021; Li X et al. 2022).

So wie Ballaststoffe die guten Darmbakterien füttern, um dabei kurzkettige Fettsäuren für die Ernährung der Darmzellen freizusetzen, bilden andere Darmbakterien TMAO, wenn sie mit Fleisch oder Eiern gefüttert werden (Kang & Zivkovic 2022). Wenn Veganer Fleisch essen, wird dagegen fast kein TMAO hergestellt, weil sich keine fleischfressenden Bakterien in ihrem Darm befinden.

Am wenigsten TMAO wird nach dem Verzehr von Obst produziert. Und durch den Verzehr von Pistazien kann TMAO sogar verringert werden. Übergewichtige Menschen produzieren mehr TMAO, da deren Mikrobiom eher krankheitsverursachende Darmbakterien enthält.

Deshalb wiegen Vegetarier und Veganer im Durchschnitt auch deutlich weniger als Menschen, die sich »herkömmlich«, »mischköstlich« oder »normal« ernähren. Das liegt auch am geringeren Fettanteil in der vollwertigen pflanzlichen Ernährung sowie am Fehlen von Fett aus tierischen Produkten. Ein weiterer Grund besteht darin, dass bei einer fettarmen Ernährungsweise mehr Kalorien verbrannt werden als bei einer fettreichen Kost. Das funktioniert sogar im Schlaf (Pape et al. 2006), weil der Körper zur Energiegewinnung so auf seine Fettdepots zurückgreift.

Klartext
TMAO, das durch eine Kost mit tierischen Produkten entsteht, trägt zur Bildung von Bauchfett und Übergewicht bei. Eine vollwertige pflanzliche Ernährung produziert wenig TMAO, sodass die Abnahme von Bauchfett und Übergewicht nicht behindert wird.

FGF21 ist ein »Abnehm-Verjüngungshormon«

Im Jahr 2000 wurde eine ganze Familie von Fibroblasten-Wachstumshormonen entdeckt, die auf Fibroblasten, also Bindegewebszellen, wirken. Es handelt sich dabei um Signaleiweiße, die dafür sorgen, dass Zellen wachsen und sich auf bestimmte Aufgaben spezialisieren. Auf diese Weise wird aus einer Stammzelle beispielsweise eine Haut–, Herz- oder Muskelzelle. Diese Wachstumshormone spielen bereits im Mutterleib eine wichtige Rolle bei der Entwicklung des Kindes. Bei Erwachsenen steuern sie Reparatur- und Regenerationsvorgänge besonders bei Nerven und Knorpelgewebe, helfen aktiv bei Entzündungsprozessen und sorgen für die Erhaltung der Zellgesundheit und somit für ein längeres, gesundes Leben (Spann et al. 2022).

Ein Hormon aus dieser Gruppe, das FGF21, spielt eine herausragende Rolle für Schlankheit, Arteriengesundheit und Langlebigkeit. Die Pharmaindustrie entwickelte bereits ein künstliches FGF21, das in Tierversuchen zu einem erheblichen Gewichtsverlust und zur Regulierung der Blutfette und des Insulins führte. Es muss allerdings kontinuierlich verabreicht werden, weil es sehr schnell abgebaut wird. Da es Nebenwirkungen hat, ist es bisher nicht zugelassen (Porflitt-Rodríguez et al. 2022; Wu et al. 2022).

Natürliches, völlig nebenwirkungsfreies FGF21 können wir Menschen allerdings selbst produzieren. Es entsteht schon bei Ausdauertraining, aber Krafttraining lässt die Herstellung regelrecht explodieren. Auch Fasten lässt die Produktion hochschnellen: Ein zehntägiges Fasten erhöhte die Synthese dieses Anti-Aging-Hormons um das Vierfache. Auch der Verzehr von Vollkorngetreide und Hülsenfrüchten lässt die FGF21-Werte beachtlich ansteigen, ebenso der Verzehr von weniger tierischem Eiweiß. Bereits nach vier Tagen ohne Fleisch steigt die Produktion von FGF21 um das Doppelte.

Klartext
FGF21 bietet einen potenziellen Schutz vor Fettleibigkeit, Autoimmunerkrankungen sowie Diabetes und gilt als systemischer Langlebigkeitsverstärker. Dieses Wissen motiviert, auf vollwertige pflanzliche Ernährung umzusteigen.

Das FTO-Gen fördert Übergewicht

Im Jahre 2007 wurde die Genvariante FTO entdeckt, die bei Übergewicht gehäuft auftritt. FTO kann die Fettverbrennung hemmen, allerdings ergibt das höchstens ein bis zwei Kilogramm pro Jahr, ist also ein sehr langsamer Prozess.

Das war eine Enttäuschung für alle, die gehofft hatten, endlich eine Ursache für das grassierende Übergewichtsproblem gefunden zu haben und endlich die Eigenverantwortung zumindest zu einem Teil von sich schieben zu können. Eine wissenschaftliche Studie kam allerdings zu dem Ergebnis, dass die Studienteilnehmer, die dieses Gen hatten, genauso abnahmen wie jene ohne diese genetische Variante (Livingstone et al. 2016). Es zeigt sich, dass der Verzehr eines hohen Anteils vollwertiger Pflanzenkost dieses

Gen abschalten kann. Werden dagegen viel gesättigte Fettsäuren mit Fleisch, Wurst, Fast Food und Milchprodukten aufgenommen, wird dieses Gen angeschaltet.

Klartext
Auch wenn das FTO-Gen nur einen geringen Einfluss auf die Gewichtsentwicklung hat, so ist es auch in diesem Fall wieder die vollwertige pflanzliche Ernährung, die dieses Übergewicht fördernde Gen abschalten kann.

NLP vermindert die Nahrungsaufnahme

Bewegung schützt vor den kardiometabolischen Erkrankungen, die das Herz-Kreislauf-System betreffen, sowie vor Typ-2-Diabetes. Die molekularen und zellulären Mechanismen, die die metabolischen Vorteile körperlicher Aktivität vermitteln, bleiben jedoch unklar. Kürzlich wurde bekannt, dass Bewegung die Produktion von N-Lactoyl-Phenylalanin (NLP) stimuliert, einem im Blut enthaltenen Signalmetaboliten, der die Nahrungsaufnahme unterdrückt und Fettleibigkeit entgegenwirkt. Die Biosynthese von NLP findet in vielen Zelltypen statt, die in verschiedenen Organen lokalisiert sind.

Bei ernährungsinduzierten fettleibigen Mäusen reduzieren pharmakologisch vermittelte Erhöhungen von NLP die Nahrungsaufnahme, ohne die Bewegung oder den Energieverbrauch zu beeinträchtigen. Die kontinuierliche Verabreichung von NLP verringert die Adipositas und das Körpergewicht und verbessert die Blutzuckerregulation. Umgekehrt erhöht das genetische Entfernen der NLP-Biosynthese bei Mäusen die Nahrungsaufnahme nach dem Training und die Fettleibigkeit.

Obwohl diese Ergebnisse nicht uneingeschränkt auf den Menschen übertragen werden können, wird auch bei Menschen und Rennpferden, die körperlich aktiv sind, ein Anstieg des im Blut zirkulierenden NLP beobachtet.

Diese Daten zeigen: Mit NLP gibt es ein durch Bewegung aktivierbares Stoffwechselprodukt, das die Nahrungsaufnahme steuert und die Energiebilanz des Körpers beeinflusst (Li VL et al. 2022).

Klartext
Der Körper synthetisiert NLP während körperlicher Aktivität, das der Nahrungsaufnahme und damit Fettleibigkeit entgegenwirken kann. Dies erweitert die Möglichkeiten, das Abnehmen durch Bewegung zu unterstützen.

5. Körperfremde Substanzen, die beim Abnehmen helfen

Vielerlei Stoffe, die mit Essen und Trinken aufgenommen werden, sind relevant beim Abnehmen. Die Wirkungen einiger dieser Substanzen sind bereits seit längerer Zeit bekannt, andere wurden erst kürzlich identifiziert. Außerdem gibt es eine Vielzahl von Stoffen, denen nachgesagt wird, dass sie beim Abnehmen helfen, oft fehlen aber die wissenschaftlichen Beweise dafür (siehe Seite 262f.).

Klartext
Die Wissenschaft entdeckt immer mehr Substanzen, deren Zufuhr beim Abnehmen hilfreich sein kann. Die bisher untersuchten Substanzen werden im Folgenden kurz dargestellt.

Nikotin (im Essen!) erhöht den Stoffwechsel

Raucher haben selten Probleme mit Übergewicht, denn das Nikotin von Tabak, einem Nachtschattengewächs, hemmt den Appetit und erhöht gleichzeitig den Stoffwechsel, indem das den Fettstoffwechsel regulierende Enzym AMPK (siehe Seite 254) die Fettverbrennung anregt. Zusätzlich reduziert es das Hungersignal und aktiviert Verjüngungs- und Regenerationsprozesse, vor allem im Hungermodus, etwa beim Intervallfasten, aber auch bei anstrengender körperlicher Aktivität. Deshalb wollen Raucher auch nicht mit dem Rauchen aufhören, obwohl es als Körperverletzung gilt. Tatsächlich nehmen Raucher fast immer erheblich zu, nachdem sie mit dem Rauchen aufgehört haben.

Neben Tabak enthalten auch andere Nachtschattengewächse Nikotin, aber in deutlich geringeren Mengen. Paprika, Auberginen, Tomaten, Kartoffeln, Chili, Gojibeeren und roter Pfeffer können die beschriebenen Effekte auslösen. Sie erhöhen die AMPK-Produktion und damit die Fettverbrennung im Körper und reduzieren das Hungersignal. Die Menge des Nikotins ist deutlich geringer, sodass keine körperliche Abhängigkeit entsteht. Dabei wäre eine gewisse Abhängigkeit von gesunden Pflanzen gar nicht so verkehrt.

Klartext
Rauchen macht krank und führt zum frühzeitigen Tod. Erfreulicherweise gibt es mit den essbaren Nachtschattengewächsen gesunde Lebensmittel, die ebenfalls genug Nikotin enthalten, um die AMPK-Produktion im Körper und damit die Fettverbrennung zu erhöhen sowie das im Gehirn entstehende Hungersignal zu reduzieren.

Alpha-Liponsäure baut Körperfett ab

Alpha-Liponsäure ist eine schwefelhaltige Fettsäure, die wasser- und fettlöslich ist. Sie kann nicht nur die durch Diabetes ausgelösten Polyneuropathien lindern, also das Kribbeln und die Missempfindungen vor allem in den Füßen, sondern auch Symptome der Multiplen Sklerose verbessern und beim Abnehmen helfen.

Übergewichtige, aber ansonsten gesunde Frauen mit einem Body-Mass-Index (BMI) größer als 25 erhielten täglich 600 Milligramm Alpha-Liponsäure und nahmen ohne Diät in 24 Wochen 1,7 % Körpergewicht ab. Der BMI sank um durchschnittlich 0,6, und ein knappes Kilo reines Körperfett ging verloren. Die Alpha-Liponsäure wirkte sich außerdem positiv auf die körpereigene Bildung von Antioxidantien aus, die den Körper vor gesundheitsschädlichen freien Radikalen schützen, und reduzierte die Entzündungswerte im Blut, die bei Übergewicht häufig erhöht sind und ebenfalls Krankheiten auslösen.

Klartext
Alpha-Liponsäure kann zur Gewichtsreduzierung eingesetzt werden und dessen Erfolg unterstützen. Eine Überdosierung kann zu Unruhe, Bewusstseinstrübung und Krampfanfällen führen.

Welche pflanzlichen Lebensmittel als Fettkiller gelten

Grundsätzlich führt jedes Lebensmittel dem Körper Energie und somit Kalorien zu, sodass zumindest theoretisch kein Lebensmittel zum Abnehmen beitragen kann. Praktisch hängt es immer von der verzehrten Menge eines Lebensmittels ab, inwieweit es Übergewicht fördert. Obwohl es nur einige wissenschaftliche Daten dazu gibt, zeigen lang bestehende Erfahrungen, dass bestimmte Lebensmittel beim Abnehmen helfen (sollen).

Außerdem gibt es eine Reihe an Getränken, die den Stoffwechsel und damit den Energieverbrauch anregen (sollen) und auf diese Weise zum Abnehmen beitragen. Außerdem werden sogenannte Fettkiller bzw. Fatburner zum Abnehmen empfohlen, weil sie Substanzen enthalten, die nachweislich den Fettabbau anregen und so das Abnehmen fördern. Es fällt auf, dass alle genannten Lebensmittel pflanzlicher Natur sind (Tabelle 7).

Tabelle 7: *Lebensmittel, die das Abnehmen fördern (sollen)*

Allgemein günstig		
Avocados	Grapefruit	Möhren
Äpfel	Kartoffeln	Reis
Bananen	Kirschen	Rhabarber
Brokkoli	Kiwi	Vollkornprodukte
Champignons	Grünkohl	
Fenchel	Gurken	

Stoffwechsel anregend		
Chili	Kokosöl	Zimt
grüner Tee	Mandeln	Zitronen
Ingwer	Spinat	
Kaffee	Wasser	
Fettabbau fördernd		
Kaffee	Hülsenfrüchte	Wasser
Grapefruits	Mandeln	
grüner Tee	Tofu	

Von der aus der Vergangenheit bekannten Methode »Abnehmen im Schlaf« hört man heute nur noch wenig. Das bedeutet aber nicht, dass einige der dort gegebenen Empfehlungen nicht mehr zutreffen. Aber so geht es anderen einst populären Diäten auch, die zwar vergessen sind, aber deren Grundideen weiter zumindest teilweise Gültigkeit haben. Wir möchten daher einige dieser sinnvollen Empfehlungen aufzeigen, die das Abnehmen unterstützen können:

- Lavendel-, Baldrian- und Kamillentee regen den Fettstoffwechsel an.
- Pfefferminztee senkt den Appetit.
- Eiweiß, vollwertige Kohlenhydrate, Fett und Ballaststoffe tragen zur Sättigung bei.
- Intervallfasten (16/8-Variante) vermindert nicht nur die Nahrungsaufnahme, sondern auch das Gewicht.
- Früh zu Bett gehen, denn das senkt das appetitanregende Hormon Ghrelin.
- Alkohol meiden, denn er regt den Appetit an und hemmt den Fettstoffwechsel.

Klartext
Diese Empfehlungen werden bei einer vollwertigen pflanzlichen Ernährung berücksichtigt, können aber die Umstellung auf eine überwiegend pflanzliche Ernährung nicht ersetzen.

Kartoffeln sind starke Sattmacher

In einer wichtigen Studie, in der Dutzende von Lebensmitteln untersucht wurden, erwiesen sich Salzkartoffeln als das Lebensmittel mit der größten Sättigungswirkung (Holt et al. 1995). Eine Vollkartoffeldiät wäre wahrscheinlich ein sehr langweiliges Unterfangen, aber die Diät mit der höchsten Sättigung. Damit soll diese Diät nicht empfohlen werden, denn sie kann bei längerer Anwendung zu ernsthaften Nährstoffmängeln führen, aber sie zeigt, dass Kartoffeln das Abnehmen unterstützen können. Diese Erkenntnis widerspricht der oft gehörten Aussage, dass Kartoffeln dick machen. Die sättigende Wirkung der Kartoffeln kann also zum Abnehmen genutzt werden, wobei gekochte und pürierte Kartoffeln sättigender wirken als Pommes frites oder gebackene Kartoffeln. Wichtig ist es, den Verzehr der dick machenden Beilagen zu verringern und den Anteil pflanzlicher Lebensmittel zu erhöhen.

Und noch ein Fakt: Es hat sich gezeigt, dass der fortlaufende Verzehr des immer gleichen Produkts zur Gewöhnung wird, sodass schließlich weniger davon gegessen wird. So schmeckt das zehnte Stück Schokolade nicht so gut wie das erste. Verantwortlich dafür ist ein im Körper eingebauter biologischer Impuls. Er sorgt dafür, die Lebensmittelauswahl ständig zu variieren, damit der Nährstoffbedarf mit größerer Wahrscheinlichkeit gedeckt wird. Dieser Impuls ist so stark, dass selbst ein eingebildeter Verzehr den tatsächlichen Verbrauch reduziert (Morewedge et al. 2010). Das bedeutet: Wenn wir uns zunächst nur vorstellen, immer wieder Käse zu essen, und es anschließend wirklich tun, werden wir tatsächlich weniger davon verzehren. Diese Gewöhnung kann einer der Gründe dafür sein, dass »Monodiäten« wie die Kohlsuppendiät oder Mahlzeitenersatz-Shakes tatsächlich zu einem geringeren Hunger führen können als kalorienreduzierte Diäten.

Klartext
Es hilft beim Abnehmen, wenn man sich bei der Lebensmittelauswahl auf ein ungünstiges Produkt beschränkt, bei günstigen Lebensmitteln aber die ganze Vielfalt genießt.

6. Wann Abnehmen gefährlich wird

Abnehmen ist für die meisten Übergewichtigen ratsam, nicht nur aus kosmetischen Gründen, sondern auch weil sich durch eine Verringerung des Körpergewichts die Blutfettwerte verbessern und erhöhte Blutdruck- und Zuckerwerte senken lassen. Somit kann den meisten heutigen Wohlstandskrankheiten entgegengewirkt werden.

Allerdings gibt es auch Gefahren beim Abnehmen. So kann während einer einseitigen Diät, bei der zusätzlich extrem wenig gegessen wird, die Energiezufuhr zu gering sein, um das Gehirn mit notwendigem Brennstoff zu versorgen. Unter diesen Umständen kann der Körper auf Muskeleiweiß zurückgreifen, also Muskeln abbauen, um daraus die fehlende Energie zu gewinnen. Um dem zu entkommen, gibt es eine ganz einfache Lösung – und die heißt Bewegung.

Außerdem werden, ähnlich wie während des Fastens, beim Fettabbau sogenannte Ketonkörper gebildet und ins Blut abgegeben. Wird das ein Dauerzustand wie bei der ketogenen Diät, kann dies mit einer latenten Übersäuerung einhergehen, die beispielsweise die Ausscheidung von Harnsäure über die Niere hemmen kann. Harnsäure kann zu Schmerzen führen, sich in den Gelenken ablagern und einen Gichtanfall auslösen.

Warum Wasser- und Nährstoffmängel entstehen können

Wassermangel kann dazu führen, dass der Körper bei hormonellen Veränderungen mehr Wasser und Salze als üblich ausscheidet, beispielsweise wenn die Keimdrüsen, die Schilddrüse oder die Bauchspeicheldrüse nicht genügend oder aber zu viele Hormone produzieren. In den Wechseljahren lässt zudem die Östrogenproduktion der Eierstöcke nach. Eine Untersuchung des Hormonstatus gibt Aufschluss, welche Hormone vom Körper zu wenig oder zu viel produziert werden.

Oft aber wird bei einer Diät tatsächlich zu viel Wasser ausgeschieden. Denn der Körper baut bei entstehendem Energiemangel als Erstes alle verfügbaren Kohlenhydrate ab, wie etwa das in Muskeln gespeicherte Glykogen, das 80 % Wasser enthält. Folglich können Störungen des Wasserhaushalts und des Blutdrucks eintreten. Wird mit dem Wasser auch zu viel Kalium ausgeschieden, können nicht nur Verstopfung und Muskelkrämpfe auftreten, sondern auch Herzrhythmusstörungen, denn Kalium ist für die Weiterleitung von Nervenimpulsen bedeutsam und spielt eine wichtige Rolle bei der Muskelkontraktion und Blutdruckregulation.

Ein weiterer unerwünschter Effekt einer strengen Diät ist eine zu geringe Versorgung mit Vitaminen und Mineralstoffen. Denn in den allermeisten Fällen wird durch die geringere Nahrungsmenge nicht nur weniger Energie aufgenommen, sondern es werden auch weniger lebenswichtige Vitamine und Mineralstoffe zugeführt. Dadurch werden der Stoffwechsel und alle Organe beeinträchtigt.

Klartext

Abnehmen kann bei strengen Diäten über einen langen Zeitraum Nährstoffmängel hervorrufen. Eine vollwertige pflanzliche Ernährung sichert bei etwas verringerter Energiezufuhr trotzdem eine bedarfsdeckende Aufnahme an Nährstoffen.

7. 20 wichtige Regeln für eine erfolgreiche Gewichtsabnahme

»Manche Berge scheinen unüberwindlich, bis der erste Schritt getan wird.«

Anke Maggauer-Kirsche, Lyrikerin (*1948)

1. **Ursachen erkennen:** Übergewicht resultiert aus einer zu hohen Aufnahme von Nahrungsenergie und fehlender körperlicher Aktivität. Um das Ernährungsverhalten umzustellen, müssen Hungersignale kontrolliert werden. Dieses gezügelte Essverhalten muss ständig gegen das alte Verhaltensmuster verteidigt werden. Diese Herkulesaufgabe ist hart, aber vernünftig und mit einer vollwertigen pflanzlichen Ernährung möglich.

2. **Ziele setzen:** Eine vollwertige pflanzliche Ernährung sollte mindestens zwei Wochen lang ausprobiert werden (siehe Seite 70ff.). Dann haben sich bereits die ersten Erfolge eingestellt, die ausreichend zum Weitermachen motivieren.

3. **Tagesrhythmus festlegen:** Regelmäßige Mahlzeiten helfen, sich an die vollwertige pflanzliche Ernährung zu gewöhnen. Es sollte keine Mahlzeit ausgelassen werden, vor allem auch, um Heißhunger zu vermeiden. Dazu eignet sich das 16/8-Intervallfasten am besten, bei dem in einem Zeitfenster von acht Stunden die Mahlzeiten eingenommen werden und anschließend 16 Stunden durchgehend nichts gegessen wird. Allerdings sollte ausreichend getrunken werden. Wenn das schwerfällt, sollte zunächst mit der 14/10-Variante begonnen werden. Die Fastenphase kann auch bis zur 20/4-Variante ausgeweitet werden (siehe Seite 50).

4. **Ernährungsplan erstellen:** Die Ernährung muss alle Nährstoffe in bedarfsgerechter Menge enthalten. Eine vollwertige pflanzliche Ernährung erfüllt diesen Anspruch, wenn auf Abwechslung und Vielseitigkeit geachtet wird. Dieses kann mithilfe einer Einkaufliste und/oder einem Ernährungstagebuch kontrolliert werden.

5. **Nicht hungrig zum Einkaufen gehen:** Wer hungrig einkaufen geht, kauft meist zu viel und oft das Falsche. Dabei immer an eine vollwertige pflanzliche Ernährung denken.

6. **Magenknurren vermeiden:** Entspannung und ausreichendes Trinken beruhigt die natürlichen Magenbewegungen (Peristaltik). Bei anhaltendem Magenknurren kann eine Wärmflasche, eine Bauchmassage oder ein warmer Wickel lindernd und entkrampfend wirken.

7. **Ganz bewusst nur wenig essen:** Schon immer, aber besonders heute wird in den Wohlstandsgesellschaften zu viel gegessen. Das vermitteln uns auch uralte Sprichwörter. In Japan gilt: »Höre auf zu essen, wenn der Magen halb voll ist.« In China heißt es sogar: »Das Abendessen überlasse deinen Feinden.« Diese Empfehlungen können gut mit einer vollwertigen pflanzlichen Ernährung erfüllt werden.

8. **Nicht hungern:** Mit einer vollwertigen pflanzlichen Ernährung muss nicht gehungert werden, denn obwohl normale Mengen gegessen werden können und den Hunger stillen, kann trotzdem damit abgenommen werden. Dabei wird die Ileumbremse aktiv (siehe Thylakoloide, Seite 252). Sollte dennoch Hunger auftreten, helfen sättigende ballaststoffreiche und eiweißreiche Lebensmittel wie Hülsenfrüchte, Vollkornprodukte, ungesalzene Nüsse und Rohkost inklusive grünem Blattgemüse. Gemüse trägt durch den hohen Wassergehalt zur Sättigung bei, genauso wie Wasser selbst.

9. **Heißhunger unterbinden:** Heißhunger ist erbarmungslos und kommt meist ohne Ankündigung. Ein Glas warmes Wasser, ungesüßter Tee oder Gemüsebrühe können helfen, den Appetit im Zaum zu halten. Auch alles, was ablenkt, etwa ein Telefongespräch, ein paar Dehnungen oder ein Spaziergang helfen dabei, ihn zu überwinden. Verlangen, Begierden und anderen Entschuldigungen nachzugeben ist gefährlich, weil sie schnell zu Regelmäßigkeiten werden. Auch Belohnungen und ähnliche Vorwände, die »Essensausrutscher« rechtfertigen, sind nicht ratsam – es sei denn, es handelt sich um Teile einer vollwertigen pflanzlichen Ernährung. Wehret den Anfängen – besonders bei Süßigkeiten

und gezuckerten Getränken. Noch ein Tipp: 20 Sekunden mit dem Zeigefinger auf den Punkt zwischen Nase und Oberlippe drücken. Vielleicht funktioniert's? Probieren geht über Studieren.

10. **Fressattacken vermeiden:** Fressattacken sind Folgen von Stress, Frust oder Langeweile sowie von bestimmten Gefühlslagen. Diese Attacken können durch eine Reihe von Maßnahmen unterbunden werden. Beispielsweise, indem wir vor dem Essen ein Glas Wasser trinken, einen kleinen Teller Salat essen oder zwischen jedem Bissen Messer, Gabel oder Löffel ablegen.

11. **Zeit nehmen beim Essen:** Die Sättigung setzt recht langsam ein, sodass Schnellesser bereits zu viel Nahrung geschluckt haben, wenn schließlich das Gefühl der Sättigung eintritt. Daher ausreichend Zeit nehmen mit einer vollwertigen pflanzlichen Ernährung, damit der Körper registrieren kann, wann genügend Kalorien aufgenommen wurden.

12. **Das Essen genießen:** Essen dient neben der Nährstoffzufuhr und der Gesundheit auch der Seele und dem Genuss. Dabei helfen liebevoll zubereitete Mahlzeiten, die bewusst langsam genossen werden. Genussvolles Essen mit einer vollwertigen pflanzlichen Ernährung hilft, Übergewicht und daraus resultierenden Folgeerkrankungen vorzubeugen.

13. **Das Auge mitessen lassen:** Je schöner das Essen angerichtet ist, desto zufriedener sind wir bereits zu Beginn der Mahlzeit. Unsere Rezepte sind nur Beispiele dafür, wie sie angerichtet werden können, daher gerne der Fantasie freien Lauf lassen. Gerichte mit essbaren Blütenblättern zu toppen kommt immer gut an, auch bei Gästen.

14. **Verführungen meiden:** Es ist nicht leicht, den allgegenwärtigen Verlockungen zu widerstehen wie etwa Süßigkeiten, gezuckerten Getränken, süßen, salzigen oder fetten Snacks und Chips sowie Alkohol – aber es lohnt sich! Beim Abnehmen ist es am besten, sie ganz zu meiden. Die »Dopaminfalle« lässt grüßen (siehe Seite 230). Eine vollwertige pflanzliche Ernährung ist auf Dauer die ideale Alternative.

15. **Genug trinken:** Der Flüssigkeitsbedarf hängt unter anderem vom Körpergewicht, der körperlichen Aktivität und dem Gesundheitszustand ab sowie von der Umgebungstemperatur. Es sollten mindestens zwei Liter Flüssigkeit über den Tag verteilt getrunken werden.

16. **Alkohol meiden:** Es ist leider einfacher gesagt als getan, aber wer am Abend keinen Alkohol trinkt, wird schon bald Erfolge auf der Waage sehen. Ein Viertelliter Wein enthält etwa 165 Kilokalorien, ein halber Liter Lagerbier rund 215 Kilokalorien. Letzteres entspricht ungefähr dem Kaloriengehalt einer halben Tafel Schokolade. Und damit nicht genug: Alkohol wirkt appetitanregend und hemmt die Fettverbrennung. Es lohnt sich also, zweimal über das (für viele) obligatorische Feierabendbier zum Abendbrot nachzudenken und es nicht zu trinken. Besser: Wasser trinken – das fördert die Fettverbrennung, besonders wenn es kalt ist. Denn ein kaltes Glas Wasser von 250 Millilitern verbraucht tatsächlich 25 Kalorien!

17. **Vorsicht im Restaurant:** Es gibt nur wenige Restaurants, die den Ansprüchen einer vollwertigen pflanzlichen Ernährung entsprechen. Denn ein Essen mit frischen, möglichst biologischen Lebensmitteln, die mit wenig Zucker, Salz und Fett zubereitet und nicht oder schonend erhitzt werden, ist die Ausnahme. Außerdem sind die Portionen zum Abnehmen meist zu groß, sodass die Verführung besteht, den Teller leer zu essen – weil die meisten von uns es so gelernt haben. Daher in den ersten Monaten des Abnehmens selbst einkaufen, zubereiten und genießen.

18. **Stress vermeiden:** Stressessen ist gefährlich, denn dabei wird zu schnell gegessen, nicht gründlich gekaut und zu wenig Speichel gebildet, was zum Übergewicht beiträgt. Zur Entspannung empfiehlt sich, ein gutes Buch zu lesen, beruhigende Musik zu hören oder eine Runde zu laufen. Befreiend für Körper und Geist wirken auch Yoga, Tai-Chi, Meditation und autogenes Training. Stress wird durch handwerkliche Tätigkeiten, Tanzen, Haus- und Gartenarbeit abgebaut, genauso wie Übergewicht.

19. **Ausreichend schlafen:** Ein erholsamer Schlaf führt zu körperlicher, geistiger und emotionaler Leistungsfähigkeit. Schlafentzug beeinträchtigt

Aufmerksamkeit, Reaktionsvermögen sowie die Fähigkeit, Probleme zu lösen. Außerdem macht Schlafmangel dick (siehe Seite 248). Guter Schlaf fördert also Gesundheit und Wohlbefinden und hilft somit beim Abnehmen. Außerdem werden im Schlaf wichtige von unwichtigen Informationen getrennt, wir werden uns also über viele Dinge klarer, auch das hilft, Stress abzubauen. Auch Immunsystem, Stoffwechsel und Hormonsystem werden positiv beeinflusst. Die Schlafdauer wird durch Veranlagung, Jahreszeit, Beruf oder Stress bestimmt. Erwachsene sollten neuesten Forschungsergebnissen zufolge acht Stunden pro Nacht schlafen. Der Lerchentyp geht früher, der Eulentyp später zu Bett, was unvorteilhaft sein soll.

20. **Nicht aufgeben, dranbleiben:** Disziplin ist nicht mehr zeitgemäß, aber etwas Geduld, Beherrschung und Ausdauer sind beim Abnehmen nützlich. Außerdem ist irgendwann die Gewohnheit die Gewinnerin (siehe Seite 46/202).

Die Regeltreue (= Compliance) ist bei flexiblen Kontrollen wesentlich höher. Ein rigides Verhaltensmuster wäre beispielsweise zu beschließen: »Ab sofort esse ich keine Schokolade mehr!« Dieser Vorsatz aber steigert das Verlangen nach Schokolade sofort, und die erste »Sünde« wird nicht lange auf sich warten lassen. Nach dem Genuss des verbotenen Lebensmittels wird sich ein schlechtes Gewissen einstellen, und eine Entgleisung nach dem Motto »Jetzt ist es doch sowieso egal« wird sehr wahrscheinlich.

Es ist deshalb vorteilhafter, sich flexibel zu kontrollieren. Um beim Beispiel Schokolade zu bleiben, könnte ein guter Vorsatz lauten: »Anstatt fünf Schokoladenriegeln esse ich diese Woche nur noch 2!« Bei der flexiblen Kontrolle werden »Sünden«, aber auch situative Rückschläge, wie beispielsweise ein Familienfest, von vornherein mit einkalkuliert. Dies sind dann sogenannte Cheat-Days (Schummeltage).

8. Auf den Mahlzeitenrhythmus kommt es an

Bei allen Versuchen, Anstrengungen und Tricksereien beim Abnehmen hat sich immer wieder bestätigt, dass die sehr unterschiedlichen, aber meist strengen Vorschriften von Abnehmdiäten auf Dauer nicht eingehalten werden (können) (siehe Seite 203). Die Hauptgründe dafür sind die starken Abweichungen von der gewohnten Kost, die Umstellung auf einen fremden Mahlzeitenrhythmus und Störfaktoren aus der Umgebung. Diese Beeinflussungen können aber minimiert werden, sodass der Erfolg beim Abnehmen vielleicht etwas verzögert wird, aber dennoch erreichbar ist.

Ein wichtiger Aspekt des persönlichen Königswegs beim Abnehmen, der unbedingt eingehalten werden muss, ist die Mahlzeitenfolge, die der natürlichen Veranlagung entspricht. Fast alle Menschen wissen, ob sie – wie die Lerchen – gerne früh aufstehen, ausgiebig frühstücken und deutlich vor Mitternacht zu Bett gehen oder ob sie »Murmeltiere« sind, nicht nur sonntags gerne länger schlafen und morgens keinen Appetit haben.

Frühaufsteher haben am Abend zuvor früh und nicht viel gegessen und sind am Morgen hungrig. Sie langen beim ersten Frühstück bereits kräftig zu, freuen sich schon auf das zweite Frühstück im Laufe des Vormittags und haben feste Pläne für ein ordentliches Mittagessen, das ihre Hauptmahlzeit des Tages ist. Frühaufsteher nehmen daher den weitaus größten Teil ihrer Nahrung in der ersten Tageshälfte ein. Einige Untersuchungen zeigen, dass diese Mahlzeitenfolge einen entscheidenden Vorteil beim Abnehmen hat, weil die Kalorien, die morgens aufgenommen werden, weniger »anschlagen«, also das Körpergewicht weniger erhöhen als Kalorien, die in der zweiten Tageshälfte zugeführt werden (Garaulet et al. 2013; McHill et al. 2017).

Morgenmuffel dagegen haben ihre Hauptmahlzeit relativ spät am Abend gegessen und sind daher morgens nicht hungrig, weil der Körper noch keine Notwendigkeit signalisiert, Energie zu tanken. Für sie ist das Frühstück unwichtig oder kann auch ganz ausfallen. Die erste Mahlzeit nehmen sie erst gegen Mittag ein. Diese Abfolge der Mahlzeiten hat den Nachteil, dass die meisten Kalorien in der zweiten Tageshälfte aufgenommen werden, was das Abnehmen aber etwas erschwert (Lopez-Minguez et al. 2019). Der Unterschied ist allerdings nicht dramatisch.

Theoretisch wäre es nun einfach, Nachtmenschen zu empfehlen, ihre Mahlzeitenabfolge zu ändern. Diese Umstellung aber widerspricht der Natur der Nachtmenschen so stark, dass sie es nur widerwillig machen und voraussagbar nicht lange durchhalten werden. Deshalb ist es sinnvoll, dieser Veranlagung Rechnung zu tragen und ein etwas langsameres Abnehmen in Kauf zu nehmen.

Frühaufsteher sind im Vorteil

Neben den beiden ausgeprägten Typen des Frühaufstehers und des Morgenmuffels sind ganz viele Menschen nicht so extrem veranlagt und können sich relativ unproblematisch auf die Mahlzeitenabfolge einstellen, die den größten Erfolg beim Abnehmen verspricht, also die des Frühaufstehers. Da der Mensch ein Gewohnheitstier ist, lohnt sich diese Festlegung, die nicht nur für das Abnehmen, sondern für weitere positive Nebenwirkungen sorgt. So erlebt man kostenlos den Sonnenaufgang, die Frische und Stille des Morgens und den Gesang der Vögel. Außerdem überzeugt eine bekannte Erfahrung, die besagt: Was man morgens nicht schafft, kann man später am Tag nicht aufholen – getreu dem Motto: »Der frühe Vogel fängt den Wurm.«

Morgenmuffel haben den Nachteil, dass es für sie viel schwieriger ist, am Abend Verlockungen zu widerstehen als am Morgen. Wer genetisch nicht als Morgenmuffel festgelegt ist, sollte morgens mit dem Frühstück beginnen, weil der Abnehmerfolg dann einfach größer ist. Bereits nach einigen Tagen zeigt sich der Erfolg auf der Waage. Übrigens gibt es auch eine Untersuchung, die zeigte, dass es beim Abnehmen günstiger ist, sich wie ein Morgenmuffel zu ernähren (Sievert et al. 2019). Obwohl wir unterschiedlich veranlagt sind und in der Wissenschaft keine Demokratie herrscht, spricht die wissenschaftliche Beweislage eher für die Frühaufsteher.

Aber: Eine interessante Überlegung, die für Morgenmuffel sprechen könnte, ist die nicht ganz abwegige Vermutung, dass die Steinzeitmenschen ihre Beute abends am Lagerfeuer als Hauptmahlzeit verzehrt haben. Auch die Menschen in den Mittelmeerländern essen abends ihre Hauptmahlzeit. Übergewicht ist dort genauso verbreitet wie im übrigen Europa. Dabei darf nicht vergessen werden, dass Übergewicht als Pandemie in der Evolution des Menschen eine ganz neue Entwicklung ist. Die von Natur aus sinnvolle

Energiespeicherung für Notzeiten war nicht als Dauerzustand gedacht und führt deshalb auch zu den mit Übergewicht verbundenen Folgekrankheiten.

Mal was ganz Privates über die Autoren

Claus und seine Frau zählen zu den Frühaufstehern. Nach einem großen Glas Wasser, Yoga und Dehnübungen genießen sie eine Tasse Tee und bald ihr reichhaltiges Frühstück mit Müsli, Obst und Nüssen ab etwa acht Uhr. Um die Mittagszeit gibt es eine vollwertige pflanzliche Mahlzeit, und da sie das Intervallfasten (14/10) praktizieren, wird das bescheidene Abendessen vor 18 Uhr eingenommen. Sehr selten kommen die Kinder, Enkelkinder oder Freunde zum Abendessen, dann wird eine Ausnahme gemacht.

Bei Petra sieht es ganz anders aus. Sie steht zwar auch frühmorgens auf, aber sie mochte schon als Kind nicht frühstücken. Zuerst kommt bei ihr der Sport, dann die kreative Arbeit, und deshalb nimmt sie die erste Mahlzeit meist gegen 15 Uhr ein, oft ein Porridge mit Obst, besonders gern mit Beeren sowie mit Nüssen und Körnern. Da bei ihr abends das Haus oft voll ist, wird leider erst gegen 20 Uhr gegessen. Klar ist das zu spät, aber ein Essen mit der Familie oder mit Freunden ist »Seelenfutter« für sie und deshalb nicht ganz so ungesund.

Klartext
Eine vollwertige pflanzliche Ernährung verhilft sowohl Frühaufstehern als auch Morgenmuffeln zum erfolgreichen Abnehmen. Die Kost enthält nur die Menge an Kalorien, die Abnehmen ermöglicht. Mit ihr werden nicht nur alle Nährstoffe zugeführt, sondern sie ist auch sehr schmackhaft und deutlich nachhaltiger als die üblichen Alternativen.

9. Achtung: Falsche Werbung verführt

Die Frage, ob und inwieweit die Werbung unser Essen und Trinken beeinflusst, wurde bereits gestellt, als Übergewicht noch kein wichtiges Thema war. In den vergangenen Jahrzehnten konnten aber zahlreiche Studien belegen, dass Werbung einen starken Einfluss auf die Kaufentscheidung ausübt. Fatal ist, dass dabei besonders die Produkte beworben werden, die für die Gesundheit und das Abnehmen eher ungünstig sind, nämlich viele Süßigkeiten, Snacks und stark verarbeitete tierische Produkte. Das Finanzvolumen für Werbung der Süßwarenindustrie beträgt in Deutschland fast eine Milliarde Euro pro Jahr!

Tierische Produkte möglichst meiden

Der Verzehr von Fisch wird damit beworben, dass die in Fischfleisch enthaltenen langkettigen Fettsäuren als günstig für unsere Gesundheit gelten. Die Werbung erwähnt allerdings nicht, welche Problematik mit dem Konsum von Fisch verbunden ist – sei es die Massentierhaltung in Aquakulturen, seien es die Belastungen der Fische mit Quecksilber, Fadenwürmern, Parasiten und Antibiotika (siehe Seite 398).

Die Werbung für tierische Produkte hebt eher den Geschmack und ein damit verbundenes besonderes Erlebnis hervor, wie etwa das Grillen. Geschickt werden neben tierischen Produkten attraktive pflanzliche Lebensmittel platziert, was wohl deren gesundheitliches Potenzial auf Fleisch, Käse und Eier übertragen soll – eine Täuschung, die wir oft nicht bewusst wahrnehmen. Von den kreativen Werbeexperten können wir lernen, wie ein Produkt große Aufmerksamkeit erlangt, auch wenn es sich mit fremden Federn schmückt.

Einseitige Diäten und Lebensweisen, die überwiegend auf tierische Produkte setzen, schaden der Gesundheit, unserer Umwelt und unseren Lebensgrundlagen. Der ökologische Fußabdruck von Fleisch ist deutlich höher als der von pflanzlichen Produkten. Die Folgen der Massentierhaltung sind mit dem Tierwohl nicht vereinbar, Wasser und Luft werden belastet, Arten sterben aus, Tropenwälder werden gerodet und dadurch der Klimawandel verstärkt (siehe Seite 444).

Eine fleischbetonte Ernährung ist zu einem großen Teil Mitverursacher dieser Probleme. Diesen globalen Bedrohungen können wir mit konkreten persönlichen und politischen Lösungen begegnen.

Klartext
Die Werbung für Produkte zum Abnehmen und einseitige Abnehmdiäten sollten gemieden werden. Das wahre Potenzial zur Normalisierung des Körpergewichts liegt in einer vollwertigen pflanzlichen Ernährung.

VI.
So funktioniert die erfolgreiche Ernährungsumstellung

»Sage es mir, und ich werde es vergessen.
Zeige es mir, und ich werde mich erinnern.
Beteilige mich, und ich werde es verstehen.«

Konfuzius, chinesischer Philosoph (551–479 v. Chr.)

Jeder kennt dieses Gefühl. Man möchte etwas verändern und stellt sich vor, wie einfach das geht. Aber bei den ersten Schritten der Umsetzung verschiebt man es dann doch lieber auf den nächsten Tag, die nächste Woche, den nächsten Monat. Und so geht es immer weiter. Das könnte beim Vorhaben, jetzt endlich abzunehmen, auch passieren. Jetzt wird sich sicher mancher ertappt fühlen! Vielleicht aber ist gerade dieser Moment des Sich-bewusst-Werdens der wichtigste, um nicht wieder in die gleiche Falle zu stolpern.

Denn eine Umstellung der Ernährungsgewohnheiten zu fordern ist relativ leicht, stellt aber im praktischen Alltag eine mehr oder weniger starke Herausforderung dar. Deshalb sollte diese Aufgabe auch nicht unterschätzt werden. Mit der richtigen Einstellung gelingt es Abnehmwilligen aber, diese Umstellung erfolgreich zu meistern. Dabei muss jeder selbst entscheiden, ob dies in kleinen Schritten passieren soll oder aber von jetzt auf gleich – also noch heute, ohne Aufschub.

Für die Umstellung gibt es eine ganze Reihe von Stellschrauben, die das Abnehmen unterstützen. Jede noch so kleine Maßnahme wird bei der neuen Ernährungsweise hilfreich sein und langfristig den Erfolg beim Abnehmen fördern. Wir geben im Folgenden Empfehlungen aus verschiedenen Sichtweisen sowie Antworten auf die vielen W-Fragen zum Essen und Trinken, also was, wie viel und wann gegessen werden soll.

1. Ernährung muss den Stoffwechsel stärken

Vom Abnehmen ist der ganze Körper betroffen. Der gesamte Stoffwechsel und alle Organe sind an diesem Vorgang beteiligt. Auf physiologischer Ebene sind die verschiedenen Körpersysteme voneinander abhängig und beeinflussen sich gegenseitig. Neben der Regulation von Hunger und Sättigung, dem gründlichen Kauen und den fürs Abnehmen so wichtigen »Sattmachern« haben auch die Themen Rohkost, Mikrobiom und Immunsystem große Bedeutung. Der Säure-Basen-Haushalt ist ein etwas umstrittenes, aber wichtiges Thema, das die Gesundheit insgesamt mitbestimmt. Auch die Verdauungsleukozytose – ein vorübergehender Anstieg der weißen Blutkörperchen nach der Nahrungsaufnahme – ist ein sträflich vernachlässigtes Phänomen, das unter anderem eine Antwort auf die Frage nach der artgerechten Ernährung des Menschen gibt (siehe Seite 279). Denn das Immunsystem, zu dem weiße Blutkörperchen gehören, wird aktiv, wenn der Körper in einer Abwehrsituation ist.

Jede Nahrungsaufnahme stellt Anforderungen an Verdauung, Resorption, Transport, Stoffwechsel und auch an das Immunsystem. Diese physiologischen Systeme sollten weder unterfordert noch überfordert, sondern durch entsprechendes Verhalten gestärkt werden.

Physiologische Unterforderungen über längere Zeit schwächen den Organismus. So unterfordert eine ballaststoffarme Schonkost bei Gesunden sowohl das Gebiss als auch den Verdauungstrakt. Die Darmmuskulatur erschlafft, sodass es zu einer nahrungsbedingten Stuhlverstopfung bis zur Divertikulitis kommen kann, entzündeten Dickdarmausstülpungen. Die wichtigen Darmbakterien werden zu wenig unterstützt, und das Immunsystem leidet darunter, denn 80 % davon befinden sich im Darm. Das heißt: Nicht nur unser Verdauungssystem wird dadurch destabilisiert, sodass unser Wohlbefinden nachlässt, sondern auch unser Abwehrsystem wird geschwächt.

Verdauungsturbulenzen sind anfangs ganz normal

Physiologische Überforderungen ergeben sich zum einen durch Völlerei und zum anderen, wenn nach langen Zeiten geringer Ballaststoffaufnahme plötzlich auf eine ballaststoffreiche Kostform oder auf ungewohnte Mengen

Rohkost umgestellt wird. Das kann zu Störungen der Bekömmlichkeit und des gesamten Stoffwechsels führen. Die Folge? Es fällt dem Bauch anfangs etwas schwer, sich auf die neue Ernährung einzustellen. Das zeigt sich eventuell an mehr Blähungen, unregelmäßigen Stühlen oder sogar Völlegefühl. Aber keine Angst, der innere Arzt wird es nach einiger Zeit verstehen, diese Umstellung ernst zu nehmen und den gesamten Verdauungstrakt auf gesund umzurüsten (siehe Seite 279).

Jüngere gesunde Menschen haben bei einer kurzfristigen Ernährungsumstellung meist keine Probleme. Ältere Menschen mit Gesundheitsstörungen sollten sich für eine Ernährungsumstellung etwas Zeit lassen. Dabei ist es gut, sich immer wieder in Erinnerung zu rufen, dass es sich bei der pflanzlichen Kost um die artgerechte Ernährung des Menschen handelt.

Bei ernsten Krankheiten, wie Bluthochdruck oder Herzinsuffizienz, sollte ein kundiger Arzt konsultiert werden, denn eine Ernährungsumstellung ist oft nur scheinbar und meist auch nur zu Beginn eine besondere Belastung für den Körper. Wer das weiß, kann wesentlich besser damit umgehen. Da eine veränderte Ernährungsweise auch medikamentöse Therapien beeinflussen kann, ist es empfehlenswert, die Veränderungen zu notieren und mit dem Arzt zu besprechen. Nicht selten können Medikamente reduziert oder sogar abgesetzt werden, je nachdem, um welche Erkrankung es sich handelt.

Fasten ist ein guter Start

Da ab sofort mindestens die Hälfte des täglichen Essens als frische Rohkost verzehrt werden sollte, ist Kauen der wichtigste Tipp überhaupt. Aber auch Menschen mit Kauproblemen können Rohkost zu sich nehmen, und zwar in fein geriebener oder pürierter Form sowie als Smoothie. In der Praxis hat sich folgende Reihenfolge bewährt, die nach und nach oder auch gleichzeitig umgesetzt wird:

- mehr Gemüse und Obst, auch unerhitzt; es sollte etwa 50 % der täglichen Ernährung ausmachen
- weniger Fett, stattdessen pflanzliche Öle bevorzugen
- mehr Vollkornprodukte, weniger isolierte Zucker und Zuckerwaren
- mehr Hülsenfrüchte und Nüsse
- mehr frische Kräuter, gerne auch die nährstoffreicheren Wildkräuter

Eine richtig gute Idee für einen leichteren Einstieg in pflanzliche Kost ist eine Fastenkur mit Smoothies, die auf jeden Fall gelöffelt werden sollten. Es muss kein therapeutisches Heilfasten unter Arztbetreuung sein, das meist mehrere Wochen dauert. Beim Fasten für Abnehmwillige reichen 5 bis 14 Tage aus ohne feste Nahrung. Dabei werden täglich etwa drei Liter Flüssigkeit aufgenommen – Wasser, Kräutertees, Gemüsebrühe, verdünnte Gemüse- und Obstsäfte oder Smoothies. Wird vor der Ernährungsumstellung gefastet, kommt es seltener zu Bekömmlichkeitsstörungen. Das erleichtert den Einstieg in die vollwertige pflanzliche Ernährung.

Wenn das Fasten zu schwerfällt, dann beginnt man mit dem sogenannten Intervallfasten. Hier gibt es eine tägliche Essenspause von 16 Stunden, meist in der Zeit von 20 Uhr abends bis 12 Uhr mittags (alternativ: 18 Uhr abends bis 10 Uhr morgens). So findet man seinen individuellen Rhythmus, der nicht starr festgelegt sein muss, sondern an die jeweiligen Bedürfnisse angepasst werden kann (siehe Seite 32ff.).

Bei der Ernährungsumstellung können unterstützende Maßnahmen hilfreich sein. Bewährt haben sich Entlastungstage wie Obst-, Rohkost- oder Reistage, die einmal pro Woche durchgeführt werden. Durch körperliche Bewegung kann der Stoffwechsel angeregt werden. Wer sportlich aktiv ist, hat es bei der Ernährungsumstellung leichter.

Ernährungspläne müssen individualisiert werden

Weil Nahrung unterschiedlich verträglich ist, sollte sie individuell angepasst sein. Denn die Lebensmittelauswahl spielt für die Bekömmlichkeit eine wichtige Rolle. Die meisten Menschen wissen, was ihnen gut bekommt. Neue Lebensmittel sollten allerdings auch ausprobiert werden, denn damit wird die Vielfalt und mit ihr die Abwechslung immer reichhaltiger. Das gilt insbesondere für die Menge und die saisonale Auswahl von Rohkost.

Wichtig ist es, bei der Lebensmittelauswahl zu experimentieren und sich dadurch eine Eigenkompetenz hinsichtlich der persönlichen Vorlieben zu erarbeiten. So gelingt es, die Lebensmittelauswahl mehr und mehr nach der individuellen Verträglichkeit zu treffen. Dabei kristallisieren sich sowohl Empfehlungen für Lebensmittelgruppen als auch für einzelne pflanzliche Lebensmittel heraus.

Menschen mit ernährungsabhängigen Erkrankungen wollen die gesundheitsförderlichen Vorteile der pflanzlichen Kost selbstverständlich sofort nutzen. Werden die Essgewohnheiten allerdings zu schnell und zu drastisch verändert, kann es zu Unverträglichkeiten kommen, die aber nach einer gewissen Zeit meist von selbst wieder verschwinden. Geduld war noch nie ein schlechter Verbündeter.

Was bekömmlich ist, muss ausgetestet werden

Vereinzelt berichten Ärzte und Ernährungstherapeutinnen über Bekömmlichkeitsstörungen ihrer Patienten, nachdem sie ihre Ernährung auf pflanzliche Kost umgestellt hatten. Sie äußern sich in Blähungen, Völlegefühl, Bauchschmerzen, Durchfällen und Unwohlsein. Wichtig zu wissen ist hier, dass diese Patienten ihre Essgewohnheiten oft erst spät im Krankheitsverlauf, teilweise im Endstadium, umgestellt hatten. In solchen Fällen bleibt nicht ausreichend Zeit, um die persönliche Verträglichkeit auszutesten und entsprechend zu berücksichtigen. Auch der Körper kann sich auf die Schnelle nicht an die veränderte Kostform anpassen. Es kommt auch vor, dass Rohkost in zu großer Menge verzehrt wird, wodurch es besonders bei darmkranken Menschen zu Problemen kommen kann.

Diese Erfahrungen bestätigen, dass es äußerst wichtig ist, Ernährungsempfehlungen zu individualisieren. Ganz besonders kranke Menschen sollten für sich herausfinden, wie bekömmlich verschiedene Lebensmittel und ihre Zubereitungsformen für sie sind. In Krankheitsfällen ist daher eine professionelle Beratung angesagt.

2. Die wichtigsten Grundsätze für ein gesundes Essverhalten

Damit die neue Ernährungsweise gut bekommt, gibt es eine Reihe bewährter Regeln, die allerdings leider oft nicht bekannt sind oder missachtet werden. Es lohnt sich, die wichtigsten dieser Regeln bei allen Mahlzeiten zu beachten.

Die wichtigste Regel lautet: Nur bei Hunger essen! Dann wird die natürliche Hunger- und Sättigungsregulation genutzt, die vor Überernährung schützt. Aber wer hält sich schon daran? Nur die wenigsten Menschen essen heute noch, weil sie Hunger verspüren, nein, die meisten essen aus Lust, Frust oder Langeweile.

Bei mehreren Gängen einer Mahlzeit sollten erst die unerhitzten und dann die erhitzten Speisen verzehrt werden! Denn die relativ energiearme Rohkost trägt mit ihren Ballaststoffen zu einer hohen Sättigung bei. Wird sie als Vorspeise reichlich gegessen, dann wird mit der Hauptspeise nicht zu viel Nahrungsenergie aufgenommen.

Gründliches Kauen bringt Vorteile für Zähne, Zahnfleisch, Mundmikroflora, Verdauungsorgane und Stoffwechsel und schützt vor Völlerei. Besonders Rohkost sollte gründlich gekaut werden, denn der dadurch erhöhte Speichelfluss führt zu einer besseren Bekömmlichkeit und Verdaulichkeit der Kost und trägt zur Sättigung bei.

Nicht zu heiß und nicht zu kalt essen und trinken! Es können Probleme bei der Bekömmlichkeit durch schnelles Trinken eiskalter Getränke auftreten. Die Zufuhr sehr heißer Speisen und Getränke kann zu einer Schädigung der Schleimhaut führen.

Einfach und mäßig essen! Früher nannte man das »Vollwert-Ernährung«, heute nennt man diese Art des Essens »clean eating«. Es ist nicht erforderlich, aufwendige Mahlzeiten zuzubereiten. Auch mit einfachen, aber gut ausgewählten Zutaten kann das Essen abwechslungsreich und genussvoll sein. Außerdem spart es Zeit.

Auf einen Blick: Die wichtigsten Ernährungsempfehlungen

- Intervallfasten: 16/8-Variante oder als anfänglichen Kompromiss ein 14/10-Rhythmus.
- Etwa 20 Minuten vor jedem Essen ein großes Glas Wasser (300 ml) trinken.
- Alles sehr gründlich Kauen für eine bessere Sättigung.
- Für Salatdressings mäßig Leinöl oder Olivenöl verwenden.
- Haushaltszucker und Weißmehlprodukte meiden.
- Süßstoffe meiden, sie regen den Appetit an.
- Alkohol weitestgehend meiden, er enthält viele Kalorien.

Täglich essen:

- Etwa 400 Gramm Gemüse (davon 200 g grünes Blattgemüse): Es enthält sekundäre Pflanzenstoffe und füttert die guten Darmbakterien.
- Etwa 250 Gramm Obst, besonders Beeren, Papaya, alte Apfel- und Birnenarten.
- Je drei Paranüsse, Walnusshälften, Pekannusshälften, Haselnüsse und Mandeln.
- Eine kleine Portion Hülsenfrüchte: Sie nehmen das Hungergefühl.
- Eine kleine Portion Sauerkraut (fermentierter Weißkohl): Es füttert die guten Darmbakterien.

Außerdem: Sechsmal wöchentlich körperlich bewegen.

- Dehnen und Krafttraining.
- Ausdauertraining wie Walken, Radfahren oder Joggen, am besten im Freien.

Und nicht vergessen: wöchentlich Gewicht, Taillenumfang und Schlafqualität protokollieren.

Es gibt fördernde und hemmende Einflüsse

Nicht selten sind es Wendepunkte im Leben, die zu einer Umstellung der Ernährung führen, wie der Auszug aus dem Elternhaus, der Einstieg ins Berufsleben, eine beginnende oder endende Partnerschaft, Geburten, Auszug der Kinder oder auftretende Krankheit. Bei Lebensereignissen dieser Art sind viele eher bereit, ihr Leben zu verändern. Die förderlichen und hinderlichen Faktoren sind aber nicht nur beim Einzelnen zu suchen, sondern auch im äußeren Lebenskontext und den gesellschaftlichen Rahmenbedingungen.

Allerdings empfehlen wir, nicht auf solche Momente im Leben zu warten, denn wenn das Übergewicht bereits vorhanden ist, dann zählt eigentlich jeder Tag. Doch leider werden Menschen erst dann aktiv, wenn eine Krankheit ausgebrochen ist. Aber ganz im Sinne von »Wehret den Anfängen«, sollte man auch für die Prävention etwas tun und am besten sofort loslegen. Was dazu gebraucht wird, steht in diesem Buch.

Oftmals mangelt es an der Bereitschaft dazu, wenn nur geringe Kenntnisse und Fertigkeiten in Sachen Ernährung und Mahlzeitenzubereitung vorhanden sind, deshalb erklären wir genau, wie dieses Konzept der Ernährungsumstellung für jeden funktioniert. Immer wieder heißt es auch, das Geld fürs Essen reiche nicht aus, und die Zeit für Einkauf und Zubereitung sei zu knapp. Das sind oft alles Ausreden oder vorgeschobene Vermeidungsstrategien. Denn eine vollwertige pflanzliche Kost muss keineswegs teurer als eine Mischkost sein. Mittlerweile gibt es selbst in den großen Supermarktketten günstige Lebensmittel zu fairen Preisen, sogar in Bioqualität.

Kochen (lernen) ist die beste Voraussetzung

Die einfachen, selbst zubereiteten Gerichte, wie sie in Buch I zu finden sind, gehen schnell, und man sieht direkt, was angerichtet wird. Es gibt kaum einen sinnvolleren Zeiteinsatz als das tägliche Kochen für sich selbst, für die Familie oder für Freunde. Wer weiß, vielleicht wird daraus ja ein neues Hobby?

Leider scheinen auch eine höhere Bildung und ein höheres Einkommen eine Ernährungsumstellung zu erleichtern, ebenso ein soziales Umfeld, in dem eine pflanzliche Ernährung praktiziert oder zumindest nicht abgelehnt wird. Dabei gilt es, strukturelle und individuelle Hindernisse zu überwinden: So sollte frisch, regional und zugleich saisonal eingekauft werden. Zubereitungsaufwand und Geschmack müssen den individuellen Vorlieben entsprechen, und die eigene Ernährung sollte im sozialen Umfeld Akzeptanz finden.

Für eine erfolgreiche Ernährungsumstellung hilfreich sind neben Faktenwissen auch praktische Fertigkeiten in der Zubereitung von Mahlzeiten. Bestimmte gesundheitliche, ökologische und ethische Normen stärken darüber hinaus die eigene Entschiedenheit für eine Ernährungsweise.

3. Auf einen Blick: So sieht gesunde Ernährung im Alltag aus

*»Ich mache keine Diät,
ich ändere meinen Lebensstil.«*

Motivationsspruch

Viele Menschen sind recht gut darüber informiert, wie eine gesunde Kost zusammengestellt sein sollte. Die Umsetzung ihres Wissens im Alltag fällt aus verschiedenen Gründen aber oft schwer. Eingespielte Gewohnheiten, Zeitmangel, andere Prioritäten, Desinteresse von Familie oder Freunden können dabei im Wege stehen. Manchmal aber ist es auch einfach die Bequemlichkeit. Trotz dieser Hürden ist es aber möglich, im Alltag auf eine gesunde Ernährung umzustellen, die anders zusammengesetzt ist als übliche Durchschnittskost. Das zeigen die Erfahrungen vieler Menschen. Strenge Verbote sollten dabei bewusst vermieden werden, denn gelegentliche Ausnahmen führen in aller Regel nicht zu Gesundheitsschäden. Außerdem sollte jeder Mensch die Verantwortung für sein Essverhalten übernehmen und die Möglichkeit haben, sich frei und unabhängig zu entscheiden.

Die folgenden Empfehlungen gelten für gesunde Erwachsene. Für Schwangere, Stillende, Kinder, Senioren und Kranke können sie entsprechend angepasst werden. Für eine Reihe ernährungsassoziierter Krankheiten lässt sich dadurch das Risiko senken (siehe Kasten).

Empfehlungen für die Lebensmittelauswahl

Diese allgemeinen Regeln sollten in den Alltag integriert werden:

- Gemüse und Obst reichlich und vielseitig essen; etwa die Hälfte als Rohkost
- Getreide und Getreideerzeugnisse aus Vollkorn bevorzugen
- Kartoffeln und Hülsenfrüchte in gering verarbeiteter Form einbeziehen
- Nüsse, Ölsamen (zum Beispiel Sesam- und Leinsamen, Kürbis- und Sonnenblumenkerne) und Ölfrüchte (Oliven) ungesalzen verzehren
- Die Fettzufuhr begrenzen, qualitativ hochwertige Öle und Fette (zum Beispiel Raps- und Olivenöl) verwenden
- Tierische Produkte meiden
- Wasser oder ungesüßte Kräuter- und Früchtetees trinken
- Gewürze und Kräuter vielseitig zur Geschmacksverfeinerung und als Salzersatz verwenden
- Salz in mäßiger Menge als unraffiniertes Meersalz einsetzen
- als Süßungsmittel frisches, süßes Obst, Reis- oder Yakonsirup oder auch Trockenobst verwenden
- regionale und saisonale Biolebensmittel bevorzugen

Für Berufstätige und Schichtarbeiter ist das nicht immer umsetzbar. Folgende Vorschläge helfen:

- Frühstück: Selbstgemachtes Hafermüsli, Beeren, frisches Obst, Nüsse
- Mittagessen: Salat, Gericht mit reichlich Gemüse
- Abendessen: Vollkornbrot, fettarmer Brotbelag mit Tomaten, Avocados etc.
- Zwischenmahlzeiten: beim Abnehmen streichen, sonst Obst, Gemüse, Nüsse
- Nachspeisen: beim Abnehmen streichen, sonst Nüsse

4. Die vielen W-Fragen beim Essen und Trinken

Wann einkaufen?

Wer abnehmen will, muss unbedingt zwei Grundregeln beachten. Erstens: Niemals mit leerem Magen einkaufen, denn der Hunger verführt dazu, deutlich mehr zu kaufen, als benötigt wird. Zweitens: Gegen den zu großen Einkauf hilft außerdem ein Einkaufszettel mit den Lebensmitteln für den Speiseplan der nächsten Tage oder der kommenden Woche. Mit diesen zwei Maßnahmen lässt sich die Verführung zum Zu-viel-Kaufen in Grenzen halten, und ein bewusster Einkauf wird gelingen.

Was essen?

Sehr empfehlenswert sind vollwertige, biologisch angebaute pflanzliche Lebensmittel. Dabei bedeutet der Begriff **»vollwertig«**, dass die Lebensmittel, wenn überhaupt, nur geringfügig verarbeitetet wurden und noch den »vollen Wert« an natürlichen Inhaltsstoffen aufweisen. Biologisch angebaute Lebensmittel stammen von Biobauern und Biogärtnern und werden inzwischen nicht nur in Bioläden, sondern auch im Einzelhandel und in Supermärkten angeboten.

Vollwertige Lebensmittel erfüllen viele Qualitätskriterien

Im Einzelnen bedeutet »vollwertig«, dass alle Getreidearten nur als Vollkornprodukte verzehrt werden. Isolierter Zucker und Süßstoffe werden gemieden, Salz wird sehr sparsam verwendet und durch Kräuter ersetzt. Zusatzstoffe in Lebensmitteln sollten sehr begrenzt sein, da gesundheitliche Risiken nicht auszuschließen sind. Unerwünscht sind Pommes frites, gehärtete Margarinen, gesüßte Limonaden, Süßwaren und Aromastoffe. Fette werden nur sparsam verwendet. Regionale und saisonale Erzeugnisse werden bevorzugt.

Die hauptsächlich verzehrten Lebensmittel sind **Gemüse und Obst, Vollkornprodukte, Kartoffeln, Hülsenfrüchte, Nüsse und Kräuter**. Diese gesundheitlich wertvollen, frischen Lebensmittel werden zu genussvollen und bekömmlichen Speisen zubereitet. Tierische Produkte sollten möglichst gemieden werden. Zum reichlichen Verzehr von **Rohkost, Sprossen und Keimlingen** sowie zum regelmäßigen Konsum **fermentierter Lebensmittel** wird geraten.

Bioprodukte haben zahlreiche Vorzüge

Die Bezeichnung »biologisch angebaut« ist in der EU gesetzlich definiert. Diese Produkte müssen aus ökologisch kontrolliertem Anbau stammen, dürfen nicht gentechnisch verändert sein und werden mit geringerem Einsatz von chemisch-synthetischen Pflanzenschutzmitteln, Kunstdüngern oder Klärschlamm angebaut.

Der ökologische Landbau ist ein umfassendes System landwirtschaftlicher Produktion (Pflanzen und Tiere), das einem innerbetrieblichen Kreislauf folgt. Dabei werden keine Hilfsmittel von außen eingesetzt, wie beispielsweise chemisch-synthetische Düngemittel, sondern stattdessen Kompost und andere organische Dünger. Auch konventionelle Pflanzenschutzmittel dürfen nicht verwendet werden. Außerdem ist der Einsatz von gentechnisch veränderten Organismen untersagt.

Biologische Lebensmittel dürfen grundsätzlich nicht bestrahlt werden. Bei der Verarbeitung ist die Verwendung von Zusatzstoffen limitiert, künstlich hergestellte Farb- und Konservierungsstoffe oder Geschmacksverstärker sind nicht erlaubt. Biologisch erzeugte Lebensmittel sind am jeweiligen Logo zu erkennen. So gibt es das Logo der Europäischen Union für ökologische/biologische Produktion (kurz EU-Bio-Logo), außerdem das 2001 in Deutschland eingeführte Bio-Siegel sowie die Logos der verschiedenen Anbauverbände (siehe Literatur: Anbauverbände Logos).

Lebensmittel, die möglichst täglich auf dem Speisezettel stehen sollten:

- Gemüse, roh, fermentiert, gedünstet
- frischer Salat
- frisches Obst
- Vollkorngetreide
- Hülsenfrüchte
- Nüsse
- Kräuter und Gewürze
- Sprossen und Keime

Erzeugnisse, die wir meiden sollten:
- tierische Produkte
- Fertigprodukte
- zuckerhaltige Produkte
- gezuckerte Getränke
- Fast Food und Take-away-Essen
- alles mit viel Zucker, viel Fett und viel Salz

Wie zubereiten?

Frische Lebensmittel müssen möglichst schonend zubereitet werden, um die empfindlichen Inhaltsstoffe zu erhalten. Salat sollte nicht lange gewässert, sondern erst kurz vor dem Essen gewaschen werden, damit die Bitterstoffe erhalten bleiben. Denn gerade sie sind wertvoll für die Gesundheit. Außerdem wichtig:
- nicht hungrig einkaufen
- möglichst alles täglich frisch zubereiten
- Gemüse besser dünsten
- als in viel Wasser kochen
- mit dem Essen aufhören, bevor vollständige Sättigung eintritt
- Essen nicht lange warm halten

Wie oft essen?

Am besten sind zwei, höchstens drei Mahlzeiten innerhalb von acht Stunden, damit der Körper von möglichst langen Pausen profitieren kann. Snacks sind daher nicht vorgesehen. Die restlichen 16 Stunden des Tages wird nichts gegessen. Wasser und ungesüßte Tees sind ohne Grenzen erlaubt. Das entspricht dem Intervallfasten (siehe nächster Punkt).

Wann essen?

Das Intervallfasten in der 16/8-Methode ist eine ideale Ernährungsweise (siehe Seite 32). Hier wird innerhalb von maximal acht Stunden gegessen. Wann am Tag die erste Mahlzeit verzehrt wird, ist eine individuelle Entscheidung, denn die Menschen sind verschieden. Meistens signalisiert uns der Körper eine Präferenz, der wir auch stattgeben sollten.

Frühstücksmuffel beginnen mit dem ersten Essen später am Tag und beenden die letzte Mahlzeit acht Stunden danach. Wie zu erwarten, gibt es Studien, die zeigen, dass Frühstücken nicht sein muss. Wer frühstückt, nimmt angeblich sogar im Laufe des Tages weniger Kalorien auf. Auch am Nachmittag soll dann kein größerer Appetit oder Heißhunger auftreten (Sievert et al. 2019).

»Frühstücke wie ein Kaiser« ist eine bekannte alte Volksweisheit. Auch eine Vielzahl von Studien bestätigt, dass ein Frühstück die wichtigste Mahlzeit des Tages ist und zur Gesundheit beiträgt (Ballon et al. 2019). Die erste Mahlzeit wird danach morgens nach dem jeweiligen Lebensrhythmus eingenommen, die letzte Mahlzeit acht Stunden später. Wenn bereits sehr zeitig gefrühstückt wird, dann endet die Essensphase am Nachmittag. Das ist mit dem Alltagsrhythmus meist nicht gut vereinbar. Deshalb sollte die Essenspause auf 14 Stunden gekürzt werden, weil auf diese Weise ein frühes leichtes Abendessen möglich ist. Vor dem Zubettgehen gibt es kein »Betthupferl« mehr, denn mit einem leeren Magen schläft es sich besser.

Wie viel essen?

In den sogenannten »Blue Zones« der Welt leben die meisten Hundertjährigen. Eine dieser Regionen ist die japanische Insel Okinawa, auf der die Menschen bereits als Kinder lernten, mit dem Essen aufzuhören, bevor sie satt sind. Der traditionelle Spruch lautet »Hara hachi bu«. Das bedeutet so viel wie »Hör auf zu essen, wenn der Magen zu 80 % voll ist«. Es ist die bisher erfolgreichste Strategie, die mit einer Kost aus vollwertigen pflanzlichen Lebensmitteln gelingt, denn ihr hoher Gehalt an Wasser, Ballaststoffen sowie verzweigt-kettigen Aminosäuren sorgt für rechtzeitige Sättigung. Man kann sich satt essen und trotzdem abnehmen – ganz ohne Kalorienzählen und Einschränkung der Portionsgröße. Zudem ist die Qualität der Ernährung besser.

Die Menschen profitieren davon, bleiben lebenslang schlank und leistungsfähig. Aber: Diese Ernährungsweise ist natürlich recht schwierig umzusetzen, vor allem für ältere Menschen, die noch mit dem Satz erzogen wurden »Der Teller muss leer gegessen werden«. Wer nicht schon als Kind gelernt hat, diese 80-%-Sättigungsgrenze zu erspüren, kann dies als Erwachsener oft nur schwer umsetzen. Auch auf Okinawa ging diese traditionelle Ernährung in den letzten Jahrzehnten mehr und mehr verloren. Denn die westliche Ernährung hat sich mittlerweile besonders durch die Anwesenheit des US-amerikanischen Militärs weit verbreitet, mit den bekannten nachteiligen Folgen für Gesundheit, Zufriedenheit und Langlebigkeit der Bewohner.

Tipp: Für alle, denen das schwerfällt, hat sich die in Frankreich bekannte »Ein-Teller-Regel« bewährt, nach der nicht mehr gegessen werden soll, als bei normalen Portionsgrößen auf einen Teller passt. Also keinen Nachschlag nehmen!

Wo essen?

Empfehlenswert ist es, zu Hause zu essen und frische, unverarbeitete Lebensmittel selbst zuzubereiten. Denn dann weiß man, was auf dem Teller landet. Den Verlockungen billigen Außer-Haus-Verzehrs sollten wir widerstehen. Das ist heutzutage nicht leicht, denn Restaurantketten und Imbissbuden aller Art locken uns überall und rund um die Uhr mit kostengünstigem Fast Food meist minderer Qualität.

Womit essen?

Beim Abnehmen hat es sich bewährt, wenn die Speisen auf kleinen Tellern serviert werden und Bestecke nur in kleinen Größen zur Verfügung stehen – denn da passt weniger drauf. Dadurch nehmen wir weniger Nahrung auf, und das wirkt sich auf Dauer günstig auf den Abnehmerfolg aus. Noch ein Tipp: Wenn wir mit Stäbchen statt mit Gabeln essen, verringert sich die verzehrte Nahrungsmenge ebenfalls ganz automatisch.

Wie essen?

Bei allen Mahlzeiten sollten wir uns ausreichend Zeit nehmen, um das gesunde Essen gründlich zu kauen und bewusst zu genießen. Denn Ruhe und Muße beim Essen haben Vorteile für Körper und Seele, die sich auch positiv auf den Stoffwechsel auswirken. Aufgeregte Diskussionen und laute Musik sollten wir beim Essen vermeiden. Ein ansprechendes Ambiente und angenehme Mitmenschen fördern das Wohlbefinden während des Essens.

Warum intuitiv essen?

Intuitiv essen bedeutet, nur dann zu essen, wenn sich der Hunger meldet. Diese auch für das Abnehmen vernünftige Empfehlung ist aber für die meisten Menschen im Alltag nicht gut umzusetzen, da sie in einen bestimmten Tagesrhythmus eingebunden sind. Am ehesten können wir dieser Empfehlung noch am Morgen folgen. Denn wer nach dem Aufstehen keinen Hunger verspürt, kann entscheiden, die erste Mahlzeit erst später zu essen, wie es Morgenmuffel gerne machen.

Auch beim Nachtisch können wir diesen Ratschlag leicht befolgen. Hat sich ein angenehmes Sättigungsgefühl eingestellt, sollte nicht noch weiter zugelangt werden – nach dem Motto: den Hunger stillen, den Appetit ignorieren. Auch Zwischenmahlzeiten bedienen meist den Appetit und sollten lieber ganz weggelassen werden. So können die gesundheitsförderlichen vier bis sechs Stunden Essenspause, wie sie das Intervallfasten empfiehlt, eingehalten werden. Das wirkt der Völlerei entgegen (Awe, 2019).

Wann trinken?

Wir sollten nicht zum Essen trinken, sondern spätestens 20 Minuten davor und dann erst wieder zwei Stunden danach. Warum? Wenn wir 20 Minuten vor der Mahlzeit ein großes Glas Wasser trinken, dann tritt bereits vor dem Essen ein leichtes Sättigungsgefühl ein und unterstützt das Abnehmen. Und während des Essens sollte nicht oder nur wenig getrunken werden, weil größere Mengen an Flüssigkeit die Verdauungssäfte verdünnen. Die Folge: Das Essen verbleibt länger im Magen und behindert eine normale Verdauung.

Insgesamt sollten wir etwa zwei Liter Flüssigkeit pro Tag aufnehmen, wobei die Trinkmenge natürlich auch vom Körpergewicht, der Umgebungstemperatur und der körperlichen Belastung abhängt. Zum Trinken eignen sich am besten Wasser oder ungesüßter Tee. Tipp: Wird Wasser mit einem Stück Orangen- oder Zitronenschale verfeinert, schmeckt es deutlich besser.

5. Außer-Haus-Verpflegung

Der Außer-Haus-Verzehr von Speisen und Getränken in Restaurants, Fast-Food-Einrichtungen, Kiosken und Imbissständen ist mittlerweile zu jeder Tages- und Nachtzeit überall zu haben. Nicht zu vergessen sind Raststätten oder die Gemeinschaftsverpflegung in Betrieben, Schulen, Kindertagesstätten, Heimen und Krankenhäusern.

In der Gemeinschaftsverpflegung ist die Wahlfreiheit bei warmen Speisen und Getränken begrenzt. In der Gastronomie werden inzwischen Gerichte mit Angaben der Kalorien angeboten, sodass Abnehmwillige neben Salaten und pflanzlichen Speisen eine zunehmende Auswahl haben.

Doch hier möchten wir unbedingt darauf hinweisen, dass in Fast-Food-Restaurants, Imbissen, Pizzerien und Tankstellen-Theken in der Regel kostengünstige Produkte angeboten werden, die oftmals an Qualität zu wünschen übriglassen. Diese Angebote sollten grundsätzlich gemieden werden.

Klartext
Abnehmwillige finden auch in der Außer-Haus-Verpflegung zunehmend Gerichte und Speisen, die Kalorienangaben enthalten und in den Tagesplan zum Abnehmen passen. Ausgenommen davon sind fast alle Fast-Food-Einrichtungen, die gemieden werden sollten. Am besten ist es, wenn die Kost selbst zubereitet wird.

Essen im Krankenhaus

Seit Jahren wird es für Krankenhäuser aufgrund der steigenden Kosten und der zunehmenden Privatisierung immer schwieriger, ihren Patienten eine qualitativ hochwertige, sprich vollwertige Verpflegung anzubieten. Von löblichen Ausnahmen abgesehen ist Sparen, wo immer es nur geht, leider zur Devise geworden. Personal wird abgebaut, und diejenigen, die bleiben, müssen immer mehr arbeiten. Dies gilt nicht nur für Ärzte und Pflegekräfte, sondern auch für das Küchenpersonal. Die Mahlzeitenverpflegung wird heute zunehmend über ein externes Catering sichergestellt.

Die Kost von Patienten während ihres Krankenhausaufenthaltes liegt uns Autoren natürlich besonders am Herzen. Es darf nicht sein, dass ein kranker Mensch Nahrung erhält, die ihn noch kränker macht – vor allem weil viele der Patienten das Krankenhaus überhaupt erst infolge einer krank machenden Ernährung aufsuchen müssen. Hinzu kommt, dass die meisten von ihnen auch noch Übergewicht mitbringen. Wie kann es sein, dass dieser Zusammenhang einfach so ignoriert wird?

Es ist bekannt, dass mindestens 80 % der heutigen Krankheiten, die ab einem bestimmten Stadium einen Krankenhausaufenthalt notwendig machen, durch Ernährungsgewohnheiten überhaupt erst verursacht werden, die den Körper über Jahre oder Jahrzehnte hinweg geschädigt haben und in Form von Übergewicht sichtbar werden.

Es ist schon schlimm genug, dass viele Menschen über diese Zusammenhänge viel zu wenig aufgeklärt werden. Aber zumindest die Verantwortlichen in Krankenhäusern müssten doch eine Idee davon haben, wie wichtig gesunde Nahrung für die Genesung von schweren Krankheiten ist.

Aber aus Kostengründen bleibt die Qualität meist auf der Strecke. So werden nur billige Nahrungsmittel verwendet und Fertiggerichte, die allerlei Lebensmittelzusatzstoffe enthalten, sowie zudem problematische tierische Produkte, die chronische Entzündungen auslösen können. Das aber erschwert jede Genesung oder macht sie im schlimmsten Fall sogar unmöglich.

Klartext
Was also können wir tun? Eine Möglichkeit ist, sich oder Angehörige im Krankenhaus selbst zu versorgen. Dabei sollten ausschließlich Lebensmittel aus kontrolliert biologischem Anbau eingesetzt werden, die vor allem vollwertig und pflanzlich sind. Ist diese Grundvoraussetzung erfüllt, kann ein Krankenhausaufenthalt zu bestmöglicher Gesundung führen.

VII.
Gesunde Ernährung muss genetisch zu uns passen

»Auch in unserem Hightech-Zeitalter
ist die Lowtech-Pflanze der Schlüssel
zu Ernährung und Gesundheit.«

Jack Weatherford, US-amerikanischer Anthropologe (*1946)

Es gibt bestimmte Naturgesetze, Grundwahrheiten und Umstände, deren Kenntnis das Abnehmen verständlicher macht und den Prozess des Abnehmens darum erleichtert. Sie beziehen sich auf die Evolution der Ernährung des Menschen, die Folgen der Zivilisationsnahrung, die Glaubwürdigkeit und Widersprüchlichkeit wissenschaftlicher Studien sowie auf die Lebensmittelqualität. Zunächst möchten wir klarmachen, dass eine vollwertige pflanzliche Ernährung nicht nur zum Abnehmen führt, sondern dass es sich dabei um eine gesunde, preiswerte und lebenslang empfehlenswerte Ernährung handelt. Die empfohlenen Lebensmittel kommen weitaus überwiegend aus der Region, sie werden schonend mit wenig Fett zubereitet, wenig gesalzen, nicht gezuckert, aber gut gewürzt und ausgiebig genossen.

I. Die Ernährung des Menschen wurde im Laufe der Evolution geprägt

Bei den Haustieren, die unser Leben begleiten, wird sehr genau auf deren artgerechte Ernährung geachtet, um sie gesund und fit zu erhalten. Bei den von uns ausgebeuteten sogenannten Nutztieren wird das auch angestrebt, um die Leistungsfähigkeit der Tiere zu steigern. Aber diese auf Leistungsfähigkeit (Milch, Eier) und Fleischansatz (Schweine, Rinder) maximierte Tierernährung ist weit entfernt von der natürlichen Ernährung dieser Tiere. Für die Haltung aller Tiere können nie artgerechte Bedingungen eingehalten werden, denn nur die Freiheit ist artgerecht.

Die Frage nach der artgerechten Ernährung für den Menschen wird dagegen eher selten gestellt, obwohl das dringend notwendig wäre. Dabei hilft ein Blick in die Evolution der Ernährung des Menschen. Unser modernes Leben kann insgesamt nicht als artgerecht oder natürlich bezeichnet werden, denn wir sind neben Naturwesen auch Kulturwesen, vielleicht inzwischen auch Industriewesen, schließlich leben wir in einer technisierten Industriegesellschaft.

Allerdings bleibt unsere Ernährung auch in der Industriegesellschaft eine Besonderheit, denn sie kann sich nicht nur an den technischen Errungenschaften und an den hochentwickelten Methoden der Produktion, Verarbeitung und Vermarktung von Industriegütern orientieren. Bei der Ernährung ist auch der hoch technisierte Mensch an die individuelle bedarfsgerechte Versorgung des Körpers mit Nährstoffen gebunden.

Menschen können mit tierischer und pflanzlicher Nahrung überleben

Für unseren Stoffwechsel ist entscheidend, dass wir die benötigten Nährstoffe in bedarfsgerechter Menge und in verwertbarer Form zuführen. Dabei können die jeweiligen Nährstoffe sowohl fast ausschließlich mit tierischen Produkten aufgenommen werden, wie es die Inuits (früher Eskimos genannt) im Norden Kanadas und in Grönland machen, als auch ausschließlich mit pflanzlichen Lebensmitteln, wie bei Veganern üblich. Die jeweilige Verfügbarkeit der Nahrungsmittel ist primär durch geografische Gegebenheiten sowie kulturelle und familiäre Traditionen geprägt.

Die artgerechte Ernährung des Menschen lässt sich vor allem anhand der Nahrung unserer frühen Vorfahren sowie im Vergleich mit unseren genetisch nächsten Verwandten im Tierreich ableiten. Weitere Anhaltspunkte sind die Unterschiede in den anatomischen und physiologischen Gegebenheiten von Karnivoren (Fleischfressern) und Herbivoren (Pflanzenfressern) im Tierreich, verglichen mit denen des Menschen (Tabelle 8).

Tabelle 8: *Anatomische und physiologische Unterschiede von Pflanzenfressern und Fleischfressern im Tierreich (Koerber et al. 2012)*

Organe/Funktionen	Pflanzenfresser (Herbivoren)	Fleischfresser (Karnivoren)
Maul- bzw. Mundöffnung	klein, Hautfalten bzw. Backentaschen	weit, z. T. bis zum Kiefergelenk
Kaubewegung des Unterkiefers	senkrecht und waagerecht	nur senkrecht
Zähne	schneiden und mahlen	reißen und festhalten
Zunge	muskulös, kräftig, rau	dünn
Speichelsekretion	viel	wenig
pH-Wert	alkalisch	sauer
Speichelenzyme	Amylase, Ptyalin	keine
Gärmagen	teilweise mehrere	keinen
Magensäuresekretion	schwach	stark
Magenverweildauer	lang	kurz
Darmoberfläche	Zotten	glatt
Darm	Dickdarmmuskeln	glatt
Unverdauliches	bakterieller Abbau von Ballaststoffen	Auflösen von Haaren, Knorpel und Knochen
Fäzesgeruch	unauffällig	stinkend
Verhältnis von Darm zu Körperlänge[1]	groß (Schaf 20:1)	klein (Wolf 4:1)

[1] Mensch 12:1

Die jeweilige Nahrungsverfügbarkeit beeinflusste den Organismus in vielfältiger Weise, besonders den Verdauungstrakt und den Stoffwechsel, die sich beide über viele Millionen Jahre an die jeweilige Ernährung angepasst haben. Unsere frühen Vorfahren haben im Laufe der Zeit neben Pflanzen auch Insekten, andere Kleinlebewesen, Eier und vielleicht auch Fische sowie Knochenmark von Aas gegessen. Später, als sie das Feuer beherrschten, haben die Sammler und Jäger auch zunehmend Fleisch von Säugetieren gegessen.

Fleischessen ist die Folge unserer kulturellen Entwicklung

So können unsere Vorfahren als Allesesser (Omnivoren) eingestuft werden, die weit überwiegend pflanzliche Nahrung zu sich genommen haben. Eine rein vegetarische Ernährung liegt also nicht in der Natur des Menschen begründet, sondern ist eine Errungenschaft unserer Kultur, die sich angesichts des Tierleids, der ökologischen Belastungen und ethischen Anliegen entwickelt hat. Wer Ausnahmen machen will, sollte nicht mehr als 5 % seiner Nahrung aus tierischen Produkten beziehen (Campbell 2014).

Der Mensch ist zwangsläufig als Teil der Natur ein Naturwesen, gleichzeitig aber hat der Verzehr erhitzter Kost dazu beigetragen, dass er sich zu einem Kulturwesen entwickelt hat. Deshalb kann sich der Mensch heute je nach Verträglichkeit und Vorlieben sowohl von rohen als auch von erhitzten Lebensmitteln ernähren. Die Rohkost (siehe Seite 323ff.) hat eine herausragende Bedeutung für unsere Gesundheit und die unserer Darmbakterien (siehe Seite 325).

Unsere nahe genetische Verwandtschaft zu den großen Menschenaffen, die sich fast ausschließlich von Pflanzenkost ernähren, ist ein klarer Hinweis darauf, dass diese Ernährung artgerecht für uns Menschen ist (Tabelle 9).

Tabelle 9: *Genetische Identität (Erbgutübereinstimmungen mit uns Menschen) und Anteil pflanzlicher Nahrung der großen Menschenaffen*

	Genetische Identität %	**Pflanzlicher Anteil** %
Schimpansen	98,4	95
Bonobos	98,0	98
Gorillas	97,7	98
Orang-Utans	96,4	95

Auch die Anteile der Hauptnährstoffe (Eiweiß, Fett und Kohlenhydrate) an der Energiezufuhr der großen Menschenaffen dienen als Orientierung, welche Ernährungsweise für uns Menschen artgerecht ist. Dabei fällt auf, dass der Eiweißgehalt den Empfehlungen für uns Menschen entspricht, nicht aber unserer Verzehrmenge. Auffällig ist auch, dass die Fettzufuhr außergewöhnlich niedrig und die Kohlenhydratzufuhr ausgesprochen hoch ist (Tabelle 10).

Tabelle 10: *Durchschnittliche Energieaufnahme mit den Hauptnährstoffen bei den großen Menschenaffen*

	Eiweiß Energie %	**Fett Energie %**	**Kohlenhydrate Energie %**
Schimpansen	12	6	82
Bonobos	10	5	85
Gorillas	10	5	85
Orang-Utans	12	6	84
Durchschnitt	11	5	84

Über Hunderte von Millionen Jahren hat die artgerechte Ernährung unserer Vorfahren – von den Menschenaffen bis zum Homo sapiens – unseren Stoffwechsel und unsere Organe geprägt. Nun haben sich in einer vergleichsweise sehr kurzen Zeit, nämlich seit etwa 150 Jahren, drastische Veränderungen unserer Ernährungsgewohnheiten ergeben, die in den verschiedenen Regionen der Welt zwar etwas unterschiedlich sind, sich insgesamt aber nicht zu unserem Vorteil entwickelt haben. Dabei sind vier Nahrungsmuster erkennbar.

Naturnahrung

Aus archäologischen Funden sowie aus Kenntnissen über die Ernährung heute noch lebender Sammler und Jäger kann die Zusammensetzung ihrer natürlichen Kost annähernd bestimmt werden. Die pflanzliche Nahrung war vielseitig und bestand überwiegend aus Blättern, Samen, Früchten, Nüssen und Wurzeln. Zusätzlich dienten je nach Zeit und Notwendigkeit Tiere als Nahrung. Das Fleisch, das je nach den gerade herrschenden Lebensbedingungen in unterschiedlicher Menge verzehrt wurde, stammte vermutlich zunächst von Kleintieren, Fisch und Aas und später von freilebendem Wild. Trotz der Zufuhr an Fleisch war der Anteil an Fett sehr niedrig. Die Zufuhr mehrfach ungesättigter Fettsäuren war dennoch ausreichend, weil eben zusätzlich viel Pflanzenkost verzehrt wurde. Außerdem war das Nahrungsangebot saisonalen Schwankungen unterworfen, sodass zeitweise immer mal wieder Nahrungsmangel herrschte. Es wurden viele Wildkräuter verzehrt, die auch heute noch hohe Konzentrationen an essenziellen und gesundheitsfördernden Inhaltsstoffen aufweisen. Diese überwiegend pflanzliche Kost kann als artgerechte Ernährung bezeichnet werden.

Kulturnahrung

Der Beginn des Ackerbaus vor etwa 12 000 Jahren gilt auch als Anfang der menschlichen Kultur. Ab dieser Zeit wurden verschiedene stärkehaltige Pflanzen kultiviert, wie diverse Getreidearten, an die sich vermutlich nicht alle Menschen vollständig anpassen konnten, wie beispielsweise die Glutenunverträglichkeit zeigt. Die Tierhaltung zu Nahrungszwecken spielte eine untergeordnete Rolle. Deshalb kann die etwas veränderte Kost noch als artgerechte Ernährung bezeichnet werden, denn sie bestand weiterhin überwiegend aus pflanzlichen Lebensmitteln.

Industrienahrung

Vor etwa 150 Jahren begannen sich die Ernährungsgewohnheiten in den Industrieländern in einem nie zuvor gekannten Umfang zu verändern. In einem entwicklungsgeschichtlich für die genetische Anpassung unbedeutenden Zeitraum wurde die voluminöse, überwiegend pflanzliche, wenig verarbeitete, kohlenhydrat- und ballaststoffreiche Nahrung abgelöst. An deren Stelle trat eine energiedichte, stark verarbeitete, fettreiche und ballaststoffarme Kost mit einem viel höheren Anteil an tierischen Produkten. Auf diese Ernährung ist der Organismus des Menschen in seiner Beschaffenheit nicht eingestellt. Die Änderungen im Lebensmittelverzehr der letzten 150 Jahre stellen demnach eine starke Abweichung von der genetisch vorgegebenen artgerechten Ernährung dar. Dies belegt zwar die hohe Anpassungsfähigkeit des Menschen an das jeweilige Nahrungsangebot, zeigt aber heute immer wieder, dass unser Organismus damit überfordert ist, weil in der Folge Übergewicht und Gesundheitsstörungen entstehen.

Klartext
Eine artgerechte Ernährung ist die Basis für ein erfolgreiches Abnehmen. Mit einer vollwertigen pflanzlichen Ernährung kehren wir zu unseren Wurzeln zurück, denn unsere natürlichen Veranlagungen zeigen, dass die artgerechte Ernährung für uns weitaus überwiegend aus vollwertigen pflanzlichen Lebensmitteln besteht.

2. Industrienahrung fördert Zivilisationskrankheiten

Seit etwa den 1970er Jahren steigt der Anteil vorgefertigter Kost kontinuierlich an. Die Anzahl der Produkte im Lebensmittelhandel gehen heute in die Hunderttausende. Dieser Wandel in unseren Essgewohnheiten überfordert unsere Anpassungsfähigkeit und führt in der Folge zu Fettleibigkeit und Zivilisationskrankheiten.

In diesem sehr kurzen Zeitraum konnte sich der menschliche Körper an diese Ernährungsweise physiologisch noch viel weniger anpassen. So machen heute die typischen weit verbreiteten ernährungsbedingten Erkrankungen die Hauptkrankheitslast in den Wohlstandsgesellschaften aus. Der vermeintliche Fortschritt der Zivilisation in Sachen Ernährung und Gesundheit stellt somit eigentlich einen Rückschritt dar.

Auch die körperliche Aktivität und damit der Energiebedarf der Menschen haben stark abgenommen. Da sich gleichzeitig die Zufuhr von Nahrungsenergie eher erhöht hat, ist Überernährung heute das größte Ernährungsproblem in den Industrienationen und zunehmend auch weltweit. Es ist sehr widersprüchlich, dass sich Menschen aufgrund des breiten Nahrungsangebots zwar besser als je zuvor ernähren können, viele aber dennoch zunehmend an den Folgen von fleischlastiger Kost, Überernährung und Bewegungsmangel erkranken und deshalb zu früh sterben.

Die industrielle Verarbeitung von Lebensmitteln führte zu einschneidenden Neuerungen, beispielsweise zur weiten Verbreitung von Produkten wie Weißmehlen, isolierten Zuckern, industriell verarbeiteten Fetten und anderen ballaststoffarmen oder sogar ballaststofffreien Produkten. All diese Neuerungen führten zu einer Verschlechterung der ernährungsphysiologischen Qualität unserer Nahrung und sind für die Zunahme von vielerlei Krankheiten von entscheidender Bedeutung (Tabelle 11).

Tabelle 11: *Einschneidende Änderungen des Lebensmittelverbrauchs in Deutschland seit Beginn der Industrialisierung*

Rückgang einzelner Lebensmittel	Zunahme einzelner Lebensmittel
Getreide auf unter ein Drittel des früheren Getreideverbrauchs	**Weißmehle** von geringem Anteil auf über 80 % des Getreideverbrauchs
Vollkornmehle auf etwa 10 % des Getreideverbrauchs	**isolierte Zucker** von sehr geringer Menge auf 36 kg pro Person und Jahr
Ballaststoffe auf unter ¼ der früheren Ballaststoffaufnahme	**Fett** von etwa 25 g auf fast 100 g pro Person und Tag
Kohlenhydrate von fast 60 % auf etwa 45 % der Gesamtenergiezufuhr	**Energie tierischer Herkunft** von mäßigem Anteil auf etwa ⅓ der Gesamtenergiezufuhr
	Eiweiß tierischer Herkunft von weniger als ⅕ auf etwa ⅔ der Gesamteiweißzufuhr
	Alkohol auf etwa 5 % der Gesamtenergiezufuhr
	ballaststofffreie Lebensmittel auf das Fünffache

Heute liefern verarbeitete Nahrungsmittel über 80 % der aufgenommenen Nahrungsenergie. Diese Produkte enthalten in der Regel mehr Energie (Kalorien) als unverarbeitete Lebensmittel. Die Energiedichte der Kost hat also zugenommen. Die Lebensweise der Menschen in den westlichen Ländern und allen weiteren Industrienationen ist gesundheitsschädlich, denn sie ist geprägt von einer verringerten körperlichen Aktivität und einem Überangebot an Zivilisationsnahrung bei gleichzeitig geringer Nährstoffdichte.

Industrielle Verarbeitung vernichtet gesunde Inhaltsstoffe

Eine weitere Folge der industriellen Verarbeitung von Lebensmitteln ist der Verlust lebensnotwendiger Nährstoffe wie Vitamine und Mineralstoffe. Das führt zu einer Verminderung der Nährstoffdichte, was in der Folge zunehmend Mikronährstoffmängel nach sich zieht. Außerdem ist in industriell verarbeiteten Lebensmitteln auch der Gehalt an gesundheitsfördernden

Inhaltsstoffen verringert, also von Ballaststoffen und sekundären Pflanzenstoffen.

Verarbeitete Nahrungsmittel müssen weniger gekaut und können deshalb schneller geschluckt werden. Das führt dazu, dass sich die sättigende Wirkung der Nahrung verringert. Die physiologischen Regulationsmechanismen, die Sättigung auslösen, haben nicht mehr genügend Zeit, aktiv zu werden. Denn wenn der Magen gefüllt ist und wir uns satt fühlen, haben wir bereits zu viel Nahrungsenergie aufgenommen. Das ist eine wesentliche Ursache der Energie-Überernährung mit den Folgen Übergewicht und Fettsucht.

Die Eingriffe in die natürliche Beschaffenheit der Lebensmittel sind oft so weitreichend, dass heute die empfohlene Zufuhrmenge an einigen Inhaltsstoffen – zumindest bei bestimmten Bevölkerungsgruppen – nicht gedeckt wird. Zu diesen »kritischen Nährstoffen« zählen derzeit die Vitamine D, E, B_{12} und Folsäure sowie die Mineralstoffe Kalium, Magnesium, Jod und Selen. Auch die Ballaststoffe und sekundären Pflanzenstoffe gehören dazu. Eine solche Unterversorgung aufgrund einseitiger Ernährung kommt bei Jugendlichen und Senioren oft vor, aber auch bei Menschen, die häufig einseitige Diäten zur Gewichtsreduktion durchführen.

Bewegungsmangel drosselt Stoffwechsel und Nährstoffversorgung zusätzlich

Außerdem hat die körperliche Aktivität in den letzten 50 Jahren erheblich abgenommen. Dadurch kommt es nicht nur zu Übergewicht, sondern auch zu Beeinträchtigungen des Stoffwechsels, zur Degeneration des Bewegungssystems und in der Folge zu Schmerzen und Gelenkverschleiß infolge von Fehlbelastungen. Bewegungsmangel ist nicht nur beruflich bedingt, sondern macht sich auch zunehmend in der Freizeit breit. Das schadet uns, denn körperliche Aktivität führt dazu, dass wir intensiver atmen, die Muskeln besser durchblutet und Verdauung und Stoffwechsel angeregt werden. Bei immer mehr Menschen liegt der Energiebedarf daher heute deutlich unter ihrer tatsächlichen Energieaufnahme.

Zusätzlich ist heute überall und ständig Nahrung verfügbar. Die werberische Aufmachung der Produkte und die trotz steigender Preise immer noch günstigen Produkte sowie das soziale Umfeld und psychologische Faktoren wie etwa Stress oder Depressionen haben einen ungünstigen Einfluss auf das Ernährungsverhalten. Die ernährungsverändernde Macht der Werbung durch die ständige Berieselung in allen Medien wird dabei weit unterschätzt.

Klartext
Die Ernährungsgewohnheiten haben sich im Laufe der letzten 150 Jahre von einer natürlichen, überwiegend pflanzlichen zu einer industrialisierten, fleisch- und milchproduktlastigen Ernährung verändert. Diese Entwicklung hat erheblich zu den weit verbreiteten ernährungsbedingten Krankheiten wie Übergewicht und Diabetes sowie allen Zivilisationskrankheiten bis hin zu Krebs beigetragen. Eine vollwertige pflanzliche Ernährung ist eine effektive Maßnahme nicht nur gegen diesen gesundheitlichen Notstand, sondern auch gegen alarmierende ökologische und ethische Missstände.

3. Über die Glaubwürdigkeit wissenschaftlicher Studien

»Wissenschaft schafft Wissen.«

Merksatz

Um neue Erkenntnisse zu gewinnen oder alte Gewissheiten zu überprüfen, werden in der Forschung verschiedene Studientypen eingesetzt, die in ihrer Eindeutigkeit oder Evidenz sehr unterschiedlich sind. Die höchste Evidenz und damit Glaubwürdigkeit, die mit Wirkstoffen bzw. Medikamenten durchgeführt werden, haben Placebo kontrollierte Studien, bei denen teilweise auch Scheinmedikamente ohne Wirkung, sogenannte Placebos, verabreicht werden. Diese Studien müssen randomisiert sein, das heißt, Medikament und Placebo werden den Patienten nach dem Zufallsprinzip verabreicht, und sie müssen außerdem doppelblind sein, sodass weder Arzt noch Patient wissen, ob Wirkstoff oder Placebo verabreicht wird.

Bei der Untersuchung einer freilebenden Bevölkerung ist es aber nicht möglich, die Wirkungen einer bestimmten Nahrungskomponente von den unzähligen anderen Nahrungsbestandteilen, ihren jeweiligen Auswirkungen im Organismus und den Wechselwirkungen zwischen Genen und Nahrungsbestandteilen zu trennen. Da die genetische Ausstattung jedes Menschen unterschiedlich ist, kann auch jeder Mensch auf eine bestimmte Ernährungsumstellung anders reagieren.

Deshalb werden in der Ernährungswissenschaft mit Menschen meist nur Vergleichs- oder Beobachtungsstudien durchgeführt, die Korrelationen, also Zusammenhänge, ermitteln. Mit Lebensmitteln sind Blindstudien nicht möglich, da die Versuchsteilnehmer wissen, ob sie ein Nahrungsmittel verzehrt haben oder nicht. Denn wie würde ein Placebo-Apfel aussehen? Und Kohl beispielsweise kann man nicht in eine Kapsel pressen. Diese Problematik ist den Forschern natürlich bekannt. Deshalb bearbeiten sie mit statischen Methoden die gewonnenen Zusammenhänge so, dass sie in brauchbare Hinweise münden.

Unwägbarkeiten sind naturgemäß nicht auszuschließen

Metaanalysen, also Zusammenfassungen der Ergebnisse von vielen möglichst großen Studien dieser Art, kommen den Ursachen noch näher, sodass sich starke Hinweise auf den wahren Sachverhalt ergeben.

Die Kritik an den Ergebnissen aus Vergleichsstudien besteht außerdem darin, dass Essen und Trinken allgemein neben zahlreichen messbaren Einflüssen auch von nicht bekannten Faktoren oder nur schwer messbaren Faktoren, wie Gemütszustände und Stress, beeinflusst werden kann. Trotzdem werden aus möglichst vielen sehr groß angelegten Metaanalysen verantwortungsvoll überlegte präventive und therapeutische Empfehlungen für die Ernährung gegeben.

Die Ernährung wird aber nicht nur aus gesundheitlichen Überlegungen erforscht, sondern auch aus einer ganzheitlichen Sicht. Dazu zählen neben den physiologischen Aspekten auch psychologische und soziale Zusammenhänge der Ernährung. Letztlich geht es um die Einheit von Körper, Geist und Seele. Studien über ökologische und ökonomische Auswirkungen der Ernährung liefern dabei deutlich konkretere Daten als jene über kulturelle Bedingungen und ethische Anliegen, die von persönlichen Wertevorstellungen geprägt sind (Cannon, Leitzmann 2022).

Eine vollwertige pflanzliche Ernährung hat ihren Platz nur am Rande der wissenschaftlichen Forschung und des Gesundheitswesens. Das liegt nicht nur am fehlenden ganzheitlichen Ansatz. Es gibt viele weitere Gründe, darunter die von der Pharmaindustrie finanzierten Forschungsprojekte und medizinische Ausbildungen, die sehr begrenzte Ausbildung von Ärzten im Bereich Ernährung sowie die überschießende Nahrungsergänzungsmittel- und Diätindustrie mit ihren vielen Präparaten, die glauben machen, dass gesunde Ernährung dadurch ersetzbar ist. Das alles stiftet Verwirrung für Laien und teilweise auch für Fachleute. Das Ergebnis ist ein Gesundheitssystem, in dem Krankheiten sehr aufwendig versorgt werden, ohne dass es genaue Gesundheitsvorschriften gibt, die präventiv wirken könnten.

Klartext
Die Aussagen und Empfehlungen zu einer vollwertigen pflanzlichen Ernährung sind wissenschaftlich fundiert und können anhand der sehr umfangreichen wissenschaftlichen Literatur überprüft werden. Aber das Abnehmen funktioniert auch ohne Kenntnis der Details. In der Literatur werden Bücher und Schlüsselartikel zum Thema Abnehmen aufgeführt (siehe Seite 454f.).

4. Faktencheck zu Eiweiß, Fett und Kohlenhydraten

Es wird immer wieder beklagt, dass es beim Thema Ernährung so viele Widersprüche gibt, die zu Verwirrungen in der Bevölkerung, aber auch in der Ernährungsberatung und teilweise sogar bei den Fachleuten führen. Über die Kostform, die am erfolgreichsten zum Abnehmen führt, gibt es viele unterschiedliche Meinungen, die alle mit wissenschaftlichen Daten belegt werden können. Das ist ein Grund für die Verwirrungen. Denn wissenschaftliche Veröffentlichungen werden sowohl von Experten geschrieben, die der Wahrheit verpflichtet sind, als auch von Institutionen und Organisationen mit eigenen Anliegen und der Wirtschaft mit kommerziellen Interessen. Deshalb finden sich selbst in wissenschaftlichen Fachzeitschriften irreführende Aussagen über das Abnehmen. Ein weiterer Grund für die Verwirrung in der Bevölkerung ist die wirksam inszenierte, geschickte und teilweise irreführende Werbung für ungesunde Lebensmittel.

Erschwerend kommt hinzu, dass weltweit täglich bis zu 500 neue Veröffentlichungen zum Thema Ernährung erscheinen, davon allein etwa 100 zum Thema Abnehmen. Inzwischen gibt es mehr als eine halbe Million wissenschaftliche Artikel zum Thema Übergewicht. Selbst Experten auf diesem Gebiet sind nicht in der Lage, über ihr eigenes enges Spezialgebiet hinaus den Überblick zu behalten, sie müssen sich auf detaillierte Erkenntnisse anderer Experten verlassen. Umstritten sind unter anderem die optimalen Mengen an den Hauptnährstoffen Eiweiß, Fett und Kohlenhydrate, die sowohl die Baustoffe für unseren Körper liefern als auch Energieträger für den Stoffwechsel und alle Organe sind.

Pflanzliches Eiweiß ist gesünder als tierisches

Eiweiß verursacht noch den geringsten Streit, denn die offizielle Empfehlung von 0,8 Gramm pro Kilogramm Körpergewicht wird als Orientierung allgemein anerkannt. Dabei darf es für Senioren etwas mehr sein, nämlich 1 Gramm pro Kilogramm Körpergewicht. Die optimalen Mengen für Kraftsportler liegen deutlich höher, sind aber umstritten. Der Streit um die höhere

Qualität von Eiweiß ist eigentlich ein Missverständnis. So hat pflanzliches Eiweiß aufgrund der Zusammensetzung seiner Bausteine, der Aminosäuren, zwar eine etwas geringere biologische Wertigkeit als Eiweiß in tierischen Produkten. Das heißt: Pflanzliches Eiweiß enthält nicht ganz so viele der essenziellen Aminosäuren wie tierisches Eiweiß. Aber pflanzliches Eiweiß ist gerade aufgrund der Begleitsubstanzen wie ungesättigte Fettsäuren, Ballaststoffe und sekundäre Pflanzenstoffe gesünder. Mit tierischem Eiweiß dagegen werden eher gesättigte Fettsäuren, Cholesterin und viel Salz aufgenommen. Eine vollwertige pflanzliche Ernährung entspricht der Empfehlung von 0,8 bis 1 Gramm Eiweiß pro Kilogramm Körpergewicht am Tag.

Pflanzliche Fette sind frei von Cholesterin

Fett existiert im Körper in vielen Formen: als Fettsäuren, Triglyceride und Cholesterin. Hinsichtlich der für uns Menschen optimalen Verzehrmenge ist die Uneinigkeit besonders groß: Die Empfehlungen reichen von »so wenig wie möglich«, was rund 10 % der Energiezufuhr entspricht, bis zu »je mehr, desto besser«, was 50 % entsprechen würde. Bei einer vollwertigen pflanzlichen Ernährung wird eine Menge von 20 bis 25 % angestrebt. Die Diskussion um die gesättigten Fettsäuren geht unvermindert weiter, Einigkeit besteht aber mehr oder weniger bei den ungesättigten Fettsäuren, die allgemein als günstig gelten. Die Diskussion um die angemessene Menge an Cholesterin flammt periodisch auf, sicher ist aber, dass ein erhöhter Wert des »schlechten« LDL-Cholesterins gesundheitsschädlich ist. Wichtig zu wissen ist, dass eine vollwertige pflanzliche Ernährung keinerlei Nahrungscholesterin enthält. Das ist auch gar nicht notwendig, denn unser Körper kann Cholesterin ausreichend selbst produzieren und den Bedarf an dieser wichtigen Substanz decken, die als Baustein für Zellmembranen, Hormone und Vitamin D dient.

Pflanzliche Kohlenhydrate sind die wichtigsten Energielieferanten

Auch die für uns Menschen optimale Menge von Kohlenhydraten ist sehr umstritten. Viele Diäten empfehlen, die üblich verzehrten Mengen an Kohlenhydraten kräftig zu reduzieren (Low-Carb-Diäten). Andere Empfehlungen bleiben dabei, dass der weitaus größte Teil an Energie mit Kohlenhydraten gedeckt werden sollte. Das ist auch wichtig, weil Kohlenhydrate Energielieferant Nummer eins unseres Körpers sind. Dabei ist es entscheidend, dass es sich um langsam resorbierbare langkettige Kohlenhydrate (Stärke) handelt, wie sie in pflanzlichen Lebensmitteln enthalten sind. Schnell resorbierbare Kohlenhydrate bzw. isolierte Zucker (Glukose) in jeglicher Form (beispielsweise in Süßigkeiten, Softdrinks) sollten weitgehend gemieden, gezuckerte Getränke sollten ganz eliminiert werden.

Unser schlauer Körper weiß, was er braucht

Die Diskussion, um nicht zu sagen, der Streit um die Hauptnährstoffe geht munter weiter. Ein Ende ist nicht in Sicht. Die Gräben sind tief, jahrelang vertretene Standpunkte werden oder können nicht so schnell aufgegeben werden, und auch kommerzielle Interessen spielen immer eine Rolle.

Unser kluger Körper hält für dieses Dilemma eine elegante Lösung bereit, nämlich seine Flexibilität. Denn offensichtlich spielt die Menge an Hauptnährstoffen in der Kost eine deutlich geringere Rolle, wenn die Nahrungsmenge eher knapp bemessen ist. Bei uns aber ist das Gegenteil üblich: Viele Menschen essen zu viel, erkennbar am weit verbreiteten Übergewicht.

Dass eine eher knappe Nahrungsaufnahme Vorteile hat, erkannte man bereits im alten China, überliefert in der Empfehlung: »Das Abendessen überlasse deinen Feinden.« Etwas freundlicher haben es die Bewohner der japanischen Insel Okinawa formuliert: »Höre auf zu essen, wenn du zu 80 % satt bist.« Und bei uns gaben Naturheilkundler schon immer den Rat: »Wenn es am besten schmeckt, sollte man aufhören zu essen.« All diese alten Weisheiten empfehlen eine Ernährung, die einerseits den Nährstoffbedarf optimal deckt und andererseits einer Gewichtszunahme vorbeugt und somit auch zum größtmöglichen Erfolg beim Abnehmen führt.

Klartext

Zum Konzept einer vollwertigen pflanzlichen Ernährung zählt neben der eher knappen Nahrungsmenge die Qualität der Hauptnährstoffe. So sollte Eiweiß eher aus pflanzlichen als aus tierischen Lebensmitteln stammen. Das Fett sollte überwiegend aus den günstigen, meist pflanzlichen Fettsäuren und weniger aus den ungünstigen, meist tierischen Fetten bestehen. Der Körper ist nicht auf die Zufuhr von Cholesterin angewiesen.

5. Was heutzutage gute Lebensmittelqualität ausmacht

Landwirte wussten schon immer, dass die Gesundheit ihrer Nutztiere stark von der Art des Futters bestimmt wird. Früher wurden die domestizierten Tiere artgerecht ernährt, also ihrer Veranlagung entsprechend. Es waren die Wissenschaftler für Tierernährung, die den überragenden Wert der Ballaststoffe besonders für Wiederkäuer erkannten, lange bevor ihre Bedeutung auch für die Gesundheit des Menschen anerkannt wurde. Denn bis Anfang des 20. Jahrhunderts wurden Ballaststoffe als unnötiger Ballast angesehen – daher wurde auch der unglückliche Name für diese Nahrungsfasern gewählt. Ähnlich verhielt es sich mit den sekundären Pflanzenstoffen, deren gesundheitsfördernde Kraft bereits in der Antike erahnt wurde. Lange wiesen die Naturheilkundler auf ihre große Bedeutung für die menschliche Gesundheit hin, bevor dies schließlich von den Pharmazeuten bestätigt wurde. In der offiziellen Ernährungswissenschaft werden sekundäre Pflanzenstoffe und ihre vielfältigen Wirkungen erst ab den 1970er Jahren so richtig wahrgenommen.

Kalorienzählen war gestern

Die Bewertung der Lebensmittel nur anhand ihres Energie- bzw. Kaloriengehalts gehört endlich der Vergangenheit an. Heute kennen wir (sehr wahrscheinlich) alle Nährstoffe und Ballaststoffe und einen wichtigen Teil der sekundären Pflanzenstoffe, die für unsere Gesundheit entscheidend sind. Bei der Herstellung von Fertignahrung – der Markt wird rasant von immer neuen Produkten überschwemmt – werden diese gesundheitsrelevanten Stoffe allerdings teilweise abgetrennt, inaktiviert oder sogar in schädliche Substanzen umgewandelt. Unreif geerntete Früchte, die lange Transportzeiten überstehen sollen, sowie die industrielle Bearbeitung und Erhitzung vermindern die Qualität unserer Lebensmittel. Fertignahrung, über Jahrzehnte verzehrt, trägt zu den weit verbreiteten Volkskrankheiten bei. Deshalb sollten unsere Lebensmittel so wenig wie möglich verarbeitet werden, damit wir ihr volles natürliches Gesundheitspotenzial nutzen können.

Der Qualitätsbegriff veränderte sich im Laufe der Zeit und wurde auch von technischen, wirtschaftlichen und regionalen Gegebenheiten beeinflusst. In der Wissenschaft verstehen wir unter Lebensmittelqualität die Summe sämtlicher bewertbarer Eigenschaften und Merkmale eines Lebensmittels. Allerdings ergeben sich in der Bewertung der Lebensmittelqualität Widersprüche, vor allem weil die Erzeuger und Verarbeiter, Händler und Verbraucher unterschiedliche Interessen haben. Während für die Erzeuger in der Landwirtschaft die Höhe des Ertrags einer Nutzpflanze ein wichtiges Kriterium ist, zählt für die lebensmittelverarbeitende Industrie und das Handwerk, dass sich ein Lebensmittel leicht verarbeiten lässt. Für den Lebensmittelhandel wiederum sind Transport- und Lagerfähigkeit der Lebensmittel entscheidend, für die Verbraucher sind es das Aussehen, der Geschmack und der Preis sowie der gesundheitliche Wert.

Wer pflanzlich isst, schont die Umwelt

Das heutige Lebensmittelangebot umfasst erfreulicherweise zunehmend Erzeugnisse, bei deren Produktion, Verarbeitung und Vermarktung auch Umweltaspekte immer stärker berücksichtigt werden. Dazu zählen Lebensmittel mit folgenden Eigenschaften:

1. ökologisch/biologisch (vermeidet chemische Dünger und Pestizide)
2. regional und saisonal (spart Transport- und Lagerungskosten)
3. gering verarbeitet (vermeidet Nährstoffverluste und spart Energie)
4. wenig gesalzen/nicht gezuckert (gesundheitlich vorteilhaft)
5. umweltverträglich verpackt (vermeidet Müll)

Die größte Umweltentlastung im Ernährungsbereich können wir jedoch erzielen, wenn wir bevorzugt oder ausschließlich pflanzliche Lebensmittel verzehren und dadurch der Verbrauch tierischer Erzeugnisse stark reduziert oder ganz vermieden wird. Denn dadurch reduzieren wir unseren ökologischen Fußabdruck, erzeugen weniger klimaschädliche Gase und verbrauchen weniger Wasser und Energie (siehe Seite 275).

Unterschiede in der Qualität verschiedener Lebensmittel sind häufig für die Verbraucher kaum oder gar nicht erkennbar, weil Aspekte wie beispielsweise der Gesundheitswert nicht einfach zu erkennen sind.

Klartext

Die Lebensmittelqualität spielt beim Abnehmen eine wichtige Rolle, denn der Gewichtsverlust sollte gesundheitlich optimal verlaufen. Damit das gelingt, sollten wir biologisch angebaute pflanzliche Lebensmittel verzehren, die alle Nährstoffe in bedarfsgerechter Menge enthalten (außer Vitamin B_{12}, das supplementiert werden muss). Der Wasser- und Ballaststoffgehalt von Pflanzen wirkt sättigend und unterstützt dadurch das Abnehmen zusätzlich.

6. Nahrungsenergie und Energiedichte eines Lebensmittels sind entscheidend

Die in Lebensmitteln enthaltene Energie (Nahrungsenergie) wird weitaus überwiegend in Form von Fett in den Fettzellen des Fettgewebes und in geringen Mengen als Glykogen in der Leber und den Muskeln gespeichert. Diese Nahrungsenergie wird in Kalorien (eigentlich in Kilokalorien, abgekürzt kcal) angegeben. Die Fettzellen vermehren sich während des Wachstums bis ins Jugendalter und werden beim Abnehmen geleert. Die einmal vorhandene Anzahl an Fettzellen kann durch Abnehmen nicht wieder reduziert werden. Deshalb ist es auch so schwer, das einmal erreichte Wunschgewicht zu halten. Besonders mühsam ist es für Menschen, die bereits als Kinder und Jugendliche stark übergewichtig waren.

Der Energiebedarf des Menschen hängt von Geschlecht, Alter, Körpergewicht, Beruf, Freizeitaktivitäten und Veranlagung ab. Im mittleren Alter und bei leichter körperlicher Betätigung liegt der tägliche Energiebedarf von Frauen zwischen 1600 und 2000 Kalorien und für Männer zwischen 1 800 und 2400 Kalorien. Wer erfolgreich abnehmen will, muss die Energiezufuhr senken, was mit der üblichen Ernährung und den gängigen Modediäten zwangsläufig zu Hunger führt. Im Gegensatz dazu lässt sich mit einer vollwertigen pflanzlichen Ernährung die Energiezufuhr auch ohne Hungern relativ gut senken.

Bemerkenswert ist in diesem Zusammenhang auch, dass unser Körper sogar im Ruhezustand und beim Schlafen kontinuierlich Energie verbraucht, die erstaunlicherweise sogar rund 80 % der zugeführten Energie ausmacht. Den weitaus größten Teil der Energie verbrauchen nämlich unsere Organe, die bis auf die Muskeln rund um die Uhr arbeiten müssen. Dabei ist der Bedarf unabhängig vom Gewicht der Organe (Tabelle 12).

Tabelle 12: *Durchschnittlicher Energieverbrauch unserer Organe*

Organ	Gewicht (kg)	Energieverbrauch (%)
Gehirn	1,3	25
Leber	1,7	25
Muskulatur	30	20
Nieren	0,3	10
Herz	0,3	6
weitere*		14

* Lunge, Darm, Bauchspeicheldrüse, Milz, Schilddrüse

Mineralstoffe und Vitamine enthalten übrigens keine Energie, sind also frei von Kalorien. Die Hauptnährstoffe haben jeweils einen unterschiedlich hohen Energiegehalt (Tabelle 13).

Tabelle 13: *Energiegehalt der Hauptnährstoffe*

Nährstoff	kcal/g
Fett	9,3
Eiweiß	4,1
Kohlenhydrate	4,1
Alkohol	7,0
Ballaststoffe	~ 2,0

In der heute üblichen Ernährung werden mehr als 50 % der Kalorien über Fett, Zucker und Alkohol zugeführt. Deshalb beim Abnehmen darauf achten, dass mit Fett und gezuckerten Produkten gespart und Alkohol möglichst ganz gemieden wird.

Der Kaloriengehalt ist unabhängig vom Lebensmittelgewicht

Das Konzept der Energie- bzw. Kaloriendichte ist leicht an Beispielen zu verdeutlichen. So haben 100 Gramm Speiseöl mit 900 Kalorien eine sehr hohe Energiedichte. Dagegen enthalten 100 Gramm Wassermelonen lediglich

30 Kalorien. Dieser Vergleich zeigt, dass verschiedene Lebensmittel bei gleichem Gewicht einen ganz unterschiedlichen Kaloriengehalt haben können. Aber 100 Kalorien aus Möhren (400 g) werden ganz anders verwertet als 100 Kalorien aus einem Glas Limonade (200 ml). Denn die Limonade kann in sehr kurzer Zeit getrunken werden, während die Möhren gründlich gekaut werden müssen, wofür ein deutlich längerer Zeitraum erforderlich ist und der Sättigungsgrad darum entsprechend höher ausfällt.

Viele Diäten zum Abnehmen empfehlen, die Portionsgrößen zu verringern. Werden aber dann die gleichen Lebensmittel wie üblich verzehrt, wird der Hunger nicht gestillt. Stellen wir auf eine relativ fettarme Ernährung um, wird dagegen Körperfett abgebaut – ohne zu hungern. Dabei ist allerdings Vorsicht bei der Auswahl fettarmer Produkte geboten, denn sie können reich an Kalorien sein, wenn sie viel Zucker enthalten.

Den größten Einfluss auf die Energiedichte hat neben Fett auch der Wassergehalt eines Lebensmittels bzw. einer Mahlzeit. Denn Wasser liefert viel Gewicht und Masse, ohne Kalorien zu haben. Pflanzliche Lebensmittel enthalten meist über 75 % Wasser, einige erreichen sogar mehr als 95 % (Tabelle 14). Übrigens kann die Kalorienaufnahme auch verringert werden, wenn 15 bis 30 Minuten vor einer Mahlzeit ein Glas Wasser getrunken wird. Alternativ kann auch ein Apfel oder anderes kalorienarmes Obst wie etwa eine Wassermelone gegessen werden. Das füllt den Magen etwas und vermittelt ein erstes Sättigungsgefühl.

Klartext
Das Abnehmen wird leichter, wenn wasserhaltige Lebensmittel verzehrt werden, die wenig Fett enthalten. Die geringe Fettmenge sollte aus hochwertigen pflanzlichen Ölen bestehen wie Lein–, Raps- oder Olivenöl.

Tabelle 14: *Die Energiedichte verschiedener Lebensmittel (DGE 2016)*

Lebensmittel	Energiedichte kcal/g
Getreide und Getreideprodukte	
Pumpernickel	1,8
Vollkornbrot	2,2
Weizenbrot (Weißbrot)	2,4
Laugenbrezel	3,0
Cornflakes	3,5
Linzer Torte	4,2
Croissant	5,1
Gemüse und Kartoffeln bzw. Kartoffelprodukte	
Gurke	0,1
Chicorée	0,2
Bohnen, grün	0,3
Pastinake	0,6
Kartoffeln	0,7
Erbsen	0,8
Pommes frites (Backofen)	2,5
Linsen	2,8
Sojabohnen	3,3
Pommes frites (frittiert)	3,3
Kartoffelchips	5,5
Obst	
Erdbeere	0,3
Apfel	0,5
Ananas, roh	0,6
Weintrauben	0,7
Oliven, mariniert	1,9
Avocado	2,2
Milch und Milchprodukte, Käse	0,3–4,3
Fleisch und Fleischprodukte, Ei	1,2–6,2
Fette und Öle	3,7–9,0
Süßwaren und Fertiggerichte	0,8–6,2

7. Rohkost ist das perfekte Abnehm-Food

»Roh macht froh!«

Lied von Stephen Janetzko, Kinderliedermacher (*1966)

Bereits seit der Antike wird darauf hingewiesen, dass Rohkost gesund ist. Naturheilkundler bestätigen das seit Jahrhunderten. In der Neuzeit wurden die Vorteile der Rohkost wiederentdeckt. Denn beim Kochen von pflanzlichen Lebensmitteln werden hitzeempfindliche Stoffe wie Vitamine, sekundäre Pflanzenstoffe, Enzyme und die ungesättigten Fettsäuren zerstört, die in Rohkost folglich noch reichlich enthalten sind und vielerlei gesundheitsfördernde Effekte haben. Außerdem entstehen beim Kochen gesundheitsschädliche Stoffe wie Acrylamid, Furan und polyzyklische aromatische Kohlenwasserstoffe (PAK). Die reichlich enthaltenen Ballaststoffe haben eine höhere Bindungsfähigkeit für Wasser und schädliche Substanzen. Sie sorgen außerdem für eine gute Verdauung, einen gesunden Darm und einen problemlosen Stuhlgang (Semler 2006).

Mit Rohkost lässt sich schnell und gesund abnehmen, denn sie enthält sehr viel Wasser und im Verhältnis zur Menge wenig Kalorien. Da sie ein größeres Volumen hat und gründlich gekaut werden muss, ist sie außerdem sättigender als die gleiche Menge derselben Lebensmittel in erhitzter Form. Des Weiteren bietet Rohkost dem Körper alle Stoffe, die er zum inneren Aufräumen braucht, sodass sich langfristig Blutdruck, Cholesterin- und Blutzuckerwerte normalisieren und krank machendes Bauchfett abbaut. Aufgrund empfindlicher Inhaltsstoffe ist es aber ratsam, rohes Gemüse erst kurz vor dem Essen zuzubereiten und als ersten Gang einer Mahlzeit zu verzehren.

Zur Rohkost zählt nicht nur Gemüse und Obst (einschließlich milchsauer vergorenem Gemüse wie Sauerkraut oder Kimchi), sondern auch unerhitztes, eingeweichtes oder gekeimtes Getreide, Nüsse, Ölsamen und Ölfrüchte wie Oliven, kalt gepresste unraffinierte Öle, Keimlinge und Kräuter. Außerdem werden Lebensmittel einbezogen, die verfahrensbedingt erhöhten Temperaturen ausgesetzt sind (beispielsweise Waben- oder Schleuderhonig) oder bei deren Herstellung eine gewisse Hitzezufuhr erforderlich ist (beispielsweise Trockenfrüchte sowie bestimmte Nussarten).

Eine Rohkostwoche als Einstieg in die Gewichtsabnahme

Der Königsweg zum erfolgreichen Abnehmen kann, je nach Verträglichkeit, auch damit beginnen, dass in der ersten Woche überwiegend Rohkost verzehrt wird. Diese Ernährungsweise macht sich nicht nur umgehend auf der Waage bemerkbar, sondern reinigt und entschlackt den Körper außerdem. Der Begriff Entschlackung ist zwar sehr umstritten, beschreibt aber sehr präzise, was dabei passiert: Der Körper wird von eingelagerten Giften, Säuren und Eiweiß sowie von überflüssigem Wasser und Eisen befreit, gereinigt und dadurch entlastet.

Nach der Rohkostphase müssen wir dann zur vollwertigen pflanzlichen Ernährung übergehen, die je nach Geschmack und Verträglichkeit immer noch einen Anteil von 40 bis 60 % Rohkost enthalten sollte. Je nach Ausgangsgewicht nehmen wir damit im ersten Monat mehrere Kilogramm ab. Danach verlieren wir dann etwa ein bis zwei Kilogramm pro Monat. Mit der vollwertigen pflanzlichen Ernährung können wir nicht nur das einmal erreichte niedrigere Körpergewicht halten, sondern gleichzeitig ein neues, gesundes Ernährungsverhalten einüben, das langfristig aufrechterhalten werden kann und sollte.

Rohkost – der Gesund- und Schlankmacher

Die Vorteile:

- voller Gehalt an Nährstoffen
- reinigender Effekt auf die Zähne
- Unterstützung der Verdauung (hoher Ballaststoffgehalt)
- Ernährung der guten Darmbakterien (durch Ballaststoffe)
- Hilfe bei Verdauungsstörungen wie Verstopfung oder Durchfall (Transitzeit der Nahrung durch den Darm normalisiert sich)
- Senkung des Cholesterinspiegels (Pflanzenkost enthält kein Cholesterin)

Warum Rohkost das Abnehmen unterstützt:

- erfordert intensives Kauen
- regt die Speichelbildung an
- füllt den Magen
- verstärkt das Sättigungsgefühl
- normalisiert den Stuhlgang
- verhindert Völlerei und Schlemmerei

Klartext

Rohkost ist die ideale Nahrung zum Abnehmen. Durch das erforderliche längere Kauen der Rohkost und ihr größeres Volumen wird eine hohe Sättigung erreicht. Ein regelmäßiger Verzehr von Rohkost trägt maßgeblich zur Reduzierung von Übergewicht bei und versorgt den Körper ausgezeichnet mit allen wichtigen Nährstoffen außer mit Vitamin B_{12}.

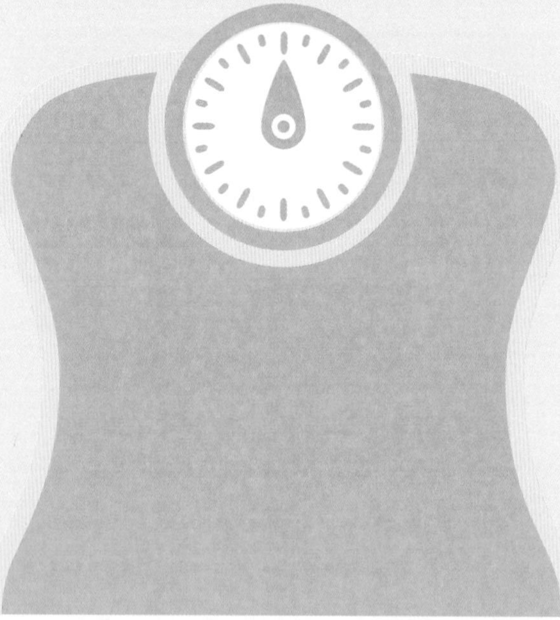

BUCH III

DER EINFLUSS VON STOFF-WECHSEL UND NÄHRSTOFFEN AUF DAS ABNEHMEN

VIII.
Abläufe im Körper, die auf Gewicht und Abnehmen Einfluss haben

»Sorge dich gut um deinen Körper.
Es ist der einzige Ort, den du zum Leben hast.«

Jim Rohn, US-amerikanischer Unternehmer (1930–2009)

Die Physiologie oder »Naturkunde« befasst sich mit den natürlichen Vorgängen in den Zellen, Geweben und Organen des Körpers wie Stoffwechsel, Wachstum, Fortpflanzung und Bewegung. Die Ernährungsphysiologie untersucht, in welcher Menge und Zusammensetzung wir unserem Organismus Lebensmittel und Nährstoffe zuführen müssen, damit er je nach Alter, Geschlecht und Lebensbedingungen optimal ernährt wird.

Beim Abnehmen ist eine ganze Reihe von Einflussfaktoren bedeutsam, die dem Gang der Nahrung im Körper folgen, nämlich Hunger, Kauen, Sättigung, Verdauung, Verstopfung sowie die Autophagie (Recyclingprozess der Zellen). Noch weitere Einflussfaktoren spielen eine Rolle: das Mikrobiom, also die Zusammensetzung der Darmbakterien, die individuelle Widerstandskraft des Körpers, das Säure-Basen-Gleichgewicht sowie das Phänomen der Verdauungsleukozytose, bei dem es nach dem Essen zu einer Vermehrung der weißen Blutkörperchen des Immunsystems kommt (siehe Seite 279). Auch die Schlafqualität, Stress und weitere individuelle psychologische Faktoren sind nicht zu unterschätzen.

Diese vierzehn Aspekte werden im Folgenden kurz dargestellt und besonders deren Einfluss auf das Abnehmen hervorgehoben. Sie unterliegen dem Stoffwechsel, dessen vielfältige Aufgaben zunächst genauer beschrieben werden.

I. Der Stoffwechsel – Hauptakteur beim gesunden Abnehmen

Auf unserer Erde leben bald acht Milliarden Menschen. Zum Vergleich: In unserem Körper befinden sich 80 Billionen Zellen, eine unvorstellbar bevölkerungsreiche »Stadt«, eine richtige Megalopolis. Zur Veranschaulichung: Eine Billion entspricht tausend Milliarden! Würden wir diese Zellen aneinanderreihen, bei einer durchschnittlichen Größe von 1/40 Millimetern, könnte man damit 60-mal die Erde umrunden. Wenn in dieser »Riesenstadt« unseres Körpers alles optimal abläuft, werden pro Sekunde zwischen 10 und 50 Millionen »Menschen« bzw. neue Zellen »geboren«, und ebenso viele sterben. Angesichts dieser Zahlen kann man sich im Ansatz vorstellen, was unsere Körperintelligenz bzw. unser Stoffwechsel leistet.

Unser Körper ist nicht nur hochkomplex, sondern auch im wahrsten Sinn wundervoll. Täglich vollbringt er Aufgaben, von denen wir meist nichts mitbekommen. Ohne den Stoffwechsel würde es kein Leben geben, und doch kennen die meisten Menschen seine unglaublichen Leistungen kaum.

Natürlich sollte der Stoffwechsel bestmöglich funktionieren, besonders dann, wenn wir ein dauerhaftes Normgewicht in Gesundheit erreichen und halten wollen. Deshalb möchten wir den Stoffwechsel kurz erklären, der sich in Millionen von Jahren nach einer Blaupause der Natur entwickelt hat und noch heute fast unverändert seinen Aufgaben nachkommt.

Die Leistungskraft des Körpers ist gigantisch

Unser Körper besteht hauptsächlich aus Wasser, Sauerstoff und Kohlenstoff, einigen Mineralien und Spurenelementen. Insgesamt machen 59 verschiedene Stoffe unseren Körper aus. Stoffwechselprozesse sorgen dafür, dass das benötigte »Baumaterial« zu den Zellen gelangt, »Zellmüll« entsorgt oder aber recycelt und wieder zu neuen Molekülen zusammengebaut wird. Es sind unfassbare Aufgaben, die der Stoffwechsel hier erfüllt.

So baut unser Körper zwischen 10 bis 50 Millionen Zellen pro Sekunde ab, die durch neue ersetzt werden müssen. Egal ob bei Blutzellen oder Schleimhautzellen, in jedem Organ oder Gewebe gibt es Stammzellen, die diese Arbeit übernehmen.

Unser Herz schlägt 70 000- bis 100 000-mal am Tag, ein Leben lang. Es produziert 100 Kilowattstunden Energie im Jahr. Außerdem produziert unser Körper täglich im Schnitt unfassbare 85 Kilogramm Körperenergie in Form des »Energiemoleküls« ATP (Adenosintriphosphat). Davon verbraucht unser Gehirn allein ein Fünftel (Tabelle 16).

Tabelle 16: *Energiebedarf der Organe*

Organ	Anteil am Grundumsatz (in %)
Muskulatur	24
Leber	22
Gehirn	20
Nieren	10
Herz	7
Fettgewebe	4
andere	13

Wir atmen täglich 10 000 Liter Luft ein, indem wir 20 000-mal einatmen. Unser gesamtes Blut benötigt nicht mehr als 20 bis 60 Sekunden, um einmal durch unseren gesamten Körper zu fließen. Unsere Nieren reinigen 180 Liter Blut pro Tag, und wir produzieren täglich bis etwa fünf Liter Verdauungsflüssigkeiten, also Speichel, Magensaft und Darmsäfte.

Voraussetzung für diese beeindruckenden Leistungen ist die bedarfsdeckende Zufuhr aller Nährstoffe – deshalb weisen wir auch immer wieder auf eine vollwertige pflanzliche Ernährung hin, ergänzt durch eine ausreichende Flüssigkeitsaufnahme. Ebenso wichtig sind Sauerstoff und Sonnenlicht sowie körperliche Bewegung (Froböse 2022).

Alle sieben Jahre sind wir runderneuert

Übrigens, aus nur einer einzigen Zelle entsteht ein Menschenkind mit 20 Billionen Zellen, das nach neun Monaten das Licht der Welt erblickt. Als Erwachsener hat sich die Zahl etwa vervierfacht – auf die bereits genannten unglaublichen 80 Billionen Zellen. Sie alle kommunizieren ein Leben lang miteinander. Viele der Zellen erneuern sich wie unsere Leberzellen alle 10 bis

20 Tage, unser Blut dreimal pro Jahr und unsere Knochen etwa alle 15 Jahre. Im Durchschnitt sind wir in sieben Jahren fast runderneuert.

Verschiedene Forscher schätzen, dass ein perfekt funktionierender Stoffwechsel eine Lebensdauer von 100 bis 130 Jahre ermöglicht. Gerade dann, wenn eine gesunde Gewichtsreduktion angestrebt wird, sind daher Blitzdiäten oder einseitiges Essverhalten immer ein wesentlicher Störfaktor in diesem »wundervollen« Zusammenspiel, dem Stoffwechsel.

Damit wir immer ausreichend mit allen Nährstoffen versorgt werden, verfügt der Mensch über ein normalerweise perfekt funktionierendes Hungergefühl (siehe folgendes Kapitel).

2. Hunger – was ihn auslöst, was ihn bremst

Hunger ist eine meist als unangenehm empfundene körperliche Empfindung, die durch Nahrungsmangel entsteht. Die biologische Funktion des Hungerreizes besteht darin, die ausreichende Versorgung des Organismus mit Energie und Nährstoffen sicherzustellen. Die Regulation von Hunger ist ein sehr komplexer Prozess, an dem zahlreiche Faktoren beteiligt sind. Insbesondere die daran beteiligten unterschiedlichen Hormone sind bisher nicht komplett erforscht.

Bekannt ist, dass Geruch, Geschmack und Aussehen der Lebensmittel oder Speisen Hunger auslösen können. Die Füllung des Magens ist für die Entstehung des Hungerreizes nicht allein ausschlaggebend. Aber je leerer der Magen wird, desto stärker nehmen die Kontraktionen der Magenwände zu. Diese Kontraktionen verursachen das Magenknurren, ein akustisches Hungersignal.

Ein wesentlicher Auslöser von Hunger ist die Menge an Zucker im Blut. Bei einem Mangel wird diese Information von Rezeptoren in Leber und Magen an den Hypothalamus im Zwischenhirn gemeldet. Das dort befindliche Hungerzentrum löst Hungerreize aus. Auch der Insulinspiegel wird im Hypothalamus permanent überprüft.

Bei Übergewichtigen versagt das »Hungerhormon«

Physiologisch wird das Hungergefühl durch Neurotransmitter reguliert, die im Hypothalamus produziert werden. So setzen die im Körper gespeicherten Fettreserven in den Fettzellen permanent das Hormon Leptin frei, einen Neurotransmitter, der das Hungergefühl hemmt. Je weniger Leptin im Blut vorhanden ist, desto häufiger treten Hungergefühle auf.

Bei Übergewicht und Adipositas findet sich stets eine große Menge Leptin im Blut, die jedoch nicht den erwarteten sättigenden Effekt auslöst. Warum? Weil eine Leptinresistenz vorliegt. Bei Diäten sinkt die Menge Leptin deutlich und führt zu Heißhungeranfällen. Die Konzentration des appetitanregenden Hormons Ghrelin dagegen sinkt nach dem Essen und steigt dann allmählich wieder an.

Vom Hunger zu unterscheiden ist der Appetit, der kein physiologisches, sondern ein psychisches Phänomen ist. Der Appetit kann bewirken, dass wir trotz deutlicher Sättigungssignale weiteressen. Im Extremfall wird die Grenze der Aufnahmefähigkeit durch einen Brechreiz signalisiert. Umgekehrt kann Appetitlosigkeit dazu führen, dass trotz Hungers keine Nahrung aufgenommen wird.

Appetitzügler bringen langfristig nichts

Auch eine emotionale Essstörung kann zu einer Beeinträchtigung der Regulation von Hunger führen. Hierbei handelt es sich um tieferliegende Gefühle wie Trauer, Angst, Anspannung oder Wut. Hunger lässt sich künstlich durch die Erhöhung des Serotoninspiegels vorübergehend »ausschalten« oder zumindest dämpfen. Darauf beruht meist auch die Wirkung sogenannter Appetitzügler. Der Hunger wird jedoch durch eine Vielzahl von Faktoren ausgelöst und beeinflusst, sodass er sich durch das Eingreifen in ein Regelsystem grundsätzlich nur teilweise unterdrücken lässt.

Der Heißhunger unterscheidet sich von normalen Hungergefühlen durch einen plötzlich einsetzenden extremen Drang nach sofortiger Nahrungsaufnahme, wobei mitunter körperliche Symptome wie Zittern und Schweißausbrüche hinzukommen. Häufig besteht ein starkes Verlangen nach Süßem oder nach bestimmten Nahrungsmitteln, das eher mit Appetit gleichzusetzen ist als mit Hunger.

Klartext
Hunger kann beim Abnehmen ein sehr großes Problem sein. Bei einer vollwertigen pflanzlichen Kost treten trotz niedriger Kalorienzufuhr keine Hungergefühle auf, weil sie sättigt und den Körper mit allem versorgt, was er braucht. Das führt zum erfolgreichen Abnehmen.

3. Kauen und Speichel – gut gekaut ist halb verdaut

Das erforderliche Kauen der Nahrung ist einer der vielen Belege dafür, dass der Mensch von Natur aus kein Fleischesser ist, der seine Beute in großen Brocken herunterschlingt. Das Kauen spielt eine wichtige Rolle im langen Prozess der Verdauung, die bereits im Mund mit dem Abbau der Kohlenhydrate durch das Enzym Speichel-Amylase beginnt. Durch das Kauen wird die Nahrung mechanisch zerkleinert und mit Speichel gleitfähig gemacht.

Speichelbildung sättigt

Je gründlicher die Nahrung gekaut und eingespeichelt wird, desto besser gelingt die Verdauung. Die Dauer und der Kraftaufwand beim Kauen und die abgegebene Speichelmenge tragen zur Sättigung bei. Daher ist ausreichend Zeit und Ruhe beim Essen wichtig. Auch die voluminöse pflanzliche Kost ist durch die Magendehnung an der Sättigung beteiligt. Dies schützt vor Übergewicht.

Der Speichel hat neben der beginnenden Verdauung der Kohlenhydrate im Mund weitere Funktionen. So erleichtert er das Kauen und Schlucken und trägt dazu bei, dass die Mundhöhle von Nahrungsresten gereinigt wird. Außerdem schützt der Speichel vor mechanischer, thermischer und chemischer Schädigung der Mundschleimhaut. Durch die Steigerung der Speichelmenge wird außerdem erreicht, dass krank machende Keime eliminiert und die Zahnkariesbildung gehemmt werden.

Gewürze und Kräuter verstärken die Speichelbildung. Bei gewürzten Speisen liegt sie bis zu dreimal höher als bei ungewürzten, schwach salzhaltigen. Dieser Effekt ist vor allem beim Verzehr von Chili, Pfeffer, Ingwer, Paprika, Curry und Senf zu spüren. Salz hat eine ähnliche Wirkung, sollte aber ausdrücklich sehr sparsam eingesetzt werden. Im Magen trägt der Speichel zur Magenfüllung bei und ist darum eine wichtige Komponente des komplexen Systems der Sättigung.

Klartext
Eine voluminöse pflanzliche Kost erfordert gründliches Kauen. Die Dauer und der Kraftaufwand beim Kauen tragen ebenso zur Sättigung bei wie die abgegebene Speichelmenge und die Magendehnung. Das schützt vor Übergewicht und trägt zum Abnehmen bei.

»Fletschern« – Kauen macht schlank

Ein Pionier des gründlichen Kauens war der US-amerikanische Geschäftsmann Horace Fletcher (1849–1919), der durch sehr sorgfältiges Kauen der Nahrung sein starkes Übergewicht verlor und sich von allen gleichzeitig bestehenden gesundheitlichen Problemen kurieren konnte. Daher rührt der Begriff »fletschern«. Er kaute jeden Bissen so lange, bis dieser durch den Speichel flüssig wurde. Außerdem aß er täglich nur eine Mahlzeit, wie es heute bei manchen Formen des (Intervall)Fastens üblich ist.

Diese Erfolgsgeschichte inspirierte den österreichischen Arzt Franz Xaver Mayr (1875–1965) dazu, in die von ihm entwickelte Heilfastenkur, die berühmte Semmel-Diät, ein Kautraining zu integrieren.

Die optimale Kauhäufigkeit hängt von der Nahrung ab. Im Durchschnitt sollte jeder Bissen 20- bis 30-mal gekaut werden, meistens ist dann der Speisebrei flüssig. Auch Getränke, Suppen und Smoothies sollten möglichst gekaut werden, damit es zu einer entsprechenden Speichelbildung kommt. Alternativ kann flüssige Kost auch gelöffelt werden. Übrigens sollte während des Essens möglichst nichts getrunken werden, da sonst der Magensaft zu sehr verdünnt wird und die Verdauung nicht mehr optimal abläuft.

4. Verdauung – durchorganisiert von Mund bis Enddarm

»Was früher der Magen tat,
tut jetzt die Fabrik.«

Walter Fürst, Schweizer Aphoristiker (1932–2019)

Verdauung ist der Aufschluss der Nahrung im Verdauungstrakt mithilfe von Enzymen. Der Verdauungstrakt reicht vom Mund bis zum After und hat bei Erwachsenen normalerweise eine Länge von sechs bis sieben Metern.

Im Mund wird die Nahrung durch das Kauen mechanisch zerkleinert und mit Speichel gleitfähig gemacht. Im Speichel befindet sich die Speichel-Amylase, ein Enzym, das das Kohlenhydrat Stärke, eine lange Kette aus Zuckermolekülen, zu den kürzeren Mehrfachzuckern und dem Zweifachzucker Maltose und Glukose abbaut. Dazu sind die Mahlzähne erforderlich, die den Menschen als Pflanzenesser auszeichnen.

Der Speisebrei wird dann durch Muskelbewegungen der Speiseröhre, die wellenförmig vom Rachen zum Magen verlaufen, in wenigen Sekunden in den Magen gedrückt. Durch diesen Vorgang ist das Schlucken auch im Liegen und sogar im Kopfstand möglich.

Im Magen wird es richtig sauer

Der Magen verfügt über ein Fassungsvermögen von etwa 1,5 bis 2 Liter. Hier findet der weitere Abbau der Stärke durch die Speichel-Amylase statt. In der stark gefalteten Magenschleimhaut befinden sich dafür verschiedene Zelltypen. Die »Belegzellen« produzieren Salzsäure, die innerhalb einer Stunde den Mageninhalt durchsäuert. Sie geben außerdem den Intrinsic-Faktor ab, ein Glykoprotein, das für die Vitamin-B_{12}-Resorption im unteren Dünndarm erforderlich ist. Die »Hauptzellen« scheiden das Enzym Pepsinogen aus, das durch die Salzsäure zu Pepsin aktiviert wird und Eiweiß, also lange, gefaltete Aminosäureketten, in kürzere Bruchstücke, die Peptide, und weiter in Aminosäuren zerlegt. Die »Nebenzellen« geben einen zähen Schleim ab, der die Magenschleimhaut vor der Magensäure schützt.

Insgesamt werden täglich 1,5 bis 2 Liter Magensaft für die Verdauung gebildet. Durch die natürlichen Magenbewegungen wird der Speisebrei durchmischt und durch den Magenpförtner in den Zwölffingerdarm gedrückt. Die Verweildauer im Magen hängt von der Zusammensetzung der Nahrung ab und variiert zwischen einer und sieben Stunden. Flüssigkeiten verlassen den Magen schneller als feste und weniger zerkleinerte Nahrung. Isotonische Flüssigkeiten, die eine gleiche Konzentration an Mineralstoffen enthalten wie das Blut, verlassen den Magen nach 30 bis 60 Minuten. Auch die Osmolarität, also die Konzentration an Salz, Glukose und Eiweißen, spielt eine Rolle, ebenso die Nährstoffzusammensetzung. Fette und Kohlenhydrate, aber auch energiedichte Kost erhöhen die Verweildauer im Magen.

Tabelle 17: *Übliche Verweildauer verschiedener Speisen im Magen*

Magenverweildauer (in Stunden)	Speisen, erhitzt
bis 1	Flüssigkeiten
bis 2	Milch, Kartoffeln, Reis, Weißbrot
bis 3	Fisch, Mischbrot, Rührei, Sahne, einige Gemüse
bis 4	Geflügel, Vollkornbrot, Bratkartoffeln, viele Gemüse
bis 5	Fleisch, Hülsenfrüchte, Fettfische
bis 7	fetter Schweinebraten, Gans, Ölsardinen, Aal

Im Dünndarm werden Enzyme der Bauchspeicheldrüse in den Zwölffingerdarm ausgeschüttet. Peptidasen spalten die Peptide zu Aminosäuren, den kleinsten Bausteinen von Eiweiß. Spezialisierte Enzyme zerlegen Maltose und die Mehrfachzucker der Stärke in die Einfachzucker Glukose, Fruktose, Galaktose und Mannose, die kleinsten Bausteine der Kohlenhydrate. Lipasen bauen die Fette zu freien Fettsäuren und Glycerin ab. Die Gallenblase sondert Gallensäuren in den Dünndarm ab, die sich mit den Fettsäuren verbinden, die nur in dieser Form vom Darm aufgenommen werden können.

Die Endprodukte der Verdauung, also die Bausteine der Nährstoffe, werden von der Darmschleimhaut aufgenommen und ins Blut und in die Lymphe geleitet. So gelangen sie erst einmal zur Leber, bevor sie schließlich in den Zellen des ganzen Körpers ankommen.

Der Darm lebt von Ballaststoffen

Die Vitamine, Mineralstoffe und sekundären Pflanzenstoffe werden im unteren Dünndarm resorbiert und direkt zu den Zellen transportiert. Dem Speisebrei werden hier etwa 80 % des Wassers entzogen. Zwei Liter davon kommen täglich aus der Nahrung, während es zu weiteren sieben Litern aus den Verdauungssekreten besteht.

Im Dickdarm dienen die Ballaststoffe den Mikroorganismen als Nahrung und sorgen dadurch für eine gesunde Darmflora und eine intakte Immunabwehr. Die aus Ballaststoffen entstehenden organischen Säuren ernähren dagegen die Darmzellen. Im Dickdarm wird außerdem das meiste des noch im Speisebrei verbliebenen Wassers aufgenommen.

Im Mastdarm, dem letzten Stück des Darms, wird dem Speisebrei schließlich nur noch die restliche Flüssigkeit entzogen, bevor er ausgeschieden wird. Der gesamte Verdauungsvorgang dauert unterschiedlich lang und hängt besonders von der aufgenommenen Nahrung ab. Die Verdauung von tierischen Produkten und Fett dauert länger als die von pflanzlichen Lebensmitteln und Kohlenhydraten. Pflanzliche Ernährung führt zu ein bis drei Stuhlentleerungen am Tag, bei einer Mischkost sind es ein bis drei Tage, während es bei einer überwiegend tierischen Kost bis zu einer Woche dauern kann, bis sich der Darm entleert.

Klartext
Die Verdauung gelingt am besten, wenn die Nahrung gründlich gekaut und gut eingespeichelt wird. Ausreichend Zeit und Ruhe beim Essen schützen vor Verdauungsproblemen und Völlerei. Die Anstrengung beim Kauen und der Speichel tragen zur Sättigung und damit zum Abnehmen bei.

5. Sättigung – ein Zustand mit vielen Regulationsmechanismen

»Hör auf zu essen, wenn dein Magen zu 80 % voll ist.«

Lebensweisheit aus Okinawa, Japan

»Hara Hachi Bu« lautet die oben genannte Lebensweisheit im japanischen Original. Diese traditionelle Ernährungsweise wurde auf der japanischen Insel Okinawa jahrhundertelang praktiziert und führte zu guter Gesundheit, Zufriedenheit und Langlebigkeit der Einwohner. Doch die westliche Ernährung, die sich in den letzten Jahrzehnten insbesondere durch die Anwesenheit des US-amerikanischen Militärs auf der Insel weit verbreitet hat, änderte dies. Um zu verstehen, wie sich das Sättigungsgefühl beeinflussen lässt, müssen wir zunächst verstehen, wie es funktioniert.

Die Nahrungsaufnahme wird durch Hunger und Sättigung reguliert, die eine bedarfsgerechte Versorgung des Organismus sicherstellen. Ein Gefühl der Sättigung stellt sich ein, wenn genügend Nahrung aufgenommen wurde. An diesem sehr komplexen Geschehen sind zahlreiche Faktoren beteiligt. So steuert der Hypothalamus im Zwischenhirn die Entstehung von Sättigungsgefühlen. In dieser Gehirnregion werden bei der Nahrungsaufnahme alle externen und internen Reize und Signale verarbeitet, die zur Produktion von Neurotransmittern führen, die dem Körper signalisieren, dass Sättigung eingetreten ist.

Von der Sättigung unterschieden wird der Zustand der Sattheit, der erst einige Zeit nach Beendigung einer Mahlzeit erreicht wird und bis zum Auftreten von erneuten Hungergefühlen anhält.

Nahrungsmenge und Nährstoffgehalt sind die Satt-Signale

Im Magen werden die ersten Sättigungsimpulse durch zwei gleichzeitige Signale an den Hypothalamus ausgelöst. Die Mechanorezeptoren melden die Dehnung der Magenwand durch den Speisebrei, inklusive Speichel, und Chemorezeptoren zeigen die aufgenommenen Mengen an Nährstoffen an. Wenn eine größere Menge kalorienarme Flüssigkeit aufgenommen wird, dehnt sich zwar der Magen, und die Mechanorezeptoren melden folglich ein Sättigungsgefühl, aber das ist nur von kurzer Dauer, denn die Chemorezeptoren reagieren aufgrund der fehlenden Nährstoffe nicht darauf. Das ist beim Wassertrinken vor einer Mahlzeit der Fall, bei dem ein Sättigungsgefühl durch die Magendehnung entsteht. Das Sättigungsgefühl bleibt auch aus, wenn eine kleine Menge sehr energiereicher Nahrung den Magen nicht genug dehnt, damit die Mechanorezeptoren darauf reagieren können. Das erklärt auch, warum sehr kalorienkonzentrierte, kleine Portionen Übergewicht begünstigen: Das natürliche Sättigungsgefühl tritt nicht ein.

Es gibt aber Ausnahmen, wie Nüsse, von denen schon eine kleine Menge sättigt, weil sie sehr fetthaltig sind und Fett erheblich zur Sättigung beiträgt. Wildkräuter wie Sauerampfer enthalten Stoffe, die trotz fast leerem Magen das Hungergefühl reduzieren. Andere Kräuter wie Brennnesseln, Leinsamen und Löwenzahn quellen im Magen auf, nehmen an Größe zu und sättigen, obwohl der Kaloriengehalt gering ist.

Im Darm werden die Hormone Cholecystokinin und Leptin gebildet, die Sättigungssignale an den Hypothalamus senden. Auch das Insulin, das die Glukosekonzentration im Blut reguliert, beeinflusst die Sättigung. Denn wer ständig Süßigkeiten und gezuckerte Getränke mit vielen Einfachzuckern zu sich nimmt, die schnell ins Blut übergehen, der hat einen Insulinspiegel, der permanent erhöht ist. Das Sättigungshormon Leptin kann dann nicht mehr wirken. Folglich vermittelt das Gehirn weiterhin ein Hungergefühl, obwohl die Betroffenen eigentlich schon mehr als satt sind. Dieses Wissen kann Übergewichtigen entscheidend beim Abnehmen helfen, denn das Meiden von Süßigkeiten und anderen gezuckerten Leckereien senkt den Insulinspiegel, sodass Leptin wieder rechtzeitig Sättigung signalisiert.

Ständige Verlockungen täuschen das Hungergefühl

Neben diesen physiologischen Faktoren spielen auch psychologische Aspekte eine wichtige Rolle bei der Vermittlung des Sättigungsgefühls. So können optische Eindrücke das Sättigungsgefühl stärker bestimmen als die tatsächliche Magenfüllung. Menschen essen häufig so lange, bis sich der Teller sichtbar leert. Befindet sich einmal eine größere Portion auf dem Teller, fühlen sie sich weder übermäßig gesättigt, noch sind sie sich der höheren Kalorienaufnahme bewusst.

Auch das Nahrungsangebot, der Appetit und die Schmackhaftigkeit von Speisen beeinflussen die verzehrte Nahrungsmenge, sodass Sättigungssignale ignoriert werden. Ein Büfett mit einer großen Auswahl verführt durch den äußeren Anreiz zu übermäßigem Essen. Zudem wird das Essverhalten in Gesellschaft durch das der Tischnachbarn beeinflusst. Personen, die neben Vielessern sitzen, verzehren meist deutlich mehr als üblich.

Auch auf die Art der Nährstoffe kommt es an. So sättigt Eiweiß stärker als Fett und auch etwas besser als Kohlenhydrate. Trotzdem sollten wir nicht mehr als 15 % Eiweiß aufnehmen, da ein hoher Eiweißkonsum zu Verstopfung, Gewichtszunahme und langfristig zu Stoffwechselstörungen führen kann.

Übergewichtige haben große, überdehnte Mägen

Bei der Adipositas (Fettleibigkeit) und anderen Essstörungen wie der Bulimie (Ess-Brech-Sucht) oder dem Binge-Eating (Heißhungerattacken) funktioniert die Regulation der Sättigung nur unzureichend oder gar nicht. Eine Ursache ist, dass die Mechanorezeptoren bei einem durch große Portionen vergrößerten Magen erst später reagieren, da es länger dauert, bis die Magenwand gedehnt wird. Bei hastigen Essern ist die Mahlzeit außerdem schon beendet, ehe erste Sättigungssignale zum Gehirn gesendet werden können. Ob es sich bei dabei um eine Sucht handelt, ist umstritten, es kommt aber zur Ausschüttung des »Glückshormons« Dopamin, das auch bei Rauschmittelkonsum freigesetzt wird. Wiederholte Diäten bringen den Stoffwechsel durcheinander und so auch das Regulationssystem für Sättigung. Der Körper gibt keine Signale mehr, eine Mahlzeit zu beenden, da er davon ausgeht, er müsse Reserven für künftige Hungerperioden anlegen.

Klartext
Sättigung wird am besten mit einer vollwertigen pflanzlichen und wenig verarbeiteten Kost erreicht, die auch rohe und fermentierte Lebensmittel enthält. Nüsse und Wildkräuter wirken sehr sättigend, senken daher das Risiko für Übergewicht und sind beim Abnehmen hilfreich.

6. Verstopfung – der völlig unterschätzte Krankmacher

Bei Verstopfung, medizinisch Obstipation, leert sich der Darm nur unregelmäßig und weniger als dreimal wöchentlich. Diese offizielle Empfehlung ist aber bereits ein Hinweis auf eine gestörte Verdauung und auf Dauer gesundheitsgefährdend. Der meist zu harte Stuhl führt zu erheblichen Anstrengungen oder Schmerzen beim Toilettengang, verbunden mit dem Gefühl, nicht ganz entleert zu sein. Normalerweise sollte sich »das große Geschäft« einige Zeit nach einer größeren Nahrungsaufnahme melden, also zwei- bis dreimal täglich. So funktioniert es bei Kindern, die sich gesund ernähren und viel bewegen. Mindestens ein Stuhlgang pro Tag ist ein absolutes Muss.

Verstopfung ist das größte Verdauungsproblem in Industrieländern, das sich mit zunehmendem Alter verstärkt. Mindestens jeder fünfte Bewohner in Deutschland leidet wenigstens gelegentlich unter Verstopfung, dreimal mehr Frauen als Männer. Doch die Dunkelziffer dürfte sehr hoch sein, denn die Betroffenen scheuen sich, über dieses oft als unangenehm empfundene Thema zu sprechen. Auch bei den Medien ist dieses Thema nicht beliebt.

Falsche Ernährung ist die Ursache Nr. 1

Die Ursachen von Verstopfung können krankhafte Veränderungen von Darm oder Stoffwechsel sein, diverse Krankheiten sowie Folgen von Operationen. Die häufigsten Gründe aber sind eine falsche Ernährung sowie eine Reihe von ungünstigen Lebensumständen, die aber leicht zu ändern sind.

Die vielfältigen Ursachen für Verstopfung

Neben einer Mangelernährung (Ballaststoffe, Kalium, Vitamine), die den Darm träge macht, spielen viele weitere Faktoren eine Rolle:

- mangelnde Flüssigkeitszufuhr
- Kaffee und andere koffeinhaltige Getränke
- toxische Nervenschädigung (Alkohol, Nikotin, Drogen)
- Nahrungsmittelunverträglichkeiten (Fruktoseintoleranz)
- psychische Belastungen
- chronische Entzündungen (Dickdarm, Gallenblase)
- Schilddrüsenunterfunktion
- Mangel an körperlicher Bewegung
- geschwächte Rumpfmuskulatur
- Abstumpfung der Darmerregbarkeit durch Abführmittelmissbrauch
- dauerhafte Therapie mit Opioiden oder Opiate wie Morphin
- Schmerz- und Beruhigungsmittel, Blutdrucksenker, Antidepressiva, Eisenpräparate

Eine Folge von Verstopfung ist die Divertikulose, bei der sich im letzten Teil des Dickdarms kleine Ausstülpungen der Darmschleimhaut bilden. Treten Entzündungen auf, medizinisch Divertikulitis genannt, oder auch Blutungen, ist eine Behandlung notwendig. Tritt eine Divertikulitis wiederholt auf, wird eine chirurgische Entfernung des betroffenen Darmteiles empfohlen. Zuvor sollte aber immer eine Ernährungsumstellung auf eine vollwertige pflanzliche Ernährung versucht werden.

Die genaue Ursache der Divertikulose ist noch ungeklärt. Infrage kommt ein harter Stuhl infolge einer ballaststoffarmen Kost, weil dadurch der Dickdarm gezwungen wird, bei der Passage des Stuhls mehr Druck aufzuwenden. Dieser erhöhte Druck könnte die Aussackungen in der Wand des Dickdarms verursachen. Eine ballaststoffreiche Kost verhindert also eine Divertikulose.

Pflanzliche Lebensmittel sind die besten Helfer

Gesund essen ist die beste Methode, um in kürzester Zeit eine Verstopfung zu beseitigen. Schnelle Lösungen bringen Pflaumen und Aprikosen, auch in getrockneter Form, Sauerkraut und Hülsenfrüchte (Bohnen, Erbsen, Linsen, Kichererbsen). Aber auch Nüsse und weitere ballaststoffreiche Lebensmittel wie Haferflocken und Vollkornbrot helfen. Auch Leinsamen, Chiasamen und Flohsamen haben sich bewährt.

Insgesamt hilft eine vollwertige pflanzliche Ernährung mit viel Gemüse, Früchten und Salaten, auch in roher und fermentierter Form, die alle sehr viel Wasser enthalten. Trotzdem sollte zusätzlich auch viel Wasser getrunken werden, um das »Durchrutschen« des Stuhls zu erleichtern und den Darm zügig zu entleeren. Helfen kann auch die ayurvedische Methode, gleich am Morgen ein bis zwei große Gläser angenehm warmes Wasser zu trinken.

Klartext
Alle pflanzlichen Lebensmittel tragen durch ihren Gehalt an Wasser und Ballaststoffen dazu bei, eine Verstopfung zu verhindern oder zu beheben. Rohe und fermentierte Lebensmittel sind besonders hilfreich. Sie unterstützen das Abnehmen.

7. Autophagie – das Recyclingprogramm der Zellen

Der Begriff Autophagie, auch Autophagozytose, bedeutet »Selbst-Verspeisung«. Zellen nutzen diesen Prozess, um beschädigte Eiweiße, abgestorbene Zellen, Mikroorganismen und Flüssigkeiten für andere Zwecke wiederzuverwenden. Dabei umschließt die Zelle diese »Abfälle« in Membranen, die mit Lysosomen verschmelzen. Deren Enzyme bauen die aufgenommenen Partikel ab. So ermöglicht die Autophagie dem Körper, mit einem mangelnden Nährstoffangebot klarzukommen, wie das beim Fasten der Fall ist. Seit der Antike ist bekannt, dass Fasten gesund ist, denn es setzt eine Erneuerung der Zellen ein, was den Alterungsprozessen entgegenwirkt.

Inzwischen ist bekannt, dass die Autophagie bereits verstärkt einsetzt, wenn länger als zwölf Stunden nichts gegessen wurde. Dieses Wissen wird beim Intervallfasten genutzt (siehe Seite 32ff.).

Inzwischen liegt eine Vielzahl von Studien vor, die zeigen, dass Autophagie unter anderem einen schützenden Effekt vor Krebs, neurodegenerativen Krankheiten und Autoimmunerkrankungen hat. So sind Hirnzellen besonders auf eine gut funktionierende Autophagie angewiesen. Denn weil Hirnzellen sich nicht teilen, sammelt sich in ihnen nicht mehr benötigtes Zellmaterial an, wenn die Autophagie unterbrochen oder verlangsamt wird. Wird die Autophagie dagegen angeregt, könnten neurodegenerative Erkrankungen wie Alzheimer auf diese Weise behandelt werden. Im Jahre 2016 erhielt der Japaner Yoshinori Osumi übrigens den Medizinnobelpreis für die Entdeckung der Autophagie.

8. Das Mikrobiom des Darms – Zentrum der Gesundheit

»Der Tod sitzt im Darm.«

Hippokrates, griechischer Arzt (460–370 v. Chr.)

Das Mikrobiom umfasst die Gesamtheit der Mikroorganismen (auch Mikroben genannt), die den Menschen von innen und außen, auf Haut und Schleimhäuten, besiedeln – inklusive ihrer Gene und Stoffwechselprodukte. Diese Mikroorganismen im Verdauungstrakt werden als Darmmikrobiom bezeichnet, obwohl meist der einfache Begriff Mikrobiom dafür benutzt wird. Dieses Mikrobiom entsteht während der Geburt, wenn die Bakterien im Fruchtwasser in den Mund des Babys gelangen. Die Anzahl der Mikroorganismen übertrifft die Anzahl an Körperzellen.

Ohne diese Mikroorganismen kann der Mensch nicht leben, deshalb ist das Darmmikrobiom inzwischen ein wichtiges medizinisches Forschungsgebiet. Bisher sind über 1000 unterschiedliche Bakterienstämme im Darm identifiziert, die den größten Teil des Immunsystems ausmachen und für die Gesundheit sorgen. Moderne Erkrankungen haben ihren Ausgangspunkt häufig im Darm, genauer gesagt im Dickdarm, denn im Dünndarm ist die Besiedlung verschwindend gering. Eine pflanzenbetonte Ernährung unterstützt die guten Bakterien und hält die schlechten Bakterien in Schach.

Menschen, die lange Zeit große Verdauungsbeschwerden hatten, erkranken häufiger an Parkinson, Depressionen und rheumatischen Erkrankungen. Es gibt erstaunliche tierexperimentelle Ergebnisse, die zeigen, dass wenn Kotproben von Mäusen, die an Übergewicht und Diabetes litten, in den Darm von gesunden Mäusen übertragen wurden, diese ebenfalls erkrankten. Diese Übertragung wurde aus ethischen Gründen beim Menschen nicht durchgeführt. Bekannt ist aber, dass bei einer Umstellung von fleischreicher auf pflanzliche Nahrung in kurzer Zeit die Menge reparierender und entzündungsheilender Bakterien im Darm zunimmt.

Eine große Darmbakterienvielfalt fördert die Gesundheit

Untersuchungen zeigen, dass besonders die Vielfalt an verschiedenen Bakterienstämmen für die Darmgesundheit ausschlaggebend ist. Bemerkenswert ist auch, dass sich durch Intervallfasten die Artenvielfalt von Darmbakterien erhöhen lässt. So lassen sich auch die vielen positiven Fasteneffekte und die schnelle Genesung von Krankheiten erklären.

Durch einen hohen Fettgehalt in der Ernährung sinkt dagegen der Anteil an gesundheitsfördernden Bakterien, und die Entzündungsprozesse nehmen zu – und mit ihnen das Gewicht. Die Gewichtsabnahme ist am größten, wenn der Fettanteil in der Nahrung am geringsten ist (Wan et al. 2019). Auch eine Zunahme an Bakterienstämmen, die gesunde Fettsäuren freisetzen, wurde dabei festgestellt. Das ist von Vorteil, denn sie haben entzündungshemmende und andere gesundheitsfördernde Eigenschaften. Bereits im alten China war bekannt: Im Darm liegt der Ursprung von Gesundheit oder Krankheit.

Klartext
Je mehr Ballaststoffe und je weniger Fett die Kost enthält, desto größer ist die Artenvielfalt an Darmbakterien, die maßgeblich für die Gesundheit und für ein funktionsfähiges Immunsystem verantwortlich sind. Mit dieser Kost und einem gesunden Mikrobiom gelingt auch das erfolgreiche Abnehmen.

9. Immunität – die Widerstandskraft des Körpers

Immunität ist die angeborene oder durch Kontakt mit einem Krankheitserreger oder dessen Giften erworbene Widerstandskraft des Organismus gegenüber äußeren Angriffen. Es ist die Fähigkeit des Organismus, bestimmte krank machende Keime zu eliminieren, noch bevor sie Symptome auslösen können. Dieses körpereigene Abwehrsystem ist ein komplexes Netzwerk aus verschiedenen Organen, Zelltypen und Molekülen. Wenn schädliche Krankheitserreger wie Bakterien, Viren und Pilze sowie Parasiten in den Körper eindringen, kann das zu Funktionsstörungen und Krankheiten führen. Das Immunsystem zerstört und entfernt diese in den Körper eingedrungenen Mikroorganismen sowie darüber hinaus auch fremde Substanzen sowie fehlerhaft gewordene körpereigene Zellen.

Die Abwehr wird an speziellen Orten des Körpers ausgebildet. Dazu zählen Knochenmark, Milz, Thymus, Lymphknoten, lymphatisches Gewebe im Darm einschließlich Blinddarm, Mandeln und Gliazellen des Gehirns sowie das Mikrobiom (siehe Seite 348f.). Durch eine Reihe von Faktoren wird das Immunsystem gestärkt oder geschwächt (Tabelle 18).

Tabelle 18: *Faktoren, die das Immunsystem stärken oder schwächen*

stärkt das Immunsystem*	**schwächt das Immunsystem**
vollwertige pflanzliche Ernährung	einseitige ungesunde Ernährung
körperliche Bewegung	Schlafmangel
Saunen	Nikotin, Alkohol, Drogen
Wechselduschen	Stress, Angst
Waschungen	Umweltgifte
kalte Güsse	Medikamente
Eisbäder	Unterkühlung
	häufige erschöpfende körperliche Belastungen
	ionisierende Strahlung
	hohes Lebensalter

* (Craddock et al. 2019)

Ein gesundes Darmmikrobiom kann alle Nährstoffe aufnehmen

Obwohl das Immunsystem natürlicherweise recht stabil ist, sollten die positiven Effekte genutzt und die negativen Einflüsse vermieden werden. Das ist nicht immer möglich, kann aber besonders bei der Ernährung vielversprechend umgesetzt werden, auch bei der Reduzierung der Nahrungsaufnahme (Spadaro et al. 2022).

Und das ist wichtig, denn der Darm gilt als wichtigstes Immunorgan, wobei die Darmflora eine entscheidende Rolle spielt. Sie kann am effektivsten mit einer vollwertigen pflanzlichen Kost unterstützt werden, die wenig Zucker, Salz und Fett, dafür aber viele Ballaststoffe enthält.

Für die normale Funktion des Immunsystems sind einige Vitamine (C, A, D, E) und Spurenelemente (Selen, Zink, Eisen) besonders wichtig. Außerdem spielen mehrere sekundäre Pflanzenstoffe (Carotinoide, Flavonoide, Phytoöstrogene, Phenolsäuren) eine entscheidende Rolle für die Widerstandskraft des Körpers.

Eine funktionierende Immunabwehr muss durch Kontakte mit der Außenwelt ständig trainiert werden, was aber unmerklich abläuft. Erst wenn die Belastung zu massiv wird, kommt es zu stärkeren Reaktionen, die sich von Befindlichkeitsstörungen über leichte Krankheiten bis hin zu Autoimmunerkrankungen, also dem Angriff gegen eigene Körperzellen, bemerkbar machen können.

Ungesunde Ernährung schwächt Mikrobiom und Immunsystem

Die erste Hürde der Abwehr ist die Haut, auch die »nach innen gestülpte«, also alle Schleimhäute des Magen-Darm-Trakts. Gelingt es den Angreifern, diese erste Hürde zu passieren, wird die angeborene unspezifische Abwehr aktiv. Dazu zählen die Fress- und Killerzellen, die alles eliminieren, was fremd ist.

Die zweite Hürde der Abwehr sind die Antikörper, die in großen Mengen von den B-Lymphozyten hergestellt werden, einer Klasse von weißen Blutkörperchen. Eine andere Klasse, die T-Zellen, unterstützen die Abwehr, indem sie Krebs- und virusinfizierte Zellen zerstören.

Natürlich muss sich das Immunsystem nach Krankheiten erst einmal erholen. Wenn die körpereigenen Warnhinweise wie Fieber, Schmerzen, Entzündungen und Verdauungsstörungen aber durch die Einnahme von

Medikamenten blockiert wurden, kann es sich nicht erholen und folglich Fremdstoffe nicht genau identifizieren, auch weil es genetisch nicht auf sie eingestellt ist. Besonders problematisch sind die vielen Fremdstoffe, denen das Immunsystem in der Evolution nicht begegnet ist. So kann das eigentlich perfekte Abwehrsystem außer Kontrolle geraten und körpereigene Zellen angreifen, wie es bei den Autoimmunerkrankungen der Fall ist (zum Beispiel Rheuma). Oder es geht gegen harmlose Substanzen vor, wie es bei Allergien der Fall ist.

Auch tierische Produkte können Entzündungsprozesse im Körper fördern oder gar initiieren. Zusammen mit chronischem Stress und Schlafmangel ist das Immunsystem überfordert. So kann es nicht mehr differenzieren, richtet sich gegen den eigenen Körper und greift ihn an.

Fasten regeneriert das Immunsystem

Werden die Belastungen durch ungünstige Ernährung unterbunden, regenerieren sich Darm und Immunsystem – vergleichbar einem Computer, der neu gestartet wird, quasi ein Reset. Bereits nach 12 bis 14 Stunden Fasten startet das genetisch eingebaute Heil- und Reparaturprogramm der Zellen (siehe Seite 32ff.). Eine vollwertige pflanzliche Ernährung nach der Fastenzeit wirkt Entzündungen entgegen, das Immunsystem kann sich wieder »sortieren«, Stoffwechselentgleisungen werden korrigiert, bereits angegriffene Körperstrukturen werden repariert. Intermittierendes Basenfasten, also Intervallfasten mit rein pflanzlicher Ernährung, bei dem am besten 16 Stunden, mindestens jedoch 14 Stunden täglich gefastet wird, kombiniert mit Bewegungsübungen, lässt den Körper seine eigenen Heilungsprozesse entfalten.

Klartext
Die Immunität des Körpers ist für erfolgreiches Abnehmen entscheidend. Sie kann besonders durch eine vollwertige pflanzliche Ernährung gefördert werden, da sie alle dafür erforderlichen Nährstoffe enthält.

10. Säure-Basen-Balance – ein störanfälliges Gleichgewicht

Der saure oder basische Charakter einer Flüssigkeit wird als pH-Wert gemessen, eine Zahl, die von 0 (sauer) bis 14 (basisch) reicht. Sehr sauer ist die Magensäure, die für die Verdauung wichtig ist und Bakterien abtötet. Die meisten anderen Sekrete des Körpers liegen im basischen Bereich. So hat auch das Blut einen pH-Wert, der konstant im leicht basischen Bereich zwischen 7,35 und 7,44 liegt. Schwankungen im pH-Wert stören die Durchlässigkeit der Zellmembranen, den Transport von Nährstoffen und Sauerstoff, die Tätigkeit von Enzymen und Hormonen, die Erregbarkeit von Muskelzellen sowie die Reizleitung im Nervensystem.

Um Schwankungen des Blut-pH-Wertes auszugleichen und den Körper vor Schäden zu bewahren, wirken verschiedene Puffersysteme im Körper. Der bedeutendste Puffer im Blut ist das Kohlensäure-Bicarbonat-System. Auch der rote Blutfarbstoff Hämoglobin und Phosphoproteine im Blut können Säuren binden. Sie zerfallen dann zu Kohlendioxid und Wasser, die über die Lunge abgeatmet oder über die Nieren ausgeschieden werden. Deshalb ist es wichtig, stets ausreichend zu trinken. Über Schweiß und den Stuhl kann ebenfalls eine gewisse Menge an Säure ausgeschieden werden.

Fleischverzehr erhöht die Säurelast

Beim Säure-Basen-Haushalt geht es unter anderem um schwefelhaltige Aminosäuren, die zu Schwefelsäure abgebaut werden, sowie phosphorhaltige Verbindungen, aus denen Phosphorsäure entsteht. Diese Säurelast ist im Durchschnitt nach dem Verzehr tierischer Produkte deutlich höher als nach dem Verzehr pflanzlicher Lebensmittel. Zusätzlich wird Schwefelsäure in Form von Sulfit häufig als Konservierungsmittel in Wein, Trockenfrüchten und Kartoffelprodukten eingesetzt. Phosphorsäure findet sich als Zusatzstoff in Schmelzkäse und Colagetränken sowie in Fleisch und besonders in Wurstwaren. Diese Säuren führen zu einem Säureüberschuss im Körper mit gesundheitlichen Folgen.

Ein großer Teil der täglichen Nahrung besteht heute aus industriell veränderten Lebensmitteln, die meist einen sehr hohen Anteil an tierischem

Eiweiß enthalten. Gleichzeitig ist die körperliche Aktivität stark zurückgegangen und der allgegenwärtige Stress angestiegen. Beides bringt eine starke Säurebelastung für den Körper mit sich.

Lebensmittel wie Obst, Essig und fermentierte Lebensmittel, aber auch Soja–, Kokos- oder Mandeljoghurts enthalten organische Säuren wie Zitronen–, Apfel–, Essig- und Milchsäure, die als flüchtige oder abatembare Säuren bezeichnet werden. Der Verzehr dieser Lebensmittel führt nicht zu einem Säureüberschuss, denn sie werden vom Organismus vollständig zu Wasser und Kohlendioxid abgebaut. Das Kohlendioxid wird über die Lunge abgeatmet. Orangen- oder Zitronensaft machen daher nicht sauer, sondern werden basisch verstoffwechselt und sind wichtige Lieferanten von Vitaminen.

Basische Lebensmittel entsäuern

Mineralstoffreiche pflanzliche Lebensmittel wie Gemüse, Obst, Kartoffeln und Kräuter sind stark basenbildend. Auch Mineralwasser mit einem hohen Gehalt an Hydrogencarbonat hat einen starken basenbildenden, entsäuernden Effekt.

Eine basische Ernährung besteht aus mindestens zwei Dritteln basischen Lebensmitteln wie Gemüse, Obst und Kartoffeln. Für einen ausgewogenen Säure-Basen-Haushalt sollte weniger als ein Drittel der täglichen Kost aus leicht säurebildenden Lebensmitteln wie Vollkornprodukten und Hülsenfrüchten und seltener – am besten gar nicht – aus stark säurebildenden tierischen Produkten bestehen.

In der Literatur finden sich teilweise leicht abweichende Einteilungen der Lebensmittel in Säure- und Basenbildner. Große Einigkeit besteht aber darin, dass tierische Produkte überwiegend Säuren bilden und pflanzliche Lebensmittel größtenteils Basen.

Stress und Anspannung können die Säureproblematik verstärken, denn die Ausschüttung der Stresshormone Adrenalin und Noradrenalin erhöht Herzschlag und Blutdruck, sodass die Atemfrequenz steigt, während die Atemtiefe gleichzeitig abnimmt. Als Folge kann sich der Bicarbonatpuffer der Lunge weniger regenerieren, sodass weniger »saures« Kohlendioxid abgeatmet wird. Stress führt außerdem zur Muskelanspannung, was die Gefäße verengt. Das erschwert den Abtransport der Säuren zusätzlich.

Für das Überleben muss das Blut im leicht basischen Bereich bleiben, deshalb lässt der Körper es selbst bei sehr fleischlastiger und pflanzenarmer Ernährung nicht zu, dass eine ernährungsbedingte Übersäuerung im Blut stattfindet. Daher ist die Säureausscheidungskapazität der Nieren genetisch bedingt deutlich höher als jegliche Säurebelastung durch die Nahrung. Trotzdem erleiden selbst gesunde Menschen bei einer säurelastigen Ernährung mit Tierprodukten langfristig krankhafte Folgen. Diese latente Azidose zeigt, dass der Mensch biologisch nicht für eine tierproduktreiche Ernährung gemacht ist. Im Gegenteil, die üblicherweise immer noch von großen Teilen der Bevölkerung praktizierte Ernährung ist gesundheitsschädlich, denn der Mensch ist überwiegend ein Pflanzenesser.

Latente Azidose – übersäuernde Ernährung macht krank

Bei einer latenten Azidose ist der Blut-pH-Wert etwas zum Sauren hin verschoben, weil die Pufferkapazitäten in Blut, Bindegewebe und Körperzellen überfordert sind. Dabei wird vermehrt Säure über die Nieren ausgeschieden. Bei üblicher Mischkost ist der pH-Wert saurer als bei einer pflanzlichen Ernährung. Da Mineralstoffe als Puffer dienen, kommt es bei einer latenten Azidose auch zu höheren Mineralstoffverlusten. Das Bindegewebe wird steif und unflexibel, sodass der Stofftransport wegen teilweise blockierter Gefäße beeinträchtigt ist. Auch Gelenkknorpel verlieren ihre festigende Struktur. Weiterhin umstritten, aber wahrscheinlich ist, dass eine latente Azidose zu einem stärkeren Knochenabbau führen und Osteoporose begünstigen kann.

Zusammen mit einem gestörten Stoffwechsel des Bindegewebes kann eine latente Azidose auch die Ursache für verschiedene Gefäßerkrankungen und rheumatische Beschwerden sein. Außerdem fördert eine latente Azidose unter anderem Gicht, Nierensteinbildung, Hautprobleme und Haarausfall. Weitere Gesundheitsstörungen, die als mögliche Folge einer langanhaltenden latenten Azidose genannt werden, sind Bindegewebsschwäche, Bluthochdruck, Durchblutungsstörungen, Rückenschmerzen, Insulinresistenz, Muskelabbau und chronische Müdigkeit.

Bindegewebe und Knochen sind in Gefahr

Auch die Knochen und das gesamte fasziale Gewebe haben eine weitere sehr wichtige Funktion für den stabilen Säure-Basen-Stoffwechsel, den sie in bedrohlichen Situationen ausgleichen können. Umstritten, aber wahrscheinlich ist, dass der Körper als Notmaßnahme das Calcium des Knochens verwendet. Denn eine chronische Übersäuerung der Gewebe erfordert einen Puffer, um das saure Milieu zu neutralisieren. Calcium ist so ein Puffer, der bei einer Übersäuerung den Knochen und Zähnen entzogen wird. So wird der Knochenabbau und letztlich auch eine Osteoporose gefördert. Besonders in den westlichen Ländern mit dem weltweit höchsten Verzehr von industrieller Nahrung und Milchprodukten ist Osteoporose weit verbreitet.

Als Folge der Überforderung der Puffersysteme sinkt durch die chronische Übersäuerung die Wasserbindungskapazität des Bindegewebes und der Faszien. Das Bindegewebe besteht zu großen Teilen aus Zucker-Eiweiß-Verbindungen, die große Mengen an Wassermolekülen binden und für die Flexibilität und Elastizität des Bindegewebes und damit des ganzen Körpers sorgen.

Das gebundene Wasser wird bei Belastung auch in den Gelenkknorpeln zum Abpuffern genutzt, indem es ausgedrückt wird. Bei Entlastung kann das Bindegewebe das Wasser wieder aufsaugen. Wenn sich zu viele Säuren im Raum zwischen Zellen und Bindegewebe befinden, werden diese gebunden. So verliert das Bindegewebe seine Wasserbindungskapazität.

Die negativen Folgen sind vielfältig. In den Gelenken kommt es zur verminderten mechanischen Abpufferung. Um die Zwischenzellflüssigkeit einigermaßen basisch halten zu können, kristallisiert der Körper die Säure aus. Die dabei entstehenden Kristalle werden beispielsweise in den Gelenken abgelagert. Man geht davon aus, dass sie auch Nervenreizungen verursachen können, wenn sie sich im Gewebe an bestimmten Stellen gehäuft ansammeln. Das Bindegewebe ist immer weniger belastbar. Es wird steif und unflexibel, die Verletzungsgefahr steigt. Außerdem kommt es zu einem Austrocknungsprozess und gleichzeitig zu zunehmender »Vermüllung« in den Geweben des ganzen Körpers. Die Zwischenzellflüssigkeit kann den Stoffwechselabfall aus den Zellen immer weniger aufnehmen. Auch deren Versorgung mit Nährstoffen wird immer schwieriger, die Signalübermittlung wird blockiert, sie können entarten. Die Entstehung unterschiedlichster Erkrankungen nimmt seinen Lauf (Worlitschek 2019).

Klartext

Besonders tierische Produkte wirken im Körper säurebildend. Eine Kombination aus sportlicher Betätigung, intensiver Atmung und basischer Ernährung – besonders Blattsalate, Gemüse, Kartoffeln und Obst – stabilisiert das Säure-Basen-Gleichgewicht.

II. Verdauungsleukozytose – das Immunsystem macht mobil

Der Begriff Verdauungsleukozytose wurde erstmals 1930 vom Schweizer Arzt Paul Kouchakoff erwähnt. Es handelt sich um eine entzündliche Reaktion auf den Verzehr von erhitzter oder denaturierter, besonders ultraverarbeiteter Nahrung. Beim Verzehr von pflanzlicher Rohkost bleibt sie aus. Neuere Studien bestätigen einen vorübergehenden Anstieg der Leukozyten um 50 bis 140 %, vor allem durch Mobilisation bestimmter weißer Blutkörperchen, den neutrophilen Granulozyten aus dem Knochenmark. Dabei könnte es sich um eine Immunantwort auf die in der Nahrung enthaltenen Fremdeiweiße handeln. Diese Reaktion legt nahe, dass erhitzte Kost vom Immunsystem immer noch als Fremdstoff registriert wird und eine Belastung für den Körper darstellt. Bei Kranken ist die Leukozytose in der Regel das Anzeichen einer Entzündung oder einer Erkrankung des blutbildenden Systems.

Ähnliche Veränderungen im Blutbild gesunder Menschen entstehen auch durch körperliche Anstrengung und Zigarettenrauchen. Die Verdauungsleukozytose deutet deutlich darauf hin, dass der Mensch von Natur aus überwiegend als Rohköstler und damit auch als Pflanzenesser geprägt ist.

Klartext
Die Verdauungsleukozytose ist einer der Belege dafür, dass Rohkost die natürliche Ernährung des Menschen darstellt. Die Vorteile der Rohkost für das Abnehmen sind vielfältig (siehe Seite 323f.).

12. Guter Schlaf – Schlüssel zu Gesundheit und Gewichtsabnahme

»Was hilft aller Sonnenaufgang, wenn wir nicht aufstehen?«

Georg Christoph Lichtenberg, Physiker (1742–1799)

Grundsätzlich gibt es keine Regel, die besagt, wie viel Schlaf gesund ist. Der Normalschläfer braucht zwischen sieben und acht Stunden Schlaf. Das ist der sogenannte Wohlfühlschlaf, der optimal ist. Daneben gibt es Kurzschläfer, die weniger als sechs Stunden schlafen, während Langschläfer bis zu zehn Stunden pro Nacht schlafen. Die geistige Leistungsfähigkeit soll sich verbessern, wenn ein Mensch mindestens sieben Stunden geschlafen hat. Das zeigt sich an Genies wie Goethe oder Einstein, die über zehn Stunden schliefen. Eine Ausnahme war zum Beispiel Napoleon, dem vier Stunden Schlaf gereicht haben sollen. Im Allgemeinen nimmt die Schlafdauer mit dem Alter ab.

Fast ein Drittel der Bevölkerung leidet in Deutschland unter Schlafstörungen, medizinisch Insomnien genannt. Davon spricht man, wenn die Einschlafzeit sehr lang ist, wenn man nicht durchschlafen kann, zu früh aufwacht oder sich morgens nicht ausgeruht fühlt. Ursachen sind Stress, Hektik, berufliche oder private Belastungen und schädliche Einflüsse aus der Umgebung. Auch eine Schlafapnoe, also nächtliche Atemaussetzer, kann vorliegen. Durch die technisierte Welt gehen natürliche Lebensrhythmen verloren. Wir richten das Leben nach der Uhr und nicht nach dem Tageslicht aus. Manche Menschen müssen Nachtschicht arbeiten. Das führt zwangsläufig dazu, dass bei vielen Menschen der Schlaf gestört ist.

Schlechter Schlaf behindert die Fettverbrennung

Die Volksweisheit »Schlaf vor Mitternacht zählt doppelt« wird heute durch die Wissenschaft bestätigt. Gegen Schlafstörungen anzukämpfen behindert die gestörten Regelkreise des Körpers, die wieder Klarheit und Ordnung erreichen wollen. Im Gegensatz zur modernen Medizin, die durch süchtig machende Beruhigungs- und Schlafmittel oder die Persönlichkeit verändernde Psychopharmaka wie Antidepressiva und Neuroleptika versucht, die zugrundeliegende Störung zu verschleiern, arbeitet man im Ayurveda daran, die natürlichen Rhythmen und Funktionen wiederherzustellen.

Sieben bis acht Stunden Schlaf sind optimal, um Regenerationsabläufe und die Hormone Ghrelin und Leptin, die den Hunger und die Sättigung regeln, sowie das Stresshormon Cortisol in Balance zu halten.

Ist die Schlafintensität zu schwach und die Schlafdauer zu kurz, führt es häufig dazu, dass das Appetithormon Ghrelin und das Stresshormon Cortisol zu stark ausgeschüttet werden. Das Sättigungshormon Leptin, das in den Fettzellen gebildet wird und dem Gehirn signalisiert, dass die Energiespeicher voll sind und nun Kalorien verbrannt werden können, wird bei Schlafmangel gehemmt. Außerdem wird es jetzt ohnehin zu wenig produziert. Dadurch signalisiert sein Gegenspieler Ghrelin, welches im Magen freigesetzt wird, dem Gehirn fortlaufend, dass der Körper noch nicht satt ist. Es verstärkt den Hunger und hemmt den Fettstoffwechsel. Womöglich wird an solchen Tagen mit zu wenig Schlaf viel mehr genascht als sonst. Sollte es zudem zu einer dauerhaft erhöhten Cortisolproduktion kommen, steht der Körper ständig unter Stress.

Als Abwehrmechanismus wird der Fettstoffwechsel weiter zurückgefahren. Dies führt bei längeren Phasen zur Gewichtszunahme. Weiterhin werden Regenerationsabläufe geschwächt, die Schlafprobleme verstärken sich, und die Konzentrationsfähigkeit lässt nach.

Klartext

Ausreichend Schlaf ist eine der wichtigen Voraussetzungen für den Körper, sich zu regenerieren. Diese Fähigkeit unterstützt auch ein erfolgreiches Abnehmen.

13. Stress – macht dick und hungrig

Chronischer Stress trägt zur kontinuierlichen Gewichtszunahme und damit zu Übergewicht bei, auch weil der Körper unter Dauerstress jede körperliche Aktivität als Störung empfindet. Die Daueranspannung bremst die Lust auf Bewegung, verlangsamt die Fettverbrennung und erhöht Schmerzzustände. Oft wird versucht, Stress und Schmerzen durch Essattacken zu kompensieren. Dabei greifen wir dann allerdings eher zu Ungesundem. Das Belohnungsprinzip wird leider auch in der falschen Situation aktiv.

Als Ergebnis der Gewichtszunahme wird der Bauch immer dicker, und die daraus resultierende Unzufriedenheit verursacht noch mehr Stress, der zur Ausschüttung von noch mehr Cortisol führt, das Hunger auslöst. Da sich im inneren Bauchfett mehr Cortisolrezeptoren befinden als im übrigen Fett, lagern sich die überschüssigen Kalorien häufiger am Bauch an. Aus diesem perfekten Negativkreislauf entsteht der Stressbauch.

Auch das, was gegessen wird, beeinflusst den Stresspegel. Mahlzeiten mit einem hohen Anteil an tierischem Eiweiß schütten bereits eine halbe Stunde später fast doppelt so viel Cortisol aus wie eine Mahlzeit mit einem geringen Anteil an tierischem Eiweiß. Eine pflanzliche Mahlzeit dagegen senkt den Cortisolspiegel um ein Viertel und erhöht gleichzeitig den Testosteronspiegel um ein Viertel. Das heißt, Stress vermindert sich, und der Aufbau von Muskulatur wird stimuliert.

Diese ungünstige Stressspirale muss aktiv gestoppt werden, auch wenn der Körper zunächst einmal etwas anderes signalisiert. Pflanzliche Ernährung und Sport reduzieren die Stresshormone bereits in wenigen Tagen. Die natürliche Körperintelligenz, der »innere Arzt«, wird auf diese Kost und körperliche Aktivität mit einem gesunden und schlankeren Körper reagieren – und auch die Stimmung wird davon profitieren.

Klartext
Stress begünstigt Übergewicht, und beides kann durch körperliche Aktivität und eine vollwertige pflanzliche Ernährung abgebaut werden. So kann das Abnehmen positiv unterstützt werden.

14. Psychische Faktoren – wer glücklich ist, nimmt leichter ab

Neben der körperlichen Aktivität und einer vollwertigen pflanzlichen Ernährung können auch psychologische Maßnahmen das Abnehmen unterstützen. Denn Essen ist nicht nur eine Sache des Verstandes, sondern wird auch von den Gefühlen und Sinnen begleitet und beeinflusst, hängt also eng mit der sogenannten mentalen Gesundheit zusammen. Sie umfasst unterschiedliche Aspekte, die von der Weltgesundheitsorganisation (WHO) bereits vor 70 Jahren benannt wurden. Dazu gehören nicht nur Gesundheit und das Fehlen psychischer Beeinträchtigungen und Störungen, sondern noch viel mehr, nämlich der Zustand völligen Wohlbefindens. Und dazu zählen sowohl individuelle Faktoren wie Zufriedenheit und emotionale Zustände als auch soziale Aspekte, die sich aus dem Zusammenwirken des Menschen mit seinem Umfeld ergeben, also die familiäre Situation, die soziale Einbindung und die Situation am Arbeitsplatz mit einbeziehen. Inzwischen gibt es vielfältige Hilfsangebote von Entspannungsübungen über Achtsamkeitstrainings bis hin zu psychotherapeutischer Unterstützung. Wohlbefinden schließt Engagement bei der Arbeit sowie individuelle und arbeitsbezogene Ressourcen ein.

Klartext

Maßnahmen zur Beseitigung von psychologischen und mentalen Hemmnissen können zur Unterstützung beim Abnehmen eingesetzt werden. Passende Angebote finden sich im Internet.

IX.
Welche Lebensmittel das Abnehmen unterstützen – und welche nicht

»Wer keine Zeit zum Abnehmen hat,
wird später Zeit für Krankheiten verschwenden.«

Edward Stanley, britischer Politiker (1865–1948)

Die Ernährung des Menschen besteht aus pflanzlichen Lebensmitteln und tierischen Produkten. Während der Evolution der Ernährung des Menschen (siehe Seite 299ff.) wurde unser Körper, besonders das Verdauungssystem, weitaus überwiegend von pflanzlichen Lebensmitteln geprägt. Diese Prägung haben die Menschen bereits seit der Antike erkannt. Inzwischen wird sie mit Tausenden von wissenschaftlichen Studien bestätigt. Eine überwiegend pflanzliche Ernährung führt zu einer besseren Gesundheit und einem längeren Leben. Dagegen kann der überwiegende Verzehr von tierischen Produkten zu Gesundheitsstörungen aller Art und zu einer kürzeren Lebenszeit beitragen.

Viele Kulturen haben ihre Mahlzeiten aus finanziellen Gründen aus pflanzlichen Lebensmitteln entwickelt, denn tierische Produkte waren traditionell teuer. Alle mediterranen, viele asiatische und einige lateinamerikanischen Kulturen sind dafür bekannt, überwiegend pflanzliche Lebensmittel zu verzehren. Diese Ernährungsweisen führen zu einem geringeren Auftreten von Zivilisationskrankheiten, inklusive der Parkinson- und Alzheimer-Krankheit.

Pflanzliche Lebensmittel verlängern das Leben

Pflanzliche Lebensmittel enthalten ausreichend Nährstoffe, aber weniger Kalorien als tierische Produkte. Ihr höherer Wassergehalt und die nur in Pflanzen vorkommenden Ballaststoffe sowie die sekundären Pflanzenstoffe sind eine ideale Kombination, nicht nur für ein erfolgreiches Abnehmen. Zusätzlich bewirkt Pflanzenkost, dass wir gesund, leistungsfähig und fit bleiben oder wieder werden und in Gesundheit alt werden.

Nicht nur die Liebe, sondern auch das Leben geht also durch den Magen, denn pflanzliche Lebensmittel sind wichtig, um das Leben zu erhalten und zu verlängern. Dazu ist eine Reihe praktischer Maßnahmen erforderlich:

- bewusst einkaufen
- schonend zubereiten
- gründlich kauen
- gelassen genießen
- entspannt verdauen
- mühelos ausscheiden

Klartext
Auf alle Fragen, welche Lebensmittel zum erfolgreichen Abnehmen führen, gibt es die gleiche Antwort: Der weitaus überwiegende oder ausschließliche Verzehr von vollwertigen pflanzlichen Lebensmitteln, denn sie führen zum Wunschgewicht.

1. Pflanzenkost ist der beste Schlankmacher

»Nichts wird die Chance auf ein Überleben auf der Erde so steigern wie der Schritt zur vegetarischen Ernährung.«

Albert Einstein (1879–1955)

Pflanzliche Lebensmittel eignen sich ideal zum Abnehmen, weil sie in bestmöglicher Weise genau die natürlichen Eigenschaften besitzen, die das Körpergewicht in den optimalen Bereich bringen. So haben pflanzliche Lebensmittel eine sehr niedrige Energiedichte (siehe Seite 322), denn Pflanzen enthalten viel Wasser, was zur Sättigung beiträgt. So wird bei gleichem Volumen der Nahrung deutlich weniger Energie (Kalorien) aufgenommen als mit tierischen Produkten. Pflanzliche Kost enthält meist deutlich weniger Fett (Ausnahmen sind Nüsse und Avocados). Die Ballaststoffe, die nur von Pflanzen gebildet werden, tragen zur Sättigung bei.

Außerdem besitzen pflanzliche Lebensmittel ein großes Potenzial, die Gesundheit zu erhalten und Krankheiten vorzubeugen, zu lindern oder gar zu heilen. Des Weiteren leistet eine Ernährung mit pflanzlicher Kost den größten Beitrag zum Klimaschutz. Wer sich pflanzlich ernährt, kann täglich einen Beitrag zur Erhaltung unserer aller Lebensgrundlagen leisten und trägt zudem in erheblichem Maße zur Sicherung der Welternährung bei.

Schließlich wird eine pflanzliche Kost auch ethischen Anliegen gerecht, da Tiere nicht zu Nahrungszwecken unter bedenklichen Umständen gehalten, gefüttert, transportiert und geschlachtet werden. Eine überwiegend oder ausschließlich pflanzliche Ernährung hat also eindeutige gesundheitliche, ökologische und ethische Vorteile gegenüber einer Ernährung mit tierischen Produkten.

Klartext
Das Potenzial pflanzlicher Ernährung zum Abnehmen ist groß, denn Pflanzen bieten hierzu ideale Voraussetzungen. Sie sind reich an Nähr- und Ballaststoffen sowie Wasser, und sie enthalten relativ wenig Nahrungsenergie (Kalorien). Sie können roh, fermentiert oder erhitzt verzehrt werden, sind leicht angerichtet, schmackhaft und bekömmlich.

Gemüse – der ballaststoffreiche Schlankmacher

Der reichliche Verzehr verschiedener Gemüse senkt das Risiko für allerlei Krankheiten und Gesundheitsstörungen, besonders auch für Übergewicht. Neben Vitaminen und Mineralstoffen enthalten alle Gemüsearten Ballaststoffe und sekundäre Pflanzenstoffe. Vitamine und sekundäre Pflanzenstoffe sind hitzeempfindlich, sie bleiben am besten in Salaten und unerhitzten Gemüsen erhalten. Deshalb sollte stets ein Teil des Gemüses als Rohkost verzehrt und gründlich gekaut werden. Wenn Rohkost lange gelagert wird, verlieren die Vitamine ihre Wirksamkeit, deshalb sollte Rohkost (siehe Seite 323ff.) immer so frisch wie möglich verzehrt werden. Aus den Samen der Gemüse lassen sich Sprossen und Keimlinge ziehen, die gut schmecken und sich hervorragend zum Abnehmen eignen (siehe Seite 384).

Aber nicht nur Rohkost, auch erhitztes Gemüse hat Vorteile, denn beim Erhitzen werden die Zellwände vollständiger aufgebrochen und machen einige Nährstoffe besser verfügbar. So werden aus roh verzehrten gründlich gekauten Karotten bis zu 5 % des Betacarotins (Provitamin A) aufgenommen, aus erhitzten Karotten sind es bis zu 30 %. Die Konsequenz ist aber, nicht nur gekochte Karotten zu essen, sondern beides, denn rohe Karotten tragen durch den Kauaufwand, die Speichelbildung und die Magenfüllung zur Sättigung bei.

Am besten frisch und in Bioqualität

Obwohl die Nährstoffe in tiefgefrorenem Gemüse weitgehend erhalten bleiben, sollte dessen Verzehr eine Ausnahme sein, da die Aufrechterhaltung der

Kühlkette sehr energieaufwendig ist. Dosengemüse dagegen erfordert zwar keine Kühlkette, aber die erforderliche Erhitzung zerstört einen Teil der Vitamine. Oft wird die Ware zudem gezuckert oder gesalzen, sodass ihr Verzehr nicht zu empfehlen ist.

Gemüse aus regionaler und ökologischer Landwirtschaft ist zu bevorzugen. Nicht empfehlenswert sind Gemüse- und Obstkonserven in Dosen oder Gläsern, Trockengemüse sowie Gemüsenektare. Tiefkühlgemüse sollte wegen des Energieaufwandes für die Kühlkette nur gelegentlich verwendet werden. Säfte, besser noch Smoothies aus Gemüse sind für Menschen mit Kauproblemen gut geeignet. Die häufigsten Gemüsearten (siehe Kasten) mit oft Dutzenden von Sorten und die vielen Zubereitungsmöglichkeiten führen dazu, dass Gemüse nie langweilig wird und ganz nach individuellen Vorlieben ausgewählt, zubereitet und genossen werden kann. Übrigens trägt Rohkost zum Sparen von Energie bei.

Die häufigsten Gemüsearten

Blattgemüse: Endivien, Feldsalat, Mangold, Rucola, Spinat
Blütengemüse: Artischocken
Kohlgemüse: Brokkoli, Blumenkohl, Grünkohl, Rosenkohl, Rotkohl, Weißkohl (auch als Sauerkraut)
Kürbisgemüse: Gurken, Kürbis, Wassermelonen
Nachtschattengewächse: Auberginen, Kartoffeln, Paprika, Tomaten, Zucchini
Pilze: Austernpilz, Champignon, Pfifferling, Shiitake, Steinpilz
Sprossengemüse: Bambussprossen, Spargel
Wurzelgemüse: Karotten, Radieschen, Rettich
Zwiebelgemüse: Knoblauch, Lauch, Zwiebeln
Knollengemüse mit oberirdischen Knollen (Knollensellerie, Kohlrabi, Meerrettich, Rote Bete) und unterirdischen Knollen (Kartoffeln, Pastinaken, Schwarzwurzeln, Süßkartoffeln, Steckrüben, Topinambur)

Es gibt über 50 Grünkohlsorten, in der EU sind rund 300 Karottensorten bekannt, und weltweit gibt es etwa 23 000 Tomatensorten. Entscheidend fürs

Abnehmen sind beim Gemüse die Höhe der Nahrungsenergie (Kalorien) sowie die Mengen an Ballaststoffen und Wasser. Mit durchschnittlich sehr geringer Energiemenge und durchschnittlich sehr hohem Wassergehalt ist Gemüse ein ideales Lebensmittel zum Abnehmen (Tabelle 19).

Tabelle 19: *Wasser- und Ballaststoffgehalt von Gemüse*

g/100 g	Kalorien		Ballaststoffe		Wasser	
Höchste Werte	Zuckermais	86	Schwarzwurzel	18	Gurke	96
	Erbsen	70	Topinambur	12	Tomate	94
	Kartoffel	68	Artischocke	11	Spinat	93
Niedrigste Werte	Aubergine	17	Kohlrabi	1,4	Rote Bete	86
	Spinat	16	Spargel	1,4	Schwarzwurzel	79
	Kopfsalat	11	Tomate	1,0	Erbsen	78

Klartext
Zum Abnehmen sollte Gemüse sowohl in roher als auch in erhitzter Form verzehrt werden. Das Fermentieren kann Gemüse noch gesünder machen, beispielsweise als Sauerkraut. Regionales Gemüse aus ökologischem Anbau ist (fast) frei von Rückständen. Tiefgefrorenes Gemüse sollte eine Ausnahme sein. Dosengemüse ist dagegen nicht zu empfehlen.

Obst – natürliche Vitamin-Stars

Frisches Obst ist das ganze Jahr verfügbar, häufig importiert aus südlichen oder tropischen Ländern. Durch ihren Gehalt an Ballaststoffen wie Cellulose fördern Früchte die Magen- und Darmfüllung und damit die Sättigung. Pektin dagegen ist ein wasserlöslicher Ballaststoff, der als Quellstoff wirkt, im Darm Wasser, Gallensäure und Abbauprodukte bindet und dadurch hilft, den Darm zu »entgiften«. Pektin hat außerdem einen positiven Einfluss auf den Blutfettspiegel.

Eine besondere Rolle spielen bei den meisten Obstarten der hohe Kaliumgehalt und der zugleich niedrige Natriumgehalt, die zum Gleichgewicht der Körperflüssigkeiten beitragen. Denn mit der heutigen Kost wird zu viel Natrium in Form von Salz und wenig Kalium aufgenommen. Kalium regt die Tätigkeit der Nieren an und verbessert die Wasserausscheidung. Die Vielfalt der sekundären Pflanzenstoffe gibt den Früchten ihre bunten Farben, sie fördern die Gesundheit und können das Risiko für viele Krankheiten reduzieren. Einer der Hauptgründe für die Entstehung von Krankheiten ist der unzureichende Verzehr von Obst.

Ein Stück Obst ist das beste »Fertiggericht«, denn es macht keine Arbeit, enthält alle Nährstoffe (bis auf Vitamin B_{12}), und es gibt viele verschiedene Sorten und Geschmacksvarianten zur Auswahl. Auf diese Weise sind Genuss, Gesundheit und Bequemlichkeit in idealer Weise mit dem Abnehmen verbunden.

Trockenobst ist in den Wintermonaten eine Bereicherung. Gefrorenes Obst ist wegen des hohen Energieaufwands der Kühlkette ökologisch weniger empfehlenswert. Dosenobst ist nicht nur wegen des reduzierten Nährstoffgehalts, sondern auch wegen des zugesetzten Zuckers gar nicht zu empfehlen. Erhitztes und daher nährstoffärmeres Obst sollte nur gelegentlich konsumiert werden. Da es besser ist, das Obst direkt zu essen, sollten auch Obstsäfte nur selten und – sofern sie zum Durstlöschen dienen – stark verdünnt getrunken werden.

Obstschalen sind reich an Vitaminen und Mineralien

In Smoothies bleiben die Vitamine, sekundären Pflanzenstoffe und Ballaststoffe des Obstes erhalten. Smoothies sollten gelöffelt werden, damit die Kohlenhydrate lange genug im Mund verbleiben, um mit dem Speichel vorverdaut zu werden.

Obst sollte am besten nicht geschält, aber gründlich gereinigt werden, weil mit den Schalen wertvolle Vitamine und Mineralstoffe fast vollständig entfernt werden. Obst aus ökologischer Landwirtschaft ist sehr viel weniger mit Pestiziden und Düngemitteln belastet als aus konventionellem Anbau.

Wie beim Gemüse gibt es auch bei den wichtigsten Obstarten (siehe Kasten) meist Dutzende Sorten, was die Vielfalt dieser Pflanzenfamilie verdeutlicht. So gibt es weltweit mehr als 30 000 Apfelsorten, in Deutschland sind es etwa 2 000.

Die häufigsten Obstarten

Kernobst: Äpfel, Birnen, Quitten

Steinobst: Aprikosen, Kirschen, Nektarinen, Oliven, Pflaumen, Pfirsiche

Südfrüchte: Ananas, Avocados, Bananen, Datteln, Feigen, Grapefruits, Limetten, Mandarinen, Mangos, Orangen, Papayas, Zitronen

Beim Obst sind fürs Abnehmen die Höhe der Nahrungsenergie (Kalorien) sowie die Mengen an Ballaststoffen und Wasser entscheidend. Mit durchschnittlich geringer Energiemenge und durchschnittlich hohem Wassergehalt ist Obst ein ausgezeichnetes Lebensmittel zum Abnehmen (Tabelle 20).

Tabelle 20: *Wasser- und Ballaststoffgehalt von Obst inklusive Beeren*

g/100 g	Kalorien		Ballaststoffe		Wasser	
Höchste Werte	Avocados	221	schw. Joh.beere	6,8	Wassermelone	91
	Granatapfel	74	Quitten	5,9	Erdbeere	90
	Weintrauben	67	Blaubeeren	4,9	Grapefruit	89
Niedrigste Werte	Stachelbeeren	37	Grapefruit	1,6	Mango	83
	Himbeeren	33	Kirschen	1,3	Weintrauben	81
	Erdbeeren	32	Honigmelone	0,7	Oliven	75

Süßes Obst wird oft wegen seines Zuckergehalts gemieden, da es angeblich zu viele Kalorien enthält. Dabei sind die Gehalte im Vergleich zu anderen Lebensmitteln moderat bis niedrig, besonders bei den so wertvollen Beeren.

Klartext

Fast alle Obstarten sind wegen ihres niedrigen Kaloriengehalts und ihres hohen Gehalts an Wasser zum Abnehmen geeignet. Obst sollte möglichst roh verzehrt werden. Regionale Erzeugnisse aus ökologischem Anbau sollten bevorzugt werden. Obst in Dosen ist nicht empfehlenswert.

Beeren – heimische und tropische Superfoods

Durch ihre Nährstoffdichte im Allgemeinen und ihre sekundären Pflanzenstoffe im Besonderen sind Beeren die Superfoods überhaupt. Sie wirken positiv auf das Immunsystem und schützen Leber, Gehirn und andere Organe. Ihre sekundären Pflanzenstoffe, die für die Farben und Aromen der Beeren verantwortlich sind, senken das Risiko für Krebserkrankungen. Sie helfen Krankheiten vorzubeugen, zu lindern und zu heilen.

Alle Beeren weisen neben der Fülle an sekundären Pflanzenstoffen einen hohen Gehalt an Vitaminen, Mineralstoffen und Ballaststoffen (Pektin, Cellulose) auf, die den gesamten Stoffwechsel in ein besseres Gleichgewicht bringen. Die Kombination all dieser Wirkstoffe und die daraus entstehenden Synergien erklären die einzigartigen Eigenschaften der Beeren als wahres Gesundheitselixier. Viele Beeren wirken als Antioxidantien, die 80 Billionen Zellen des Körpers vor freien Radikalen schützen und für ein funktionierendes Immunsystem sorgen. Außerdem sollen Antioxidantien das Wachstum von Krebszellen hemmen. Daher sollten am besten jeden Tag Beeren der unterschiedlichsten Farben gegessen werden. Beeren-Diäten werden bei fiebrigen Krankheiten, Gelenkbeschwerden, Blasen- und Nierenerkrankungen eingesetzt.

Zuckerarm, nährstoffreich und sehr gesund

Je dunkler die Beeren, desto mehr der wirksamen Stoffe sind enthalten. Diese Regel gilt übrigens für alle Obst- und Gemüsearten. Je intensiver die Farben, desto ausgeprägter ist ihr Potenzial, Krebs zu bekämpfen und den Alterungs- und Krankheitsprozess zu verzögern. Zu Recht werden Beeren zu den sogenannten Superfoods gezählt. Die kleinen Früchte sind die gesündeste Nahrung, schmecken köstlich und enthalten zudem wenig Zucker. Viele Beeren können nach gründlichem Waschen direkt roh verzehrt werden. Werden sie verarbeitet, wird ein Teil der wertvollen Inhaltsstoffe abgetrennt, zerstört oder ausgewaschen.

In der beerenfreien Jahreszeit werden tiefgefrorene Beeren angeboten. Um Energie zu sparen, sollten sie allerdings nur in Ausnahmen gekauft werden und dann als verdünnte Säfte getrunken werden, wenn sie dem Durstlöschen dienen.

Auch Beeren sind eine überaus vielfältige Pflanzenfamilie (siehe Kasten). Das Bundessortenamt listet allein 38 Sorten der Roten und 40 Sorten der Schwarzen Johannisbeere. Inzwischen gibt es über 1000 verschiedene Erdbeersorten.

Die häufigsten Beerenarten

Heimische Beeren: Brombeeren, Erdbeeren, Himbeeren, Heidelbeeren, Johannisbeeren (rot und schwarz), Preiselbeeren, Stachelbeeren
Wildbeeren: Hagebutten, Holunderbeeren, Sanddorn, Schlehdorn, Vogelbeere
Tropische Beeren: Acaibeeren, Cranberrys, Gojibeeren, Maquibeeren, Haskapbeeren

Bei den Beeren sind zum Abnehmen die Höhe der Nahrungsenergie (Kalorien) sowie die Mengen an Wasser und Ballaststoffen entscheidend. Mit durchschnittlich geringer Energiemenge und durchschnittlich hohem Wassergehalt sind Beeren ein hervorragendes Lebensmittel zum Abnehmen (siehe Tabelle 20, Seite 371).

Klartext
Beeren in roher Form eignen sich hervorragend zum Abnehmen. Sie enthalten nicht viel Kalorien, dafür aber viel Wasser. Beeren haben mit ihren sekundären Pflanzenstoffen das größte Gesundheitspotenzial aller Lebensmittel.

Getreide – als Vollkorn sehr nahrhaft

Getreide ist global das wichtigste Grundnahrungsmittel. Neben den typischen Getreidearten gibt es die Ursprungsformen des Weizens sowie Pseudogetreide wie Amaranth und Quinoa. Die wichtigsten Getreideprodukte sind Brot und Backwaren, Nudelprodukte und Bier.

Getreidekörner bestehen aus dem stärkehaltigen Mehlkörper, dem fetthaltigen Keimling, der Samenschale und Fruchtwand sowie der Aleuronschicht. In den Randschichten und im Keim befinden sich die Vitamine, vor allem die Vitamine der B-Gruppe, Vitamin E und Betacarotin. Bei den meisten Mehlsorten wird jedoch die Schale durch Mahlen fast vollständig entfernt und als Kleie getrennt verwertet. Um lagerfähige Produkte zu erhalten, wird auch der Keimling entfernt oder hitzebehandelt. Diese Weißmehle haben aber einen großen Teil ihrer Nährstoffe verloren. Beim Eiweiß, das im gesamten Getreidekorn verteilt ist, sinkt er von 13 % auf 10 %. Nur Vollkornmehl enthält noch alle Bestandteile des ursprünglichen Korns.

Der Ausmahlungsgrad bestimmt die ernährungsphysiologische Qualität der Mehle. Vollkornmehl gehört mit einem Ausmahlungsgrad von 100 % zu den hoch ausgemahlenen Mehlen, denn es enthält fast das gesamte Ausgangsgetreide als Mehl. Die hellen Auszugs–, Fein- oder Weißmehle sind dagegen niedrig ausgemahlene Mehle, die hauptsächlich aus dem Mehlkörper bestehen.

Die Mehltypen geben den Mineralstoffgehalt an

Die aus Getreide gewonnenen Mehle werden in Mehltypen eingeteilt, die den mittleren Mineralstoffgehalt in Milligramm pro 100 Gramm (mg/100 g) Mehl-Trockensubstanz angeben. Die Mehltype 405 hat demnach einen mittleren Mineralstoffgehalt von 405 mg/100 g Mehl-Trockensubstanz. Die Mehltypen beim Weizen reichen von 405 bis 1700, beim Roggenmehl von 630 bis 1740.

Vollkornprodukte wie Vollkornbrot oder -nudeln und brauner Reis sind reich an Ballaststoffen, Vitamin E und Magnesium und sind ernährungsphysiologisch weitaus gesünder als raffinierte Getreideprodukte wie Weißbrot oder geschälter Reis. Außerdem tragen Vollkornprodukte zur Sättigung bei. Die Stärke aus Vollkornprodukten wird langsamer zu Zucker abgebaut, und die Zuckermoleküle werden langsamer resorbiert. Deshalb ist es weniger wahrscheinlich, dass der Zucker wie bei schnell abbaubaren Weißmehlen überwiegend als Fett gespeichert wird. Getreide ist eine große Pflanzenfamilie mit etlichen Arten (siehe Kasten). Es gibt 135 zugelassene Winterweizensorten und 21 Sommerweizensorten. Weltweit gibt es unzählige Hirsesorten und über 100 000 Reissorten.

Die häufigsten Getreidearten

Getreide: Gerste, Hafer, Mais, Reis, Roggen, Weizen, Hirse
Ursprungsformen des Weizens: Dinkel, Einkorn, Emmer, Kamut
Pseudogetreide: Amaranth, Buchweizen, Hirse, Quinoa

Beim Getreide sind fürs Abnehmen die Höhe der Nahrungsenergie (Kalorien) sowie die Mengen an Ballaststoffen und Eiweiß entscheidend. Mit durchschnittlichen Energiemengen sowie durchschnittlichen Gehalten an sättigenden Ballaststoffen und Eiweiß kann Vollkorngetreide begrenzt zum Abnehmen beitragen (Tabelle 21).

Tabelle 21: *Nährstoffgehalt von Getreide*

g/100 g	Kalorien	Ballaststoffe	Wasser
Höchster Wert	Hafer 348	Roggen 13,2	Weizen 10,6
Niedrigster Wert	Roggen 293	Reis 2,2	Reis 7,2
Durchschnitt	340	10	10
Ursprungsformen, Durchschnitt:	325	10	11
Pseudogetreide, Durchschnitt:	350	8	11

Klartext
Vollkornlebensmittel enthalten mehr Ballaststoffe, B-Vitamine und Mineralien als Weißmehlprodukte. Aufgrund ihres beachtlichen Eiweißgehaltes machen sie länger satt. Zum Abnehmen sollten trotzdem eher kleinere Mengen an Vollkornprodukten verzehrt werden.

Kartoffeln – reich an guten Kohlenhydraten

Kartoffeln haben zu Unrecht einen eher schlechten Ruf wegen ihres Kohlenhydratgehalts. Dabei sind Kohlenhydrate die wichtigsten Energielieferanten für den Körper. Kartoffeln enthalten vielerlei Vitamine und Mineralstoffe sowie Ballaststoffe. Die Kocheigenschaften werden durch den Stärkegehalt bestimmt, der von 14 % für festkochende bis zu 20 % für mehligkochende Kartoffeln ansteigt.

Bei Kartoffeln sind zum Abnehmen die Höhe der Nahrungsenergie (Kalorien) sowie die Mengen an Ballaststoffen und Eiweiß entscheidend. Anhand der geringen Gehalte an Ballaststoffen und Eiweiß scheinen Kartoffeln kein günstiges Lebensmittel zum Abnehmen zu sein. Aber Kartoffeln bilden eine große Ausnahme (siehe Seite 264), auch wegen ihres geringen Energie- und hohen Wassergehalts (Tabelle 22). Der Wassergehalt der Kartoffeln ändert sich übrigens durch das Kochen nicht. Schlecht schneiden Kartoffeln dagegen ab, wenn wir sie mit viel Fett zubereiten, wie es bei Bratkartoffeln oder Pommes frites der Fall ist.

Tabelle 22: *Nährstoffgehalt von Kartoffeln*

g/100 g	Kalorien	Ballaststoffe	Eiweiß	Wasser
Kartoffeln	70	2,1	2	78
Kartoffelchips	540	4,2	5,5	2,3
Pommes frites	290	4,0	4,2	44

Wenn erhitzte Kartoffeln abkühlen, verändert die Stärke ihre chemische Struktur und bildet resistente Stärke. Sie ist durch unsere Verdauungsenzyme im oberen Dünndarm nicht abbaubar und entfällt als Energielieferant. Dadurch hilft sie beim Abnehmen und zählt außerdem zu den Ballaststoffen, die einen positiven Einfluss auf die Darmflora ausüben.

Weltweit gibt es mehr als 5 000 Kartoffelsorten, 210 davon sind in Deutschland zugelassen. Mit gut 3 000 Sorten weist Peru die weltweit größte Vielfalt an Kartoffelsorten auf. Im Heiligen Tal der Inkas werden aber immerhin auch 1 367 Kartoffelsorten gepflegt.

Klartext
Kartoffeln, in maßvoller Menge, unterstützen trotz ihres Gehalts an Kohlenhydraten (15 %) das Abnehmen und bereichern zudem den Speiseplan. Kartoffeln aus regionaler und ökologischer Erzeugung sollten bevorzugt werden. Pellkartoffeln sind empfehlenswert, während fettreiche Kartoffelprodukte wie Bratkartoffeln und Pommes frites gemieden werden sollten.

Hülsenfrüchte – pflanzliche Eiweißbomben

Hülsenfrüchte, auch Leguminosen genannt, spielen in der Ernährung des Menschen eine wichtige Rolle, denn sie enthalten die gleiche Menge an Eiweiß wie Fleisch. Soja und Lupinen sind mit 36 % die eiweißreichsten Lebensmittel und damit sogar dem Fleisch überlegen. Die Qualität von pflanzlichem Eiweiß ist etwas geringer als die von tierischem Eiweiß. Die biologische Wertigkeit – sie gibt an, wie gut Nahrungseiweiß dem Bedarf des Körpers an essenziellen Aminosäuren entspricht – liegt zwischen 50 und 80, bei Mischungen mehrerer Eiweiße reicht sie bis zu 100 (siehe Seite 408).

Die Eiweiße von Hülsenfrüchten und Getreide ergänzen sich ideal, denn sie können eine biologische Wertigkeit von 100 erreichen. Praktische Beispiele sind die schwäbischen Spätzle mit Linsen oder die Kombination aus Bohnen und Mais in Mexiko. Neben Eiweiß liefern Hülsenfrüchte sehr unterschiedliche Mengen an Fett mit einem hohen Anteil gesunder, ungesättigter Fettsäuren. Die überwiegend komplexen Kohlenhydrate werden langsam verdaut, sodass die entstehenden Zucker erst nach und nach in die Blutbahn abgegeben werden und den Blutzuckerspiegel konstant halten. Dadurch eignen sich Hülsenfrüchte besonders für Diabetiker.

Hülsenfrüchte enthalten wichtige Vitamine und Mineralstoffe, reichlich Ballaststoffe und sekundäre Pflanzenstoffe. Der regelmäßige Verzehr von Hülsenfrüchten wirkt sich positiv auf das Körpergewicht aus. Die danach manchmal auftretenden Blähungen werden beim regelmäßigen Verzehr und Einweichen der Hülsenfrüchte weniger. Bestimmte Gewürze können die Beschwerden lindern, wie Kümmel, Kreuzkümmel, Fenchel, Anis, Kardamom und Koriandersamen.

Hülsenfrüchte enthalten auch einige gesundheitsschädliche und unverträgliche Inhaltsstoffe. Dazu zählen Lektine, die durch Einweichen und Kochen zerstört werden. Phytinsäure, Tannine und Gerbstoffe in Hülsenfrüchten können durch Einweichen abgebaut werden, auch in Keimlingen sind sie nicht mehr enthalten. Prinzipiell sollten alle Hülsenfrüchte nur ausreichend gegart gegessen werden.

Bei den Hülsenfrüchten sind beim Abnehmen die Höhe der Nahrungsenergie (Kalorien) sowie die Mengen an Ballaststoffen und Eiweiß entscheidend. Der Energiegehalt liegt relativ hoch, trotzdem können Hülsenfrüchte aufgrund ihrer sehr hohen Gehalte an sättigenden Ballaststoffen und Eiweiß das Abnehmen unterstützen (Tabelle 23).

Tabelle 23: *Nährstoffgehalt getrockneter Hülsenfrüchte (die Werte können je nach Sorte und Anbaugebiet schwanken).*

g/100 g	kcal	Eiweiß	Fett	Kohlenhydrate	Ballaststoffe	Wasser
Bohnen	238	21	2	35	23	10
Erbsen	271	23	1	41	17	11
Kichererbsen	306	19	6	41	17	9
Linsen	270	24	2	41	17	12
Durchschnitt	290	22	3	40	18	11
Lupinen	330	36	10	21	19	9
Sojabohnen	330	36	18	6	22	9

Der Second-Meal-Effekt hält lange satt

Der sättigende Effekt nach dem Verzehr von Hülsenfrüchten wird »Second-Meal-Effekt« genannt. Demnach fühlt man sich nach einer Hülsenfrüchtemahlzeit sogar am nächsten Tag noch wesentlich gesättigter als ohne.

Es gibt mit Bohnen, Erbsen, Kichererbsen, Linsen, Süßlupinen, Sojabohnen eine Vielzahl an Vertretern in dieser Pflanzenfamilie, die meistens Dutzende von Sorten umfassen. Es gibt allein sechs verschiedene Linsenarten, die jeweils etliche Sorten umfassen. Weltweit sind außerdem etwa 250 Erbsensorten und über 700 Bohnensorten bekannt. Übrigens zählen die Erdnüsse botanisch auch zu den Hülsenfrüchten, da sie aber den Nüssen ähneln, werden sie üblicherweise ihnen zugeordnet.

Klartext
Hülsenfrüchte sind eine reichhaltige Quelle für Eiweiß und Ballaststoffe, die beide sehr sättigend sind. Trotz des teilweise hohen Gehaltes an Kohlenhydraten eignen sich Hülsenfrüchte zum Abnehmen und können gern mehrmals in der Woche verzehrt werden.

Nüsse – ein Geschenk zum Abnehmen

Nüsse dienen nicht nur der Gesundheit, sondern sie helfen auch beim Abnehmen. Diese Wirkung wurde in einer Reihe von Studien bestätigt (Bitok et al. 2018, Freisling et al. 2018, Guarneiri & Cooper 2021). Eine Erklärung für diesen Widerspruch liegt immer noch nicht vor, denn Nüsse enthalten viel Fett und daher entsprechend viele Kalorien. Vermutet wird, dass der hohe Ballaststoff- und Eiweißgehalt sowie der sehr hohe Fettgehalt dafür verantwortlich sind, die alle zur Sättigung beitragen und darum zu einer geringeren Kalorienaufnahme führen (Fernández-Rodríguez et al. 2021). Hinzu kommt, dass Nüsse außerdem den Insulinspiegel kaum ansteigen lassen, sodass der Blutzuckerspiegel konstant bleibt. Weniger Insulin im Blut bedeutet gleichzeitig weniger Hunger und eine bessere Fettverbrennung.

Nüsse liefern die Botenstoffe Cholin und Lecithin, die das Gehirn leistungsfähig machen. Deshalb wird die Kombination aus Nüssen und Trockenfrüchten auch Studentenfutter genannt. Beim Kauf von Nüssen lohnt es sich, auf Bioqualität zu achten. Insbesondere bei ausländischen Nüssen aus konventionellem Anbau kommen Gifte zur Insektenbekämpfung und Unkrautvernichtung sowie Lagerschutzmittel zum Einsatz. Außerdem können sie mit Schwefel gebleicht sein, um die Schale aufzuhellen.

Am besten sind ungesalzene Nüsse in der Schale

Nüsse in der Schale helfen, den Konsum zu reduzieren, weil sie zunächst geknackt werden müssen. Auf geröstete und gesalzene Produkte sollten wir verzichten, denn sie enthalten mit dem zugesetzten Fett mehr Kalorien und zudem deutlich zu viel Salz, was beim Abnehmen nicht hilfreich ist und andere gesundheitliche Probleme wie Bluthochdruck begünstigt.

Auch in der Küche lässt sich die Gesundheitskraft von Nüssen vielfältig nutzen. So kann beim Kuchenbacken ein Teil des Mehls durch gemahlene Nüsse ersetzt werden. Da sie aufgrund ihres hohen Fettgehalts aber schnell ranzig werden, sollten sie erst kurz vor Gebrauch gemahlen werden. Saucen können mit Erdnuss- oder auch Mandelcreme gebunden werden.

Bei den Nüssen sollten beim Abnehmen eigentlich die Mengen an Ballaststoffen und Eiweiß sowie die Fettmenge und damit die gesamte Nahrungsenergie (Kalorien) entscheidend sein. Offensichtlich machen die Nüsse aber eine Ausnahme von dieser Regel, denn sie tragen zum Abnehmen bei. Die Gehalte an den Inhaltsstoffen, die den Hunger bremsen, sind im Durchschnitt sehr hoch (Tabelle 24).

Tabelle 24: *Ausgewählte Inhaltsstoffe der wichtigsten Nussarten (g/100 g)**

Nussfrucht	kcal	Eiweiß	Fett	Ballaststoffe
Cashew	571	17	42	3
Erdnüsse	564	25	48	12
Haselnüsse	644	26	36	8
Macadamia	703	8	73	11
Mandel	583	19	54	14

Nussfrucht	kcal	Eiweiß	Fett	Ballaststoffe
Paranüsse	670	14	67	7
Pekannüsse	703	9	72	10
Pistazien	594	21	52	11
Walnüsse	663	14	63	6
Durchschnitt	630	16	56	9

* Elmadfa et al. 2022/23

Nüsse sind eine große Pflanzenfamilie mit vielen Arten und Sorten. So gibt es ein Dutzend bekannter Walnusssorten, die sich in ihren Anforderungen an Klima und Boden sowie in Aussehen und Geschmack erheblich unterscheiden. Die Erdnuss zählt übrigens botanisch zu den Hülsenfrüchten, wird aber umgangssprachlich als Nuss bezeichnet und ist deshalb hier mit aufgeführt.

Klartext
Nüsse haben vielerlei günstige gesundheitliche Wirkungen und tragen zur Sättigung bei. Deshalb helfen sie trotz ihres hohen Energiegehalts beim Abnehmen. Als Bestandteil einer gesunden Ernährung ist täglich eine Mischung aus verschiedenen ungesalzenen Nüssen empfehlenswert, und zwar etwa 20 bis 50 Gramm pro Tag.

Ölsamen, Ölfrüchte und Co. – reiche Quellen guter Fette

Aus den ölreichen Samen und Früchten von Pflanzen werden Speiseöle bzw. Speisefette gewonnen, die vielseitig verwendbar sind. Ölsamen, beispielsweise Lein- oder Rapssamen, enthalten 40 bis 70 % Fett und 17 bis 37 % Eiweiß. Bei Ölfrüchten wie Avocados, Oliven und Ölpalmenfrüchten sind es 13 bis 25 % Fett und nur 1 bis 2 % Eiweiß; sie bestehen außerdem zu 65 bis 75 % aus Wasser. Damit ähneln sie dem Gemüse, weil sie ebenfalls zur Magenfüllung beitragen und dadurch sättigend wirken.

Vorsicht vor den hochgiftigen Aflatoxinen

Ölsamen, die unsachgemäß in feucht-warmem Klima gelagert werden oder aber bereits geschält sind, können schnell von Schimmelpilzen befallen werden, die hochgiftige, geruchs- und geschmacksneutrale Aflatoxine bilden. Sie können Leber und Nervensystem schädigen und gelten als stark krebserregend.

Um einen Befall mit Schimmelpilzen zu vermeiden, sollten wir daher nur frische, möglichst ungeschälte Ölsamen kaufen, die kühl, trocken und dunkel aufbewahrt sowie bald verbraucht werden. Bei heiß zubereiteten Speisen die Öle am besten erst kurz vor dem Servieren zugeben, weil ansonsten die gesunden, ungesättigten Fettsäuren zerstört werden.

Von den Ölsamen, die für den Direktverzehr geeignet sind, werden in Deutschland lediglich Sonnenblumenkerne, Leinsamen und Mohn in nennenswerten Mengen angebaut. Der Großteil des Inlandsverbrauchs wird importiert. Auch Ölfrüchte wie die Oliven werden in Deutschland aus klimatischen Gründen nicht angebaut. Über 75 % der Weltolivenproduktion stammt aus den Mittelmeerländern. Dort gibt es rund 1000 Olivensorten. Das Extra-Virgin Olive Oil Handbook, ein wissenschaftliches Standardwerk über Olivenöl und seine Gesundheitsbenefits, kennt etwa 2000. Die Zahl der Sorten, die für Olivenöl geeignet sind, wird mit insgesamt 860 angegeben. Die Pflanzenfamilie der Ölfrüchte und -samen ist sehr umfangreich (siehe Kasten).

Die wichtigsten Ölsamen, Ölfrüchte und Co., aus denen sich Pflanzenöl herstellen lässt

Ölsamen: Argan, Borretsch, Chia, Hanf, Kümmel, Lein, Mohn, Perilla, Raps, Rizinus, Senf
Ölfrüchte: Avocados, Oliven, Ölpalme
Ölsaaten: Baumwolle, Hanf, Sesam
Ölkerne: Erdnuss, Kürbis, Ölpalmen, Pinien, Sonnenblumen, Trauben
Ölkeime: Mais, Weizen

Klartext
Ölsamen, Ölfrüchte und Co. sowie daraus hergestellte Erzeugnisse sind wertvolle Lebensmittel. Aufgrund ihres hohen Fettgehalts sollten sie beim Abnehmen eher in mäßigen Mengen verzehrt werden. Alle Erzeugnisse sollten aus ökologischem Anbau stammen.

Kräuter – gesundes i-Tüpfelchen für jedes Gericht

»Gegen jede Krankheit ist ein Kraut gewachsen.«

Sebastian Kneipp, Priester und Naturheilkundler (1821–1897)

Frische Kräuter sind aufgrund ihrer vielen wertvollen Inhaltsstoffe eine wahre Naturapotheke! Sie leisten durch ihren hohen Gehalt an sekundären Pflanzenstoffen, ätherischen Ölen, Bitterstoffen und Harzen, Phytohormonen und Gerbstoffen einen wichtigen Beitrag für die Gesundheit, denn sie haben vielfältige gesundheitsfördernde Wirkungen. So zeigen sie antibakterielle, entzündungshemmende sowie antioxidative Wirkungen und schützen vor Zellschäden und damit vermutlich auch vor verschiedenen Krebserkrankungen.

Am besten sind frische Kräuter, denn sie haben den höchsten Nährstoffgehalt. Getrocknete Kräuter sollten trocken, kühl und wegen ihres starken Eigengeruchs von anderen Lebensmitteln getrennt aufbewahrt werden. Am besten zu Kräutern aus ökologischem Anbau greifen, denn sie haben eine geringere Pestizidbelastung.

Ein Beispiel für ein schönes Kräutergericht ist die Frankfurter Grüne Sauce, die aus sieben frischen Kräutern besteht: Borretsch, Kerbel, Kresse, Petersilie, Pimpinelle, Sauerampfer und Schnittlauch. Aber es gibt eine Vielzahl weiterer Kräuter, meist mit Dutzenden von Sorten (siehe Kasten).

Die wichtigsten Kräuter und Wildkräuter

Kräuter: Basilikum, Bohnenkraut, Borretsch, Dill, Gartenkresse, Kerbel, Liebstöckel, Oregano, Petersilie, Pimpinelle, Rosmarin, Schnittlauch, Thymian
Wildkräuter: Bärlauch, Brennnesseln, Giersch, Löwenzahn, Sauerampfer, Vogelmiere

Klartext
Kräuter haben aufgrund ihres hohen Gehalts an sekundären Pflanzenstoffen vielfältige gesundheitsfördernde Wirkungen. Sie sollten aus ökologischer Erzeugung stammen und täglich frisch zubereitete Speisen ergänzen. Kräuter reduzieren den Einsatz von Salz, verhindern so die Einlagerung von Wasser ins Gewebe und verringern dadurch das Gewicht.

Sprossen und Keimlinge – voller Nährstoffkraft

Sprossen sind gekeimte Samen, die vor der Bildung vollständiger Blätter geerntet und mit oder ohne den Samen verzehrt werden. Mit Ausnahme der Nachtschattengewächse sind fast alle Sämlinge von Nahrungspflanzen verzehrbar.

Sie können zu Hause in Glas- oder Keimgefäßen ganz einfach selbst gezogen werden. Sprossen sollten gründlich gewaschen, Hülsenfruchtsprossen blanchiert oder kurz erhitzt werden. Sprossen sind vitaminreich, enthalten Ballaststoffe, Eiweiße und sekundäre Pflanzenstoffe. Durch den hohen Wasseranteil haben sie einen niedrigen Energiegehalt. Während der Keimung nimmt der Gehalt an Antioxidantien vieler Samenkörner deutlich zu.

Sprossen können unter Salate gemischt, über erhitzte Speisen gestreut oder als Garnierung verwendet werden. Auch in Butterbroten und Sandwiches sind sie beliebt. Der Vorzug von Sprossen liegt in ihrem vielfältigen Geschmack, von mild und nussig bei Hülsenfrüchten bis pikant-scharf bei Rettich, Senf und Zwiebeln. Großer Beliebtheit erfreuen sich Alfalfa-Sprossen, da sie auch von Kindern sehr gerne gegessen werden und ganz einfach gezogen werden können. Die Anzucht gelingt aber auch mit einer Vielzahl weiterer Samen und Saaten (Tabelle 25).

Tabelle 25: *Samen und Saaten, die sich für die Anzucht von Sprossen und Keimlingen eignen*

Kreuzblütler	**Hülsenfrüchte**	**Getreide**	**Sonstige**
Broccoli	Azukibohnen	Amarant	Alfalfa
Kohlrabi	Erbsen	Buchweizen	Bockshornklee
Kresse	Kichererbsen	Gerste	Kürbis
Radieschen	Linsen	Hafer	Rote Bete
Rettich	Lupine	Quinoa	Rotklee
Rotkohl	Mungbohnen	Roggen	Sesam
Rucola	Sojabohnen	Weizen	Sonnenblume
Senf			

Klartext
Sprossen und Keimlinge sind nährstoff- und wasserreich und daher ideal zum Abnehmen geeignet.

Gewürze – als Abnehmhelfer unterschätzt

»Was bitter dem Mund, ist dem Magen gesund.«

Volksmund

Gewürze bestehen aus trockenen Pflanzenteilen wie Wurzeln, Zwiebeln, Rinden, Knospen, Blüten, Früchten und Samen. Sie werden neben der Verwendung als geschmacksgebender Bestandteil auch zur Konservierung von Lebensmitteln eingesetzt. Gewürze bereichern den täglichen Speiseplan und sind ein gesunder Salzersatz. Sie sollten trocken, kühl, dunkel und wegen ihres starken Eigengeruchs von anderen Lebensmitteln getrennt aufbewahrt werden. Damit sich ihre wertvollen Inhaltsstoffe nicht verflüchtigen, sollten sie erst kurz vor der Zubereitung im Mörser oder in der Mühle zerkleinert werden. Es werden viele verschiedene Verarbeitungen angeboten (siehe Kasten).

Die verschiedenen Gewürz-Verarbeitungen

Gewürzmischungen bestehen ausschließlich aus Gewürzen.
Gewürzzubereitungen sind Mischungen von Gewürzen mit anderen geschmacksgebenden und/oder geschmacksbeeinflussenden Stoffen.
Gewürzaromen sind Auszüge aus Gewürzen, die nur Aromaextrakte und/oder natürliche Aromastoffe enthalten.
Würzen sind flüssige, pastenförmige oder trockene Erzeugnisse, die vor allem der Geschmacks- und Geruchsbeeinflussung von Suppen und Brühen dienen.
Würzmischungen bestehen überwiegend aus Speisesalz, Zuckerarten oder anderen Trägerstoffen sowie Geschmacksverstärkern.
Aromastoffe haben einen spezifischen Geruch und Geschmack und verleihen einzeln oder im Gemisch Lebensmitteln das gewünschte Aroma. Es gibt *natürliche Aromastoffe*, die aus tierischen oder pflanzlichen Rohstoffen isoliert werden, aber nicht aus dem namensgebenden Lebensmittel stammen müssen. *Naturidentische Aromastoffe* werden dagegen aus pflanzlichen oder tierischen Rohstoffen gewonnen oder chemisch synthetisiert. Und *künstliche Aromastoffe* werden ohne natürliches Vorbild chemisch synthetisiert.

Gewürze stärken die Organe

Das medizinische Wirkungsspektrum von Gewürzen ist groß und beruht auf dem hohen Gehalt an sekundären Pflanzenstoffen, zu denen neben ätherischen Ölen, Bitterstoffen, Gerbstoffen und Harzen auch die Phytohormone zählen. Sie beeinflussen eine Reihe von Organen:

Der Magen-Darm-Trakt wird durch Fenchel und Kümmel vor Blähungen geschützt. Beifuß, Estragon, Fenchel und Nelken fördern die Verdauung.

Die Leber reagiert auf Gewürze galletreibend (Senf, Paprika) oder gallebildend (vor allem Kurkuma, aber auch Anis, Kümmel, Pfefferminze und Zwiebel).

Die Harnorgane werden vor allem durch Wacholder, aber auch durch Liebstöckel und Sellerie beeinflusst: Sie erhöhen den Harnfluss.

Die Kreislauffunktionen reagieren auf Gewürze auf vielfältige Weise: Das Herzschlagvolumen erhöht sich, die Gefäße erweitern sich. Es kommt außerdem vermehrt zu Schweißausbrüchen, Tränenfluss und Nasenschleimsekretion (Paprika, Chili). Auch der Blutfluss verbessert sich (Knoblauch).

Gewürze unterstützen den Fettabbau

Gewürze können manchmal besser wirken als Medikamente, deshalb ist ein gut gefüllter Gewürzschrank eine sinnvolle Ergänzung der Hausapotheke. Nahezu unbekannt ist auch, dass es eine Reihe von Gewürzen gibt, die eine Gewichtsabnahme unterstützen können, indem sie den Fettabbau fördern. Dazu zählen Ingwer, Knoblauch, Kreuz- und Schwarzkümmel, Kurkuma, schwarzer Pfeffer und Cayennepfeffer sowie Zimt. Diese Gewürze können außerdem den Cholesterinspiegel senken sowie Blutdruck- und Blutzuckerwerte verbessern. Ingwer hat sich darüber hinaus bei der Linderung chronischer Schmerzen bewährt.

Am besten beraten ist, wer das reichliche Angebot an Gewürzen auch reichlich nutzt. Denn jedes dieser Gewürze hat seine Besonderheiten und enthält unterschiedliche gesundheitsfördernde Stoffe, die nicht nur schmackhaft sind, sondern ganz nebenbei ihre natürliche Heilwirkung entfalten und das Abnehmen dadurch positiv begleiten. Zu den wichtigsten Vertretern, die es meist in vielen verschiedenen Sorten oder auch als Mischungen gibt, zählen: Anis, Beifuß, Bohnenkraut, Chili, Estragon, Fenchel, Gelbwurz, Ingwer,

Koriander, Kreuzkümmel, Kümmel, Majoran, Muskatnuss, Nelken, Oregano, Paprikapulver, Pfeffer, Piment, Rosmarin, Safran, Salbei, Senf, Thymian, Vanille, Wacholderbeeren, Zimt und Zitronengras.

Klartext
Gewürze sollten Salz ersetzen, denn sie wirken der Wassereinlagerung und damit der Gewichtszunahme entgegen. Zahlreiche Gewürze fördern zudem das Abnehmen, allen voran Kurkuma, Ingwer und Kreuzkümmel.

Algen – reich an Nährstoffen, arm an Vitamin B_{12}

Der Verzehr von Algen soll uns ausreichend mit Vitamin B_{12} versorgen, heißt es immer wieder. Dem ist aber nicht so – auch wenn sie tatsächlich kleine Mengen des für den Menschen geeigneten »humanen« Vitamin B_{12} enthalten. In weit überwiegenden Mengen aber liegt in Algen das Pseudo-B_{12} vor. Das sind Vitamin-B_{12}-Varianten, die diesem Vitamin zwar ähneln, aber nicht vom menschlichen Körper verwertet werden können. Außerdem blockieren sie die Aufnahme des humanen Vitamin B_{12} aus der Nahrung. Dennoch sind viele Algenprodukte auf dem Markt. Zu den wichtigsten Vertretern zählen Chlorella, Hijiki, Kombu, Nori, Spirulina und Wakame, die auch wegen ihres Gehaltes an Jod, Ballaststoffen, Magnesium, Zink und Eisen konsumiert werden.

Klartext
Vor allem bei rein pflanzlicher Ernährung muss der Bedarf an Vitamin B_{12} durch Nahrungsergänzungsmittel sichergestellt werden oder alternativ durch Nahrungsmittel oder Zahnpasten, die mit Vitamin B_{12} angereichert sind. Eine ausreichende Versorgung mit Vitamin B_{12} ist beim erfolgreichen Abnehmen wichtig.

Keine Angst vor schädlichen Pflanzenstoffen

Pflanzen schützen sich vor Fraßfeinden durch bestimmte Stoffe, die dem Fraßfeind schaden, sich also auch auf den menschlichen Körper negativ auswirken können – besonders auf den Darm. Sie werden als Antinährstoffe bezeichnet. Vier Gruppen sind besonders relevant für uns Menschen:

Die **Lektine** sind komplexe Eiweiße, die in Hülsenfrüchten, aber auch in Getreide vorkommen. Das *Phasin*, das insbesondere in grünen Bohnen und Kichererbsen enthalten ist, hemmt die Aktivität von eiweißspaltenden Enzymen. Die in Feuerbohnen reichlich vorkommenden *Hämagglutinine* können die roten Blutkörperchen verkleben. Alle Lektine werden aber erfreulicherweise durch Einweichen und Kochen vollständig zerstört.

Phytinsäure kommt in sehr unterschiedlichen Mengen in Getreide und Hülsenfrüchten vor. Dieser sekundäre Pflanzenstoff kann Eisen, Zink und Magnesium binden, sodass diese Mineralstoffe für den Körper schlechter verfügbar sind. Werden diese pflanzlichen Lebensmittel vor dem Verzehr eingeweicht, lässt man sie zunächst keimen, oder isst man nur die Sprösslinge, ist der Phytinsäuregehalt um 25 bis 80 % geringer, sodass der Körper keinen Schaden nehmen kann. Mittlerweile gibt es sogar Hinweise, dass solche geringen Mengen Phytinsäure dazu beitragen, den Blutzucker zu regulieren, den Cholesterinspiegel zu senken und Krebskrankheiten vorzubeugen.

Tannine sind Gerbstoffe, die sich insbesondere in den Randschichten von Hülsenfrüchten finden. Sie hemmen Verdauungsenzyme und können Mineralstoffe binden. Im Mund rufen sie ein stumpfes, pelziges Gefühl hervor, die Schleimhäute ziehen sich zusammen und reduzieren den Speichelfluss. In geringen Mengen sind Tannine harmlos. Im Rotwein sorgen sie für den Geschmack. Durch Kochen und Keimen lässt sich ihr Gehalt reduzieren.

Oligosaccharide, insbesondere Stachyose und Verbascose, sind schwer verdauliche Kohlenhydrate, die in Hülsenfrüchten vorkommen. Sie werden von den Darmbakterien zu teilweise übelriechenden Gasen abgebaut und können Blähungen verursachen, was Erbsen, Bohnen, Linsen und Co. ihren schlechten Ruf einbrachte. Bei regelmäßigem Verzehr geht die Gasbildung aber zurück. Die Verträglichkeit bessert sich außerdem durch Einweichen vor der Zubereitung, durch erneutes Aufwärmen einer Mahlzeit sowie durch Kochen. Hülsenfrüchte sollten daher immer richtig gargekocht werden. Auch Gewürze wie Kreuzkümmel, Anis, Koriandersamen, Kardamom, Fenchel und Kümmel können die Beschwerden lindern.

Trotz dieser potenziell problematischen Substanzen, die alle durch Erhitzen inaktiviert werden, leisten Hülsenfrüchte einen wichtigen Beitrag zu einer ausgewogenen und abwechslungsreichen Ernährung. Sie weisen eine hohe Nährstoffdichte auf und sind nicht nur die eiweißreichsten aller Lebensmittel, sondern liefern darüber hinaus auch gute Kohlenhydrate, viele Vitamine der B-Gruppe sowie Magnesium, Kalium und Eisen. Die reichlich enthaltenen Ballaststoffe wirken sättigend und werden von den Darmbakterien zu kurzkettigen Fettsäuren abgebaut, die den Zellen der Darmwand als Nahrung dienen.

Klartext
Der häufige Verzehr von erhitzten Hülsenfrüchten trägt erheblich zur Sättigung bei, wirkt also dem Übergewicht entgegen und hilft beim Abnehmen. Außerdem senken Hülsenfrüchte das Risiko für Herz-Kreislauf-Erkrankungen, Diabetes mellitus Typ 2 und Krebs, die durch Übergewicht begünstigt werden.

2. Wasser – kalorienfreies Lebenselixier

Eine ausgeglichene Flüssigkeitsbilanz des Körpers wird hormonell gesteuert. Ohne Flüssigkeitszufuhr kommt es unabhängig vom Körpergewicht meist in drei bis vier Tagen zum tödlichen Kollaps. Wir nehmen Flüssigkeit über Getränke, über in der Nahrung gebundenes Wasser sowie über Oxidationswasser auf, das beim Abbau der Hauptnährstoffe im Stoffwechsel freigesetzt wird. Ausgeschieden werden Körperflüssigkeiten über Urin und Stuhl sowie über die Haut und die Lunge. Bei hohen Umgebungstemperaturen, körperlicher Aktivität sowie bei Fieber, Erbrechen und Durchfall kann sich die Ausscheidungsmenge erheblich erhöhen.

Wasser können wir auch essen

Durst ist ein Warnsignal. Es zeigt an, dass dem Körper Flüssigkeit fehlt. Aber wer erst trinkt, wenn er Durst verspürt, der trinkt viel zu spät und zu wenig. Der Mensch hat immer Wasser »gegessen«, weil er sich hauptsächlich von wasserhaltigen Pflanzen ernährt hat, die beim Essen automatisch den Durst stillten. Denn der Wassergehalt vieler Obst- und Gemüsearten liegt zwischen 90 und 97 %, der Kaloriengehalt ist daher entsprechend niedrig. »Wasser essen« ist aber aus einem weiteren Grund eine sinnvolle Empfehlung. Denn gebundenes Wasser findet sich hauptsächlich in frischem Obst und Gemüse, das uns gleichzeitig mit wichtigen Vitaminen und Mineralien versorgt.

Wir sollten aber bereits vor dem Durst trinken oder »Wasser essen«, denn bei einem Flüssigkeitsdefizit lässt die geistige Leistungsfähigkeit schnell nach. Bereits ein Wasserverlust von 0,5 % des Körpergewichts führt zu einem Anstieg der Konzentration an gelösten Stoffen im Blut, erkennbar an einem dunkelgelb gefärbten Urin.

Die empfehlenswerte Trinkmenge für **Erwachsene** beträgt etwa zwei Liter pro Tag. Ohne Wasser »läuft« nichts im Körper, weil der Stoffwechsel nicht optimal arbeiten kann. Für die Flüssigkeitszufuhr eignen sich Leitungs- und Mineralwasser, ungesüßte Früchte- und Kräutertees sowie stark verdünnte Obst- und Gemüsesäfte. Getränke, die Kalorien liefern, wie Säfte, Limonaden, Softdrinks, Energydrinks und Alkohol, sollten dagegen gemieden werden. Als Flüssigkeit kann auch Osmosewasser getrunken werden.

Osmosewasser ist ein gefiltertes hoch gereinigtes Wasser. Eine Unterversorgung an Mineralstoffen, wie gelegentlich befürchtet wird, ist dadurch nicht zu erwarten, da in der pflanzlichen Nahrung genügend Mineralien enthalten sind.

Senioren sind besonders gefährdet auszutrocknen, da das Durstempfinden mit zunehmendem Alter nachlässt. Zudem wirken bestimmte Medikamente harntreibend. Manchmal kommen Schluckbeschwerden hinzu sowie Angst vor nächtlichen Toilettengängen oder vor dem Einnässen. Pflegebedürftige alte Menschen brauchen daher unbedingt Unterstützung beim Trinken. Eine Begrenzung der Flüssigkeitszufuhr kann dagegen bei **Patienten mit Herzerkrankungen, Nierenschwäche oder Leberzirrhose** notwendig sein, um eine Überlastung dieser Organe zu vermeiden. Die richtige Trinkmenge muss in diesen Fällen der behandelnde Arzt festlegen.

Leistungssportler brauchen je nach Intensität der Belastung individuelle Beratung, ob und welche Sportgetränke für die jeweilige Sportart optimal sind. **Freizeitsportler** brauchen dagegen keine besonderen Durstlöscher. Leitungswasser und kohlensäurearme Mineralwässer sowie verdünnte Obstsäfte reichen aus.

Trinkzeitpunkt und Wassertemperatur beeinflussen das Abnehmen

Ob sich eine hohe Flüssigkeitsaufnahme zum Abnehmen eignet, ist nicht ausreichend untersucht. Bekannt ist aber, dass bei Trinkmengen bis zu zehn Litern pro Tag die Konzentrationen von Natrium, Chlorid und Glukose im Blut nicht verändert werden und damit für einen gesunden Stoffwechsel weiterhin ausreichend sind. Sinnvoll fürs Abnehmen ist es aber, vor dem Essen ein Glas (250 Milliliter) kaltes Wasser zu trinken. Es wird im Magen schnell auf 37 °C Körpertemperatur erwärmt und verbraucht dabei immerhin 25 Kalorien, bevor es nach 20 Minuten den Magen verlässt. Das Abkühlen von heißen Getränken dauert deutlich länger. Sinnvoll ist es übrigens auch, kurz vor, während und etwa zwei Stunden nach dem Essen nichts zu trinken, weil dadurch die Magensäure verdünnt wird, was die Verdauung beeinträchtigt. Getrunken werden sollte vielmehr bis 30 Minuten vor dem Essen und dann erst wieder zwei Stunden danach.

Klartext
Flüssigkeit hilft erheblich beim Abnehmen, da sie zur Magenfüllung und somit zur Sättigung beiträgt. Das gilt nicht nur für Getränke, sondern auch für das Wasser in Lebensmitteln. Kaffee und Tee in mäßigen Mengen sind unproblematisch. Süße und gesüßte Getränke aller Art und Alkohol sollten gemieden werden.

Ohne Wasser läuft nichts im Stoffwechsel

Wasser ist lebensnotwendig, wird aber nicht als Nährstoff angesehen, obwohl es beim Bedarf des Menschen an erster Stelle steht. Denn bereits drei bis vier Tage ohne Wasserzufuhr können zum Tode führen. Der Wasseranteil des Körpers ändert sich im Laufe des Lebens von etwa 75 % bei der Geburt auf bis zu 50 % bei sehr alten Menschen.

Für alle biochemischen Stoffwechselvorgänge im Organismus ist Wasser notwendig, damit die Nährstoffe die Zellmembran passieren können. Die Ausscheidung von Endprodukten des Stoffwechsels läuft ebenfalls über Wasser. Ballaststoffe binden Wasser, erhöhen so das Volumen des Speisebreis im Darm und erleichtern damit die Ausscheidung des Stuhls. Das Schwitzen sorgt bei Wärme für eine konstante Körpertemperatur. Das Bindegewebe bleibt geschmeidig und gleitfähig, wenn es genug Wasser gebunden hat. Da der Körper keine Wasserreserven hat, ist er fortlaufend auf Nachschub an Flüssigkeit angewiesen. Denn selbst bei Wassermangel des Körpers scheidet der Körper weiterhin über Haut, Lunge, Stuhl und Urin Wasser aus. Die Folgen eines starken Wassermangels sind eine erhöhte Körpertemperatur, Herzrhythmusstörungen und Durchblutungsstörungen des Gehirns.

Der Wasseranteil von Obst und Gemüse beträgt bis zu 97 % – sofern es frisch ist. Das auf diese Weise natürlich gebundene Wasser und das in einer Mahlzeit enthaltene Wasser machen zusammen etwa 60 bis 70 % des Nahrungsgewichts aus. Bei einem hohen Verzehr von frischem Gemüse und Obst kann die empfohlene Trinkmenge von etwa zwei Litern entsprechend reduziert werden.

Jedes Wasser hat seine besondere Qualität

Kaum ein anderes Lebensmittel unterliegt so intensiven Kontrollen und strengen Grenzwerten wie das **Trinkwasser**. Mineral- und Quellwasser werden aus unterirdischen Wasservorkommen gewonnen, die durch Regenwasser entstehen, das durch den Boden sickert und sich dann über wasserundurchlässigen Schichten ansammelt. **Natürliches Mineralwasser** unterscheidet sich von **Quellwasser** im Gehalt an Mineralstoffen. Dem natürlichen Mineralwasser werden Eisen-Schwefel-Verbindungen entzogen oder Kohlensäure zugesetzt. **Heilwasser** unterliegt dem Arzneimittelgesetz und ist entweder besonders mineralstoffreich oder extrem mineralstoffarm. **Tafelwasser** muss nicht aus Quellen gewonnen werden und kann eine Mischung aus Trinkwasser und Mineralwasser sein. Der Zusatz von aufbereitetem Meerwasser muss besonders gekennzeichnet sein.

Wasser versorgt uns kalorienfrei mit wichtigen Mineralien

Die Zusammensetzung der Mineralstoffe in den Mineralwassersorten hängt davon ab, durch welche Gesteinsschichten das Wasser gesickert ist. Kalkgestein und Dolomit führen zu einem hohen Gehalt an Calcium. Ein Inhaltsstoff darf erst ab einem bestimmten Wert ausgewiesen werden. So gilt beispielsweise ein Wasser ab einem Gehalt von 50 Milligramm pro Liter als »magnesiumhaltig«.

Calcium aus Mineralwasser wird mindestens so gut vom Darm aufgenommen wie Calcium aus Milchprodukten. Auch Jod aus Mineralwasser wird gut aufgenommen. Ein wichtiger Vorteil der Flüssigkeitszufuhr über Trink- und Mineralwasser liegt darin, dass sie keine Nahrungsenergie (Kalorien) enthalten.

Klartext
Wasser ist wichtig zum Abnehmen, denn es senkt den Appetit und regt den Stoffwechsel an. Zum Trinken sind Leitungs–, Quell- und natürliches Mineralwasser sowie ungesüßter Tee und verdünnte Fruchtsäfte geeignet.

3. Tierische Produkte fördern die Entstehung von Körperfett

Tierische Produkte wie Fleisch, Fisch, Milch, Eier sowie deren Produkte liefern Nährstoffe und Nahrungsenergie (Kalorien) und zählen (noch) zu den Grundnahrungsmitteln. Das sollte sich aber ändern, denn sie sind mit einer ganzen Reihe von Problemen behaftet. Tierische Nahrungsmittel tragen in den Mengen und der Qualität, in der sie heute verzehrt werden, nicht zur Gesundheit bei. Im Gegenteil: Sie fördern eine ganze Reihe von gesundheitlichen Problemen, darunter Übergewicht und viele Zivilisationskrankheiten (siehe Seite 305). Außerdem tragen die Zucht von Tieren und die Produktion tierischer Lebensmittel überdurchschnittlich stark zur Schädigung der Umwelt und somit zum Klimawandel bei. Denn die Gülle belastet die Gewässer mit Nitrat, 60 % unserer Ackerflächen werden zum Anbau von Futter für die Tiermast genutzt, der Regenwald wird für weiteren Futtermittelanbau abgeholzt, und schließlich stoßen besonders Wiederkäuer große Mengen von klimaschädlichem Kohlendioxid und Methan aus (siehe Seite 443).

Schädliche Inhaltsstoffe setzen der Gesundheit zu

Tierische Produkte enthalten meist viel Fett und sind daher oft recht kalorienreich. An den gesunden sättigenden Ballaststoffen und sekundären Pflanzenstoffen fehlt es ihnen völlig. Dafür wird beim Verzehr tierischer Lebensmittel eine ganze Reihe von problematischen Substanzen aufgenommen, allen voran Cholesterin und einige der gesättigten Fettsäuren sowie Purine, die den Weg ebnen für verschiedene Zivilisationsleiden. Außerdem entstehen krebserregende Stoffe durch den Einsatz von Nitritpökelsalz bei der Fleisch- und Wurstverarbeitung sowie beim Grillen, Braten und Räuchern. Zudem sind tierische Lebensmittel deutlich stärker mit Schadstoffen aus der Umwelt kontaminiert als pflanzliche Lebensmittel, da sie fast am Ende der Nahrungskette stehen. In Innereien sind die Konzentrationen teilweise so hoch, dass vom Verzehr abgeraten wird. Durch mangelnde Hygiene bei der Verarbeitung können Fleischprodukte außerdem mit schädlichen Mikroorganismen und deren Toxinen verunreinigt werden. Auch Schadstoffe aus tierischen Futtermitteln können in Tierprodukten vorkommen. Hier ist die Form der Tierhaltung entscheidend.

Klartext
Tierische Produkte sind durch ihren meist hohen Energiegehalt nicht zum Abnehmen geeignet. Die sättigenden Ballaststoffe fehlen, und der Wassergehalt ist gering. Außerdem sind sie gesundheitlich ungünstig, da sie vielerlei problematische Inhaltsstoffe enthalten können und meist stark verarbeitet sind, also vielerlei Zusatzstoffe enthalten.

Fleisch und Innereien – reich an schlechten Fetten und Zusatzstoffen

Rotes Fleisch stammt von Säugetieren wie Schwein, Rind, Büffel, Schaf, Ziege und Kamel. Es unterscheidet sich nicht sehr von weißem Fleisch, also Geflügel und Fisch, auch wenn diese Annahme weit verbreitet ist. Fleisch und Wurstwaren stehen bis heute im Ruf, wertvolle Nahrungsmittel zu sein. Der Verzehr nimmt weltweit stetig zu, während er in Deutschland sehr geringfügig abnimmt, da es immer mehr Vegetarier, Veganer und Flexitarier gibt.

Rotes Fleisch sowie Wurstwaren in größeren Mengen können der Gesundheit schaden. So besteht das Fett im Fleisch zu 40 bis 50 % aus gesättigten Fettsäuren, von denen einige gesundheitsschädlich sind. Außerdem wird der hohe Eisenanteil in rotem Fleisch mit einem erhöhten Herzinfarktrisiko und Krebs in Verbindung gebracht. Eisen aus Fleisch wird vom Körper schneller und in höheren Anteilen aufgenommen als Eisen aus Pflanzen – auch dann, wenn gar kein Eisenbedarf besteht. Dieser Überschuss bleibt als freies Eisen im Körper, das als sogenannte freie Radikale wirkt, reaktionsfreudige Verbindungen, die die Gefäßwände schädigen können.

Das Risiko für Dickdarmkrebs steigt

Beim Grillen und Braten sowie bei der Verarbeitung von Fleisch durch Salzen, Räuchern oder Pökeln entstehen krebserregende Stoffe, die insbesondere Dickdarmkrebs begünstigen. Aus diesem Grund wird auch offiziell ein zurückhaltender Verzehr von rotem Fleisch und Wurstwaren empfohlen, besser jedoch wäre ein komplettes Meiden.

Die Innereien von Säugetieren wie Herz, Leber, Nieren, Milz, Kutteln, Hirn, Euter und Lunge sind teilweise noch deutlich stärker mit Schadstoffen belastet und enthalten zudem auch noch mehr Purine und mehr Cholesterin als Fleisch. Die Entgiftungsorgane Leber und Nieren der Tiere speichern außerdem Schwermetalle, Industriechemikalien und Arzneimittelrückstände. Die Anreicherung nimmt mit dem Alter der Tiere zu. Ein hoher Verzehr von Geflügelfleisch erhöht das Risiko für Krebserkrankungen von Lymphe und Blut (Yu et al. 2022).

Tiermast und Fleischkonsum provozieren den Welthunger

Bei der Tiermast, also der Umwandlung von pflanzlichem Futter in Fleisch, geht deutlich mehr als die Hälfte der Nahrungsenergie und des Eiweißes verloren und verursacht somit dramatische Verluste für die Ernährung von Menschen.

Neben riesigen Weideflächen zur Haltung der Tiere wird weltweit mehr Ackerfläche zum Anbau von Tierfutter genutzt als zur Erzeugung von Nahrungsmitteln für die Menschen. Diese Verschwendung von Ressourcen trägt dazu bei, dass der Hunger in der Welt nicht beendet wird.

Außerdem verursacht die Tierhaltung etwa ein Viertel der klimaschädigenden Gase. Aus diesen Gründen wurde eine Erhöhung der Mehrwertsteuer für Fleisch vorgeschlagen und gleichzeitig eine Senkung der Mehrwertsteuer für Gemüse und Obst. Viele Menschen haben sich bereits gegen den Verzehr von Fleisch entschieden, weil die Haltung, Fütterung und Tötung von Tieren in der Massentierhaltung nicht mit ihren ethischen Anliegen vereinbar sind.

Klartext
Fleisch behindert nicht nur das Abnehmen. Auch aus gesundheitlichen, ökologischen und ethischen Gründen sollte kein Fleisch mehr verzehrt werden. Wer das Wunschgewicht erreicht hat, verspürt ein ganz neues Lebensgefühl, bei dem auch die Lust auf Fleisch deutlich nachlässt.

Fisch – mit Schadstoffen belastet

Der Verzehr von Fisch ist aus mehreren Gründen nicht gut für unsere Gesundheit und gefährdet zudem die Balance der Meeresökologie. Es ist unverantwortlich, so weiterzumachen wie bisher. Andererseits wird bis heute unbeirrt empfohlen, regelmäßig Fisch zu essen, denn Fischfleisch enthält viel Eiweiß, Jod und Selen sowie Omega-3-Fettsäuren. Im Vergleich zu rotem Fleisch weisen Fische zudem nur wenig an gesättigten Fettsäuren auf. Fettfische wie Hering, Lachs oder Makrele zeichnen sich durch einen hohen Gehalt an Vitamin A und D aus. Aus diesen Gründen werden Fische als wertvolle Lebensmittel angesehen. Doch das trügt.

Fischfleisch kann zahlreiche Krankheiten übertragen

Trotz der genannten an sich positiven Aspekte ist Fischverzehr abzulehnen, weil er zahlreiche Gesundheitsgefahren birgt. So kann Fischfleisch mit Quecksilber, Würmern, Antibiotika, Chemikalien und Mikroplastik belastet sein. Thunfisch beispielsweise enthält besonders viel Quecksilber, das zu Nervenschädigungen und neurologischen Erkrankungen führen kann. Aale aus verschmutzten Gewässern können stark mit Umweltchemikalien belastet sein. Rohe Heringe sind oft von Fadenwürmern befallen, die sich auch im menschlichen Organismus wohlfühlen und für vielerlei gesundheitliche Probleme sorgen können. Im Sushi werden regelmäßig Parasiten gefunden. Der Anisakis-Wurm infiziert Menschen über den Verzehr von larvenhaltigen Meeresfischen, die nicht oder nur ungenügend erhitzt, nur schwach mariniert oder ungenügend geräuchert wurden. Auch Seefische wie Heringe und Makrelen sind weltweit von Anisakis befallen. Neben Schwindel und Übelkeit kann ein Befall von Anisakis im Extremfall zum Darmdurchbruch führen.

Aquakulturen sind Massentierhaltung im Wasser

Etwa die Hälfte der verkauften Lachse stammen inzwischen aus Aquakulturen, die, ebenso wie Massentierhaltungen von Landtieren, ethisch unhaltbar sind. Nicht nur die engen Käfige, sondern auch die Art der Futtermittel, die teilweise aus Soja mit Zusätzen von Vitaminen bestehen, sind nicht artgerecht. Der Einsatz von Antibiotika ist bedenklich. Außerdem ist tierisches Eiweiß, ob von Fisch, Fleisch, Milch oder Eiern, in die Kritik geraten, weil es zur Belastung der Niere (siehe Seite 355) und des Säure-Basen-Haushalts (siehe Seite 353) beitragen kann.

Der industrielle Fischfang ist unverantwortlich

Viele Salzwasserfischarten sind durch extreme Überfischung so stark im Bestand reduziert, dass der industrielle Fischfang sofort eingestellt werden müsste, damit sich die Fischbestände noch erholen können. Die Menschen, die in den armen Ländern der Welt in Wassernähe wohnen und auf Fisch angewiesen sind, gefährden die Fischbestände dagegen nicht, sondern es sind die Riesenfangschiffe aus den reichen Ländern. Sie rauben nicht nur den Einwohnern dieser Länder ihre Nahrungsgrundlage, sondern fangen auch viele Meerestiere, die nicht verzehrt, aber als Beifang getötet, verarbeitet oder weggeworfen werden. Ein abschreckendes Beispiel ist der Verzehr von Haifischflossen, die den Tieren abgeschnitten werden, bevor sie wieder ins Meer geworfen werden.

Klartext
Trotz ihrer wertvollen Inhaltsstoffe ist der Verzehr von Fischen wegen ihrer zunehmenden Schadstoffbelastung problematisch und sollte daher stark eingeschränkt oder ganz eingestellt werden.

Milch – ein umstrittenes Lebensmittel

Die in der Milch enthaltenen Mineralstoffe und Vitamine können ohne Probleme durch andere Lebensmittel in ausreichender Menge zugeführt werden, sodass eine normale und sogar optimale Ernährung ohne Milch möglich und aus unserer Sicht auch besser ist. Viele Menschen konsumieren keine Milch, weil sie laktoseintolerant sind und keinen Milchzucker (Laktose) vertragen oder allergisch auf Milcheiweiß reagieren. Oder weil sie vegan leben.

Man kann sich auch ohne Milch und Milchprodukte bedarfsgerecht ernähren, mit einer Ausnahme: Vitamin B_{12} muss supplementiert werden.

Tiermilch provoziert Krankheiten

Milch von Kühen, Ziegen, Schafen, Kamelen, Pferden, Wasserbüffeln und anderen Säugetieren wird von einem großen Teil der Menschheit erst seit einigen Jahrtausenden getrunken. Zusammen mit vielerlei Milchprodukten zählt Milch (noch) zu den Grundnahrungsmitteln. Obwohl Milch (noch) das Image eines hochwertigen und gesunden Lebensmittels genießt, da es wesentlich zur Aufnahme von Calcium, Zink und Jod sowie den Vitaminen B_2 und B_{12} beiträgt, machen einige Wissenschaftler den Konsum von Kuhmilch für die Entstehung von vielerlei Erkrankungen verantwortlich. Dazu zählen Atemwegsprobleme mit einer vermehrten Schleimbildung, Akne, eine Übersäuerung des Körpers, Arterienverkalkung, Adipositas, Diabetes und Prostatakrebs.

Denn Milch gilt nicht nur als Nahrungsmittel, sondern auch als ein hormonelles Signalsystem. Dabei spielt der Protein-Enzym-Komplex mTORC1 eine zentrale Rolle, der den Auf- und Abbau von Körperzellen sowie Alterungsprozesse reguliert. Eine dauerhaft überhöhte mTORC1-Aktivität begünstigt wahrscheinlich Alterungsprozesse und die Entstehung bestimmter Zivilisationskrankheiten (Melnik et al. 2021). Das Deutsche Krebsforschungszentrum (DKFZ) erforscht die »Bovine Milk and Meat Factors«, eine neu entdeckte Klasse von Erregern, die bei der Krebsentstehung eine Rolle spielen könnten.

Die meisten Menschen können Milchzucker nicht verdauen

Die Milch aller Säugetiere – auch des Menschen – ist an die Bedürfnisse der Säuglinge ihrer Art bestens angepasst, um ein optimales Wachstum des Nachwuchses zu gewährleisten. Kuhmilch enthält zwar etwa die gleiche Fettmenge wie Muttermilch, hat aber einen um das Dreifache höheren Anteil an Eiweiß und Mineralstoffen und bedient damit den Bedarf eines Kälbchens und nicht eines Menschenkindes. Außerdem weicht die Zusammensetzung der verschiedenen Eiweiße und Kohlenhydrate deutlich voneinander ab. Nach dem Abstillen brauchen weder Tiere noch Menschen Milch oder Milchprodukte für ihre Ernährung. Ernährungsphysiologisch ist der erwachsene Mensch nur schlecht für den Verzehr von Milchprodukten gerüstet. Denn das für den Abbau des Milchzuckers (Laktose) benötigte Enzym Laktase wird bei einem Großteil der Menschheit nach dem Säuglingsalter nicht mehr gebildet. Bei 75 bis 80 % der Weltbevölkerung stellt sich nach dem Säuglingsalter eine Milchzuckerunverträglichkeit (Laktoseintoleranz) ein. Lediglich bei Menschen kaukasischer Abstammung (meist Europäer) hat sich eine Genveränderung durchgesetzt, die es dem größten Teil der erwachsenen Menschen ermöglicht, den Milchzucker aufzuspalten.

Klartext
Milch und Milchprodukte helfen nicht beim Abnehmen, sondern erschweren es – wie alle anderen tierischen Nahrungsmittel auch. Ist die Umstellung auf eine vollwertige pflanzliche Ernährung gelungen und das Wunschgewicht erreicht, nimmt auch das Verlangen nach Milch und Käse immer weiter ab.

Eier – problematische Cholesterin-Booster

Eier waren für den Menschen schon immer leicht zu erbeuten oder zu erwerben und haben sich daher zu einem Grundnahrungsmittel entwickelt. Aber sie sind aus verschiedenen Gründen immer wieder in die Kritik geraten. So wird der Verzehr von Eiern mit Prostatakrebs, Herzkranzgefäßerkrankungen und generell mit Entzündungsprozessen in Verbindung gebracht. Eigelb enthält viel Cholesterin, und ein erhöhter Verzehr von Eiern wird mit einem erhöhten Risiko für Herz-Kreislauf-Erkrankungen und mit einer erhöhten Sterblichkeit in Verbindung gebracht (Zhong et al. 2019; Zhao et al. 2022). Auch das hochwertige Eiweiß der Eier ist problematisch, denn die schwefelhaltigen Aminosäuren belasten unter anderem das Säure-Basen-Gleichgewicht im Körper. Im rohen Eiklar befindet sich außerdem das Glykoprotein Avidin. Es reduziert die Verfügbarkeit von Biotin, das wichtige Aufgaben im Stoffwechsel erfüllt. Avidin wird durch Erhitzen inaktiviert, aber in Mayonnaisen und Desserts aus frischen Eiern bleibt es erhalten.

Im Hühnerei lauern gesundheitliche Gefahren

Zu den häufigsten Lebensmittelverunreinigungen gehört der Befall von Eiern mit Salmonellen, die von Hühnern über das Futter und das Trinkwasser aufgenommen und dann über die Eierstöcke auf das Ei übertragen werden. Auch der Kot eines infizierten Tieres, der auf der Schale haften bleibt, kann Salmonellen auf das Ei übertragen. Der Mensch steckt sich über den Kontakt mit der kontaminierten Eierschale oder über den Verzehr von rohen Eiern an. Salmonellen können sich explosionsartig vermehren und zu einer schweren Durchfallerkrankung führen. Zusätzlich werden dem Hühnerfutter Medikamente und andere Zusätze beigemischt, damit sie mehr Eier legen. So entstehen antibiotikaresistente Bakterien, die im Krankheitsfall nicht erfolgreich behandelt werden können.

Auch das Tierwohl wird missachtet. So ist das Stutzen des Schnabels ohne Betäubung bei den Küken heute Routine in der Massentierhaltung. Dadurch wird verhindert, dass sich die Tiere gegenseitig verletzen, da ihnen das natürliche Picken verwehrt ist. Ob das für die Tiere schmerzhaft ist, bleibt umstritten. Weil männliche Küken später keine Eier legen können, werden sie vergast oder geschreddert – und zwar in großer Anzahl: Allein in Deutschland sind es jährlich 45 Millionen! Auch die Boden- und Freilandhaltung für Hühner ist nicht artgerecht, die Aufzucht also ethisch problematisch.

Klartext

Auch Eier erschweren wie alle tierischen Produkte das Abnehmen. Außerdem sind sie aus gesundheitlichen, ökologischen und ethischen Gründen nicht »das Gelbe vom Ei«. Wer im Rahmen einer pflanzlichen Ernährung den Verzehr von Eiern meidet, hat bald kein Verlangen mehr danach.

X.
Die Bedeutung der Nährstoffe für eine gesunde Gewichtsabnahme

»Der Mensch ist, was er isst.«

Paracelsus, Schweizer Arzt (1493–1541)

Um gesund abzunehmen, müssen wir alle Nährstoffe, die der Körper braucht, in bedarfsgerechter Menge mit der Nahrung aufnehmen. Das gelingt bestens mit einer vollwertigen pflanzlichen Kost – bis auf Vitamin B_{12}, das supplementiert werden muss (siehe Seite 26).

Zu den Nährstoffen zählt eine Vielzahl an organischen und anorganischen Stoffen, die für den Stoffwechsel im Körper lebenswichtig sind. Dabei werden die Makro- oder Hauptnährstoffe – also Eiweiß, Fette und Kohlenhydrate – von den Mikronährstoffen unterschieden, zu denen Mineralstoffe und Vitamine zählen. Die essenziellen (lebensnotwendigen) Nährstoffe müssen mit der Nahrung aufgenommen werden, andere kann der Körper selbst herstellen.

Außerdem liefern die Lebensmittel eine Vielzahl an Stoffen, die nicht zu den Nährstoffen gezählt werden, die aber dennoch wichtige Funktionen im Körper ausüben. Dazu gehören die Ballaststoffe und die sekundären Pflanzenstoffe. Beide sind für die Gesundheit und insbesondere die Widerstandskraft des Körpers so entscheidend, dass sie eigentlich zu den Nährstoffen gezählt werden sollten. Als Kompromiss werden sie mittlerweile als semiessenzielle Nährstoffe bezeichnet.

I. Eiweiß – Körperbaustoff und Sattmacher

Eiweiß oder Protein ist die Grundsubstanz unseres Körpers. Es besteht aus 20 verschiedenen Aminosäuren, von denen acht mit der Nahrung zugeführt werden müssen, da sie essenziell, also unentbehrlich und somit lebenswichtig sind. Die zwölf nicht essenziellen Aminosäuren sind allerdings trotzdem lebenswichtig. Der Körper kann sie aber durch Umwandlung anderer Aminosäuren selbst herstellen. Viele Substanzen im Körper, die ganz unterschiedliche Funktionen haben, bestehen aus Eiweiß, unter anderem:

- **Antikörper** zur Abwehr von Krankheiten
- **Blutgerinnungsfaktoren** (stocken das Blut)
- **Enzyme** als Steuerungselemente im Stoffwechsel
- **Hormone** wie Insulin
- **Keratine** als Struktureiweiß von Haaren und Nägeln
- **Kollagene** als Struktureiweiß von Haut, Bindegewebe und Knochen
- **Transportmoleküle** für Nährstoffe und andere Substanzen
- **Energienotreserve,** falls es an Kohlenhydraten und Fetten mangelt

Der Eiweißbedarf ist individuell verschieden

Der Mindestbedarf an Eiweiß liegt zwischen 0,40 und 0,65 Gramm pro Kilogramm Körpergewicht und Tag (g/kg Körpergewicht/Tag). Wenn individuelle Schwankungen und eine etwaige verminderte Verdaulichkeit durch Krankheit oder Alter berücksichtigt werden, erhöht sich dieser Wert auf 0,80 g/kg Körpergewicht/Tag. Damit ergibt sich im Schnitt ein Tagesbedarf von 50 Gramm für **Frauen** und 60 Gramm für **Männer**.

Bei **Senioren** ab 65 Jahren hat sich eine etwas erhöhte Eiweißzufuhr als günstig erwiesen, um die Muskel- und Knochenmasse zu erhalten. Ihnen wird daher eine Tagesration von 65 Gramm Eiweiß empfohlen. **Schwangere und Stillende** sollten ab dem 2. Trimester 55 g/Tag und ab dem 3. Trimester bis 70 g/Tag aufnehmen. Für **Ausdauersportler** wird eine Menge von 1,0 g/kg Körpergewicht/Tag empfohlen. **Kraftsportler** benötigen in der Phase des Muskelaufbaus größere Mengen, die über die höhere Nahrungsmenge abgedeckt werden können.

Die tatsächliche Eiweißzufuhr liegt in Deutschland allerdings höher, nämlich bei durchschnittlich 0,9 g/kg Körpergewicht/Tag bei Frauen und bei 1,0 g bei Männern. Junge Männer nehmen sogar 1,2 g/kg auf, also mehr als ausreichend.

Pflanzliche Lebensmittel sind eiweißreich

Etwa 15 % der Nahrungsenergie, die wir aufnehmen, wird von Eiweiß bereitgestellt. Im Vergleich dazu liegt bei einer Low-Carb-Ernährung der Eiweißanteil bei bis zu 25 %. Noch höhere Werte lassen sich nur mit Lupinen und Sojabohnen oder Eiweißpräparaten erreichen, denn diese typischen Eiweißlieferanten enthalten 36 bis 37 % Eiweiß (Tabelle 26). Durch die Wasseraufnahme beim Erhitzen von Lebensmitteln verringern sich die Eiweißgehalte besonders bei den Hülsenfrüchten und Getreiden, sodass wir tatsächlich weniger verzehren.

Tabelle 26: *Pflanzliche Lebensmittel mit hohem Eiweißgehalt*

Lebensmittel	**%**
Sojabohnen	37
Lupinen	36
Erdnüsse	25
Erbsen	25
Kürbiskerne	24
Linsen	23
Bohnen	21
Cashewkerne	20
Mandeln	20
Walnüsse	14
Dinkel	14
Haferflocken	13

Zum Vergleich die Eiweißgehalte tierischer Produkte:	**%**
Fleisch	16–22
Fisch	16–20
Eier	13
Milch	3,5
Käse	5–30

Bei einer zu geringen Energiezufuhr, wenn es also der Nahrung an Kohlenhydraten und Fetten mangelt, wird ein Teil des Energiebedarfs aus dem Nahrungseiweiß oder – im Extremfall – aus den Muskeln des Körpers gedeckt. Die Energieträger, Fette und Kohlenhydrate, sorgen also dafür, dass Eiweiß aus dem Körper nicht zur Energiegewinnung verwendet wird.

Eiweißreiche Lebensmittel sind besonders säurebildend und fördern die Ausscheidung von Calcium, wodurch sich das Risiko für Osteoporose erhöht. Bisher gibt es noch keine offiziellen Angaben für eine Obergrenze bei der Eiweißzufuhr, von einem Anteil über 25 % der Nahrungsenergie wird aber abgeraten.

Tierisches Eiweiß übersäuert den Körper

Eine erhöhte Eiweißzufuhr aus tierischen Produkten bringt auch die höhere Aufnahme einer Reihe von Nahrungsbestandteilen mit sich, die als Krankheitsverursacher gelten, wie Cholesterin und Purine. Verarbeitete tierische Nahrungsmittel enthalten meist viel Phosphat und Sulfat, die Phosphorsäure und Salzsäure bilden können und so eine latente Übersäuerung des Körpers (siehe Seite 204) fördern, die Krankheiten zur Folge haben kann. Aus diesem Grund ist eine zu hohe Eiweißzufuhr bei Erwachsenen, die nicht mehr wachsen und keine Muskeln mehr aufbauen, ungünstig.

Pflanzliches Eiweiß reduziert Krankheitsrisiken

Der Ersatz von rotem Fleisch durch Hülsenfrüchte, die kein Cholesterin enthalten, senkt das Risiko für Herzerkrankungen. Der Ersatz durch Fisch, der cholesterinärmer als Fleisch ist, bewirkt dies dagegen nicht. Die erhöhte Zufuhr von Ballaststoffen und sekundären Pflanzenstoffen bei pflanzlicher Ernährung ist an dieser Risikosenkung beteiligt. Zusammenfassend lässt sich sagen, dass der Ersatz von tierischem Eiweiß durch pflanzliches Eiweiß die Blutfettwerte, die Insulinresistenz und den Blutdruck verbessert, außerdem das Risiko senkt, an Krebs und Herzerkrankungen zu sterben, sowie die Gewichtsabnahme unterstützt.

Klartext
Eiweiß aus Pflanzen trägt zum Abnehmen bei und ist ohnehin die bessere Wahl. Denn es enthält gesundheitsfördernde Substanzen, während »Krankmacher« wie Cholesterin darin gar nicht vorkommen.

Die biologische Wertigkeit lässt sich erhöhen

Die Qualität von Eiweiß in einem Lebensmittel ist umso hochwertiger, je mehr körpereigenes Eiweiß unser Körper daraus bilden kann. Diese Messgröße wird als biologische Wertigkeit bezeichnet. Als Referenzwert dient das Eiweiß im Vollei, also im kompletten Ei, dessen biologische Wertigkeit als 100 definiert ist. Für eine hohe biologische Wertigkeit ist der Gehalt an essenziellen Aminosäuren entscheidend. Je ähnlicher die Zusammensetzung der Aminosäuren dem jeweiligen Bedarf unseres Körpers an essenziellen Aminosäuren entspricht, desto höher ist die biologische Wertigkeit und desto weniger Nahrungseiweiß wird benötigt, um den Bedarf zu decken. Eiweiß von tierischen Nahrungsmitteln hat im Durchschnitt eine etwas höhere biologische Wertigkeit als Eiweiß aus Pflanzen (Tabelle 27).

Tabelle 27: *Biologische Wertigkeit (BW) der Eiweiße und Eiweißgehalte verschiedener Lebensmittel*

Tierische Produkte		
Lebensmittel	**BW**	**Eiweiß (%)**
Hühnerei	100	13
Schweinefleisch	85	20
Rindfleisch	80	20
Geflügel	80	18
Kuhmilch	72	3,3

Pflanzliche Produkte		
Lebensmittel	**BW**	**Eiweiß (%)**
Soja	81	38
Roggen	78	11
Kartoffeln	76	2
Bohnen	72	21
Mais	72	10
Reis	66	7
Hafer	60	14
Weizen	59	14

Die Eiweißqualität lässt sich aufwerten

Bei gleichzeitigem Verzehr verschiedener Lebensmittel kann die biologische Wertigkeit von Eiweiß durch sogenannte Aufwertungseffekte erheblich gesteigert werden. So verbessert eine Mischung von Getreide und Hülsenfrüchten (Leguminosen) die Eiweißqualität. Wer zu gleichen Teilen Bohnen (BW = 72) und Mais (BW = 72) verzehrt, erhöht die biologische Wertigkeit auf 100. Zu diesen Aufwertungseffekten kommt es natürlicherweise bei traditionellen Gerichten. Beispiele dafür sind Linsen und Spaghetti in Portugal, Bohnen mit Mais- oder Weizentortillas in Lateinamerika, Falafel (Kichererbsen) mit Fladenbrot im Nahen Osten, Reis mit Dal (Linsensauce) in Indien oder Linsen mit Spätzle in Schwaben. Die zu kombinierenden Lebensmittel müssen dabei allerdings nicht in derselben Mahlzeit verzehrt werden, sondern können auch über den Tag verteilt gegessen werden.

Die biologische Wertigkeit spielt bei uns keine große Rolle, weil wir ausreichend mit Eiweiß versorgt sind. Nierenpatienten müssen allerdings darauf achten, denn sie dürfen nur wenig Eiweiß essen. Wichtig zu wissen ist auch, dass zur Produktion von tierischem Eiweiß, also Fleisch, Milch und Eiern, ein Vielfaches an pflanzlichem Eiweiß, also Tierfutter, erforderlich ist. Dieser Umwandlungsprozess – die sogenannte Veredelung – benötigt viel Energie und Rohstoffe und beeinträchtigt die Umwelt. Sie hat zudem nachteilige Effekte für die Menschen in den armen Ländern des Südens. Denn oftmals werden für gewinnbringende Devisen die Futtermittel auf Flächen angebaut, die dann nicht mehr für die Ernährung der Einheimischen zur Verfügung stehen (siehe Seite 395).

Klartext

Pflanzliches Eiweiß hat trotz der etwas geringeren biologischen Wertigkeit eine bessere Wirkung beim Abnehmen als tierisches Eiweiß.

Eiweißbrot – nichts als ein Werbeknüller

Der heute populäre Trend der Low-Carb-Ernährung veranlasste Lebensmittelindustrie und -handwerk dazu, spezielle Produkte zu entwickeln, die dieser angeblich gesunden Ernährungsweise entsprechen. Die Werbung dafür hat inzwischen viele davon überzeugt, dass Low-Carb-Produkte tatsächlich die Gesundheit fördern. Dem ist aber nicht so. Eine Low-Carb-Diät wurde ursprünglich für Diabetiker erfunden und hat sich allein für diese Zielgruppe bewährt. Denn wenn abends eher Eiweiß als Kohlenhydrate aufgenommen wird, ist es günstiger für den Insulinspiegel und den Fettabbau über Nacht. Nun sind aber 90 % unserer Bevölkerung nicht von Diabetes betroffen und folgen diesem Trend oft unbedacht, ähnlich wie es bei der Laktoseintoleranz und der Glutenunverträglichkeit der Fall ist.

Ein populäres Produkt bei der Low-Carb-Ernährung ist Eiweißbrot, das neben Gesundheit auch Erfolg beim Abnehmen verspricht. Allerdings trifft es schlichtweg nicht zu, dass normales Brot ein Dickmacher ist. Eiweißbrot enthält sogar mehr Kalorien als normales Brot (Tabelle 28).

Tabelle 28: *Gehalte an Energie und Nährstoffen von Mischbrot und Eiweißbrot*

Je 100g Brot	kcal	Eiweiß	Kohlenhydrate	Fett	Ballaststoffe
normales Mischbrot	215	7	45	1	7
Eiweißbrot	270	33	2	13	7

Manche Eiweißbrote enthalten kein Mehl, sondern werden aus Weizenkleie, Magerquark, geschroteten Leinsamen, gemahlenen Mandeln, Eiern und einem Eiweißpräparat hergestellt. Ein hoher Eiweißgehalt mag vielleicht für professionelle Kraftsportler geeignet sein, die für ihren Muskelaufbau mehr Eiweiß benötigen. Aber offensichtlich erbringen sie auch ohne Spezialbrote die gleiche Leistung. Für Durchschnittsbürger sind diese Brote eher problematisch, weil sie sich aufgrund des höheren Kaloriengehaltes nicht zum Abnehmen eignen. Dafür belastet der hohe Eiweißgehalt die Nieren und den Geldbeutel. In den Wohlstandsgesellschaften wird im Durchschnitt ohnehin schon zu viel Eiweiß aufgenommen, deshalb ist normales Roggen- oder Dinkelbrot die beste Wahl, auch für die Gesundheit.

Klartext
Eiweißbrote enthalten mehr Kalorien als Vollkornbrote, daher sind Eiweißbrote nicht zum Abnehmen geeignet.

2. Fett – Energiereserve, Appetitstimulator, Gesundheitswächter

Fette bestehen überwiegend aus Glycerin, das mit drei Fettsäuren verbunden ist. Die Lage und Anzahl der reaktionsfähigen Doppelbindungen bestimmen die gesundheitliche Wirkung der Fettsäuren im Körper.

Fette sind der wichtigste Energiespeicher des Körpers. Mit 9 Kalorien pro Gramm (kcal/g) liegt ihr Energiegehalt mehr als doppelt so hoch wie bei Kohlenhydraten und Eiweiß mit jeweils 4 kcal/g. Bei tierischen Produkten finden sich Fette vor allem in Wurstwaren, Milchprodukten und Eiern, bei Pflanzen in Samen, Nüssen und Früchten.

In Deutschland liegt die Fettzufuhr mit 35 bis 45 % der Gesamtenergiezufuhr viel zu hoch und weicht deutlich von den empfohlenen 25 bis 30 % ab. Eine moderate Fettzufuhr von etwa 20 bis 25 % hat sich langfristig als am günstigsten erwiesen.

Der Einfluss der Fette auf die Gesundheit hängt von ihrer Qualität ab sowie vom Zusammenspiel mit anderen Nährstoffen. So verringert eine fettarme, kohlenhydratreiche Kost mit Schwerpunkt auf Gemüse, Obst und Getreide das Risiko für Brustkrebsmortalität, Herzkrankheiten und die Entwicklung eines insulinpflichtigen Diabetes sowie natürlich auch für Übergewicht. Das liegt auch an der höheren Ballaststoffaufnahme, die dazu führt, dass sich die mit Brustkrebs assoziierten Hormone verringern. Gleichzeitig verbessern sich die Blutwerte vom »schlechten« LDL-Cholesterin sowie von Blutzucker und Insulin. Auch der Blutdruck normalisiert sich.

Linol- und Arachidonsäure – nur in Maßen gesund

Unabhängig von der Fettmenge wird empfohlen, nur gesunde Fette zu verwenden, also möglichst zu pflanzlichen Lebensmitteln zu greifen. Aber auch hier müssen wir aufpassen. So ist die auch in pflanzlichen Lebensmitteln vorkommende ungesättigte Omega-6-Fettsäure Linolsäure problematisch. Sie ist zwar essenziell, weil der Körper sie nicht selbst herstellen kann, aber die daraus gebildete Arachidonsäure begünstigt Entzündungsreaktionen im Körper (siehe Kasten).

Arachidonsäure fördert Krankheiten

Die Arachidonsäure findet sich besonders in tierischen Produkten, in Pflanzen kommt sie nur in geringen Mengen vor und in Pflanzenölen nur in Spuren. Sie gilt als entzündungs- und damit krankheitsfördernd. Und da entzündungsfördernde Stoffe auch das Abnehmen blockieren, sollte weitestgehend darauf verzichtet werden. Bei entzündlichen Autoimmunerkrankungen wie Multipler Sklerose (MS) oder Rheuma hilft oft eine Ernährung, die arm an Arachidonsäure ist. Auch die entzündliche Darmkrankheit Colitis ulcerosa trifft vermehrt Menschen, die viel Linolsäure – die Ausgangssubstanz von Arachidonsäure – zu sich nehmen. Außerdem kann eine zuckerreiche Ernährung dazu führen, dass es zu einer verstärkten, hormonell gesteuerten Einschleusung der Arachidonsäure in die Zellen kommt, was die Krankheitsrisiken weiter erhöht. Fleisch, Innereien und tierische Fette mit ihrem hohen Gehalt an Arachidonsäure sollten daher möglichst ganz gemieden werden. Pflanzliche Lebensmittel dagegen enthalten keine Arachidonsäure und können in beliebiger Menge verzehrt werden. Der negative Effekt der Arachidonsäure auf uns Menschen ist ein weiterer Hinweis darauf, dass wir eigentlich Pflanzenesser sind.

Besonders reich an Linolsäure sind die oft verwendeten Öle aus Disteln, Hanf, Soja, Weizen- und Maiskeimen sowie Sonnenblumen (Tabelle 29). In größeren Mengen stören Omega-6-Fettsäuren das Gleichgewicht zwischen Omega-3- und Omega-6-Fettsäuren im Körper und führen zur Bildung des »gefährlichen« LDL-Cholesterins, das Arteriosklerose, Schlaganfall und Herzinfarkt fördert. Zudem regen sie den Appetit an.

Tabelle 29: *Gehalt von Linolsäure in pflanzlichen Ölen*

Öl	Linolsäure (%)
Traubenkernöl	58–78
Distelöl, Safloröl	55–81
Walnussöl	55–64
Hanföl	50–52
Sojaöl	49–57
Baumwollsaatöl	45–58
Weizenkeimöl	40–55
Maiskeimöl	34–62
Sonnenblumenöl	20–75
Kürbiskernöl	18–63
Rapsöl	18–30
Leinöl	12–18
Olivenöl	3–20

Omega-3-Fettsäuren stärken die Gesundheit

Eines der gesunden Fette ist die ungesättigte Omega-3-Fettsäure Alpha-Linolensäure, die der Körper nicht selbst herstellen kann. Sie kommt ursprünglich in pflanzlichen Samen (Leinsamen, Chiasamen) und Nüssen (Walnüsse) vor, vor allem in deren Ölen (Tabelle 30).

Tabelle 30: *Gehalt von Alpha-Linolensäure in pflanzlichen Ölen*

Öl	Alpha-Linolensäure (%)
Leinöl	63
Chiaöl	60
Perillaöl	36
Hanföl	28
Walnussöl	15
Rapsöl	10
Sojaöl	7
Sonnenblumenöl	0,3

Die Alpha-Linolensäure ist die Ausgangssubstanz für die beiden ebenfalls gesunden langkettigen, mehrfach ungesättigten Omega-3-Fettsäuren Docosahexaensäure (DHA) und Eicosapentaensäure (EPA), die für Menschen essenziell sind. Sie sind in fetten Kaltwasserfischen (Lachs, Hering) sowie in Fleisch und Milch enthalten, vor allem wenn die Rinder mit Gras und Tierfutter wie Fischmehl, Fischöl und Tran gefüttert wurden. So gelangen sie schließlich auch in die Nahrung des Menschen. In Pflanzen finden sie sich nur in Algen, aus denen sie auch die Fische aufnehmen.

Der Mensch kann EPA und DHA geringfügig aus der essenziellen Alpha-Linolensäure herstellen. Die Umwandlungsraten liegen bei 1 bis 10 % für EPA und bei 0,5 bis 2 % für DHA. Um die empfohlene Menge von zusammen 250 bis 500 Milligramm EPA und DHA pro Tag zu erreichen, müssen Vegetarier und Veganer täglich mindestens 1200 Milligramm Alpha-Linolensäure aufnehmen (Tabelle 31).

Auch wenn Algenöl als Nahrungsergänzung eingenommen wird, sollte der Verzehr von den genannten Alpha-Linolensäure-haltigen Lebensmitteln trotzdem beibehalten werden, weil dadurch die Umwandlung von Linolsäure in die entzündungsfördernde Arachidonsäure reduziert wird.

Tabelle 31: *Quellen für Alpha-Linolensäure, die den Tagesbedarf von 1200 Milligramm decken*

Produkt	Anteil %	Zufuhr g	Esslöffel 10–15 ml
Leinsamen	20	60	5
Chiasamen	18	67	5
Walnüsse	8	150	12

Der Schutz von Omega-3-Fettsäuren vor Krankheiten ist belegt

Omega-3-Fettsäuren weisen eine beeindruckende Vielzahl von positiven Wirkungen auf. Sie bilden antientzündliche Botenstoffe, unterbinden gleichzeitig die Produktion von entzündungsfördernden Botenstoffen und wirken dadurch schmerzlindernd. Des Weiteren verhindern sie eine Verklumpung der Blutplättchen, sodass das Risiko für einen Schlaganfall reduziert wird. Außerdem senken sie den Blutdruck, weil sie die Blutgefäße erweitern, und hemmen erfreulicherweise den Appetit.

Die Omega-3-Fettsäuren EPA und DHA unterstützen zusätzlich die Funktionen unserer Organe, besonders von Gehirn, Herz und Augen. Sie sind außerdem für zelluläre Reparaturprozesse unerlässlich.

Eine niedrige Zufuhr und niedrige Blutspiegel von Omega-3-Fettsäuren sind mit einem erhöhten Risiko für Herz-Kreislauf-Erkrankungen und entzündungsassoziierte Erkrankungen wie Allergien, rheumatische Erkrankungen, Schilddrüsenkrankheiten und Zahnfleischentzündungen (Parodontitis) assoziiert. Ein Mangel erhöht außerdem das Risiko für neurologische Störungen wie Schizophrenie, Alzheimer, Depressionen und dem Aufmerksamkeitsdefizit- bzw. Hyperaktivitätssyndrom (ADHS).

Vitamin E verhindert Zellschäden

Eine überhöhte Zufuhr von langkettigen Omega-3-Fettsäuren, insbesondere über Nahrungsergänzungsmittel, sollte jedoch vermieden werden, da sich so die Neigung zu Blutungen erhöht und die Abwehrkraft der weißen Blutkörperchen und damit des Immunsystems geschwächt wird. Eine Gesamtzufuhr von EPA und DHA in Höhe von 5 Gramm pro Tag gilt aber als unbedenklich. Diese Mengen werden mit dem Verzehr von 200 Gramm Lachs, 500 Gramm Forelle, bestimmten Mikroalgen oder auch mithilfe von Nahrungsergänzungsmitteln erreicht. Letztere enthalten zwischen 130 und 1190 Milligramm DHA und zwischen 200 und 630 Milligramm EPA, sodass eine Menge von bis zu 2 Gramm erreicht werden kann. Aber Vorsicht, denn mehrfach ungesättigte Fettsäuren sind leicht oxidierbar und können so Membranen und Zellen schädigen. Deshalb sollte gleichzeitig ausreichend Vitamin E aufgenommen werden, weil es als Antioxidans wirkt. Übrigens, da aus der pflanzlichen Alpha-Linolensäure nur in sehr kleinen Mengen EPA und DHA gebildet werden, besteht hier keine Gefahr der Überversorgung.

Das Verhältnis von Omega-3- zu Omega-6-Fettsäuren muss stimmen

Omega-6- und Omega-3-Fettsäuren sind Gegenspieler. Omega-6-Fettsäuren verengen die Blutgefäße, fördern die Blutgerinnung sowie chronische Entzündungen und tragen außerdem zur Gewichtszunahme bei. Dadurch haben die Omega-6-Fettsäuren ihren einstmals guten Ruf eingebüßt. Omega-3-Fettsäuren dagegen erweitern die Gefäße, verbessern die Fließeigenschaften von

Blut, hemmen Entzündungen und drosseln den Appetit. Das Verhältnis der Omega-6-Fettsäure Linolsäure zu der Omega-3-Fettsäure Alpha-Linolensäure in unserer Kost sollte unter 5:1 liegen, am besten bei 1:1. Bei der heute meist üblichen Ernährung liegt das Verhältnis allerdings bei 15:1, teilweise sogar bei 30:1! Dieses Verhältnis ist also ein Indikator der gesundheitlichen Qualität eines fetthaltigen Lebensmittels (Tabelle 32).

Tabelle 32: *Das Verhältnis von Linolsäure zu Alpha-Linolensäure in Fleisch, Fisch und Pflanzenölen*

Produkt	**Verhältnis**
Wildfleisch	2:1
Mastfleisch	15:1
Wildfisch	3:1
Zuchtfisch	5:1
Distelöl	150:1
Sonnenblumenöl	120:1
Maiskeimöl	50:1
Olivenöl	8:1
Sojaöl	6:1
Walnussöl	6:1
Hanföl	3:1
Rapsöl	2:1
Leinöl	1:4
Durchschnittskost	15:1
Empfehlung	5:1

Pflanzliche Quellen für die langkettigen Omega-3-Fettsäuren EPA und DHA sind bestimmte maritime Mikroalgen (zum Beispiel Schizochytrium sp.), die heute immer häufiger als Nahrungsergänzungsmittel in Form von Kapseln oder auch als Lein- oder Olivenöle angeboten werden, die mit EPA und DHA angereichert sind. Übrigens, EPA und DHA sind auch in der Muttermilch enthalten.

Gesättigte Fette und Transfettsäuren sind schädlich

Die Diskussion um die Vor- und Nachteile der gesättigten Fettsäuren ist noch nicht beendet (siehe Seite 42). Klar ist heute aber, dass einige **gesättigte Fettsäuren** unter anderem das Cholesterin anheben und das Risiko für Herzinfarkt, Diabetes und Krebs erhöhen. Außerdem können sie zur vermehrten Ansammlung von Körperfett führen. Deshalb muss zwischen den verschiedenen gesättigten Fettsäuren unterschieden werden. So fördern zwei sehr langkettige Vertreter, die Palmitinsäure und die Stearinsäure, nachgewiesenermaßen das Herzinfarktrisiko. Sie sind zu 30 % respektive 10 % in Milchfett enthalten.

Transfettsäuren sind ungesättigte Fettsäuren, die natürlicherweise in eher geringen Mengen in Lebensmitteln vorkommen, insbesondere in fetthaltigen Milchprodukten, wo sie 3 bis 6 % des Gesamtgehalts an Fettsäuren ausmachen, sowie im Fleisch von Wiederkäuern wie Lamm, Hammel und Rind.

Größere Mengen entstehen bei der industriellen Fetthärtung. Sie finden sich in teilgehärteten Fetten wie Margarine, die aus gehärteten Pflanzenölen besteht. Auch in frittierten Produkten wie Pommes frites und Chips sowie in Keksen, Crackern und anderen Backwaren sind sie enthalten. Die tägliche Fettzufuhr sollte aus nicht mehr als 1 % Transfettsäuren bestehen. Viele Backwaren liegen jedoch deutlich über diesem Grenzwert.

Transfettsäuren können beim Frittieren entstehen, wenn Öle und Fette mehrfach auf hohe Temperaturen erhitzt werden. Welche Menge dabei entsteht, ist abhängig von Temperatur, Erhitzungsdauer und Zusammensetzung des Fetts sowie vom Material, aus dem die Fritteuse besteht. Besonders bei Pommes und Co. sind diese Aspekte entscheidend.

Aufgrund verbesserter Techniken liegen die Gehalte an Transfettsäuren in den meisten Speisefetten inzwischen unter 2 %. Einige Produkte, bei deren Herstellung gehärtete Fette eingesetzt werden, weisen jedoch erhebliche Schwankungsbreiten auf. So liegen die Anteile der Transfettsäuren am Gesamtfett für frittierte Kartoffelprodukte bei 0,1 bis 15 %, für Backwaren bei 0,1 bis 33 % und für Süßwaren bei 0 bis 38 %.

Für Transfettsäuren sind ausschließlich und eindeutig negative Auswirkungen auf den Stoffwechsel belegt. So erhöht eine hohe Zufuhr von Transfettsäuren das Risiko für eine Fettstoffwechselstörung, bei der die Konzentrationen an Triglyceriden, Gesamtcholesterin sowie »schlechtem«

LDL-Cholesterin erhöht und die Werte des »guten« HDL-Cholesterins im Blut erniedrigt sind. Das Risiko für eine koronare Herzkrankheit steigt bei einer erhöhten Zufuhr von Transfettsäuren folglich an. Auch ein erhöhtes Krebsrisiko wird vermutet.

Klartext
Beim Abnehmen sollte die Zufuhr an Fett eher unter den empfohlenen 25 % der Energiezufuhr liegen, da Fett den Appetit anregt. Die wichtigsten pflanzlichen Fette sind Öle aus Leinsamen, Raps und Walnüssen. Veganer können von DHA-angereichertem Pflanzenöl profitieren. Transfettsäuren sollten gemieden werden.

3. Kohlenhydrate – primäre Energiequelle des Körpers

Kohlenhydrate waren im Lauf der Evolution des Menschen schon immer die bevorzugte Energiequelle, da sie für den Körper leicht verwertbar sind. In pflanzlichen Lebensmitteln sind sie teilweise in hoher Konzentration enthalten. Zu den Kohlenhydraten zählen die verschiedenen Formen des Zuckers wie Traubenzucker (Glukose), Fruchtzucker (Fruktose), Haushaltszucker (Saccharose), Milchzucker (Laktose) sowie Stärke und Cellulose.

Die wichtigste Aufgabe der Kohlenhydrate im Organismus ist die Energieversorgung des Körpers. Kohlenhydrate finden sich daher in jeder Zelle des Körpers und haben vielerlei weitere Funktionen. So halten sie den Wasser- und Elektrolythaushalt aufrecht, sind wichtiger Bestandteil von Blutsubstanzen, Schleimstoffen und Gerinnungshemmern, schützen Knochen und Bindegewebe und sind außerdem an Abwehrreaktionen des Körpers beteiligt.

Für fast alle Körperzellen ist Traubenzucker die primäre Energiequelle.

Das Gehirn benötigt täglich etwa 140 Gramm davon. Bei einem Mangel am Kohlenhydrat Traubenzucker, im Hungerzustand also, kann es Ketonkörper als Energiequelle nutzen, die bei kohlenhydratarmer Ernährung aus Fett gewonnen werden. Ketogene Diäten, die den kompletten Verzicht auf Kohlenhydrate propagieren, um Körperfett abzubauen, nutzen diese Notlösung des Körpers auf Dauer. Sie sind aber langfristig wegen verschiedener Gesundheitsrisiken nicht zu empfehlen.

Kohlenhydrate, Fett und Eiweiß – auf die Kombi kommt es an

Der Energiebedarf der einzelnen Organe ist sehr unterschiedlich und wird am besten durch langkettige, sogenannte komplexe Kohlenhydrate gedeckt, die zunächst vom Körper in einzelne Traubenzuckermoleküle abgebaut werden müssen, entsprechend langsam ins Blut übergehen und darum lange sättigen. Ein Teil des Traubenzuckers kann in Leber und Muskeln in Form des Speicherkohlenhydrats Glykogen eingelagert werden, das den Energiebedarf für etwa einen Tag decken kann. Sind die Speicher gefüllt, haben wir also ausreichend Kohlenhydrate gegessen, wird der zusätzliche Traubenzucker in Körperfett umgewandelt und gespeichert. Darauf greift der Körper erst dann zurück, wenn das Glykogen verbraucht ist und keine weiteren Kohlenhydrate über die Nahrung aufgenommen werden. Nur in Notsituationen, wenn alle Glykogenspeicher geleert und die Fettreserven aufgebraucht sind, wird Eiweiß als Energielieferant herangezogen.

Es ist also entscheidend wichtig, dass die drei Hauptnährstoffe den richtigen Anteil an der Gesamtenergiezufuhr ausmachen. Das ist aber leider bei gesunden Erwachsenen in Mitteleuropa nicht der Fall (Tabelle 33). Wichtig ist, dass die Kohlenhydrate von Lebensmitteln wie Getreide, Hülsenfrüchten, Obst und Gemüse geliefert werden und nicht von Süßigkeiten und gesüßten Getränken.

Tabelle 33: *Optimaler und tatsächlicher Anteil der drei Hauptnährstoffe an der Gesamtenergiezufuhr in Mitteleuropa*

	optimaler Anteil (%)	**tatsächlicher Anteil (%)**
Kohlenhydrate	55–65	40–45
Fett	20–30	30–45
Eiweiß	10–15	ca. 15

Derzeit wird zur Gewichtsabnahme oft eine noch höhere Aufnahme von Fett und Eiweiß empfohlen. Ein Zuviel an eiweiß- und fettreichen Lebensmitteln wird allerdings mit einem erhöhten Risiko für Diabetes Typ 2, Hypertonie, koronare Herzkrankheit und Nierenkrankheiten in Verbindung gebracht.

Zucker – was ist das eigentlich genau?

Zucker ist im allgemeinen Sprachgebrauch meistens Rohrzucker, ein aus Zuckerrohr oder Zuckerrüben isolierter Zweifachzucker, der sich aus zwei einzelnen Zuckermolekülen, also Traubenzucker und Fruchtzucker, zusammensetzt. Synonyme Bezeichnungen für Zucker sind beispielsweise Haushaltszucker, Kristallzucker, Raffinadezucker, weißer Zucker oder raffinierter Zucker. Die Begriffe **Rohrzucker** bzw. **Rübenzucker** bezeichnen die Herkunft des Zuckers und geben an, aus welcher Pflanze sie isoliert wurden, nämlich aus Zuckerrohr bzw. Zuckerrübe.

Davon zu unterscheiden ist der **Rohzucker** oder braune Zucker, der im Verarbeitungsprozess im Vergleich zum raffinierten Zucker lediglich etwas weniger gereinigt wird und deshalb eine braune Farbe aufweist. Er ist nicht roh im Sinne von unerhitzt oder unverarbeitet und demzufolge auch nicht gesünder. Da der Markt für braunen Zucker verschwindend klein ist, wird er auch durch nachträgliches Färben des raffinierten Zuckers mit Melasse hergestellt, einem braunen Zuckersirup, der bei der Zuckerproduktion entsteht. Obgleich der braune Zucker im Vergleich zu weißem Zucker etwas an Mineralstoffen und B-Vitaminen enthält, sind die Mengen so minimal, dass sie zu vernachlässigen sind. Sie sind gleichermaßen ungesund.

Klartext

Kohlenhydrate sind die primäre Energiequelle für den Körper. Sie sollten auch beim Abnehmen deutlich mehr als die Hälfte der Energiezufuhr ausmachen. Kohlenhydrate in Form von Zucker in Süßigkeiten und Getränken sowie Weißmehlprodukten sollten gemieden werden, da sie zum Übergewicht beitragen. Mit einer vollwertigen pflanzlichen Ernährung mit Obst und Gemüse liegt der Anteil gesunder, komplexer Kohlenhydrate natürlicherweise im optimalen Bereich.

4. Ballaststoffe – entlasten Darm und Körper

Ballaststoffe sind weitgehend unverdauliche Nahrungsbestandteile, meist Kohlenhydrate, die von Pflanzen gebildet werden. Sie finden sich in größerer Menge in Hülsenfrüchten, Nüssen, Getreide, Gemüse und Obst und werden eingeteilt in wasserlösliche Ballaststoffe (Guarkernmehl, Johannisbrotkernmehl, Pektin, Inulin, Agar-Agar) und wasserunlösliche Ballaststoffe (Cellulose, Hemicellulose, Lignin). Mittlerweile gelten Ballaststoffe – ganz anders, als ihr Name vermuten lässt – als sehr wichtiger Bestandteil der Ernährung des Menschen. Sie haben wichtige Funktionen im Körper:

- Sättigung sowie Regulation des Körpergewichts
- Binden und Ausscheiden von Giften, Schwermetallen und Pestiziden im Darm
- Regulation der Fett- und Zuckerwerte im Blut
- Ernährung der guten Darmbakterien und der Darmzellen
- Beschleunigung des Nahrungstransports durch den Darm

Eine Erhöhung der Ballaststoffaufnahme senkt die Energieaufnahme, denn Ballaststoffe haben viel Masse, die Sättigung auslöst, aber fast keine Kalorien. So besteht kaltgepresster Apfelsaft überwiegend aus Wasser, Ballaststoffe sind nicht mehr enthalten. In deutlich weniger als einer Minute können wir ein großes Glas davon trinken. Um die gleiche Menge an Kalorien in Form von Äpfeln aufzunehmen, brauchen wir mindestens zehn Minuten. Der Apfelsaft gelangt über Magen und Darm schnell ins Blut und lässt den Blutzucker ebenso schnell ansteigen. Der Zucker eines gründlich gekauten Apfels wird dagegen allmählich während des Verzehrs aufgenommen, also viel langsamer. Außerdem enthält er noch alle Ballaststoffe. Sie werden nicht absorbiert, sondern im Dickdarm von Mikroorganismen abgebaut. Die dabei entstehenden organischen Fettsäuren dienen den Darmzellen und den Darmbakterien als Nahrung.

Die Sattmacher reduzieren die Energieaufnahme

Von einer Standardkost gehen jeden Tag etwa 5 % der Kalorien über den Stuhl verloren. Mit einer ballaststoffreichen Kost sind es etwa 10 %. Es handelt sich um Verluste an Fett, Eiweiß und Kohlenhydraten, die ja die Kalorien enthalten. Denn nicht was wir essen zählt, sondern was der Darm an Nährstoffen aufnimmt. Das wirkt sich positiv beim Abnehmen aus.

Der Ballaststoffgehalt pflanzlicher Lebensmittel, die häufig und in größeren Mengen verzehrt werden, liegt bei 4 bis 13 Gramm pro 100 Gramm Lebensmittel (Tabelle 34).

Tabelle 34: *Ballaststoffgehalt pflanzlicher Lebensmittel*

Lebensmittel	**Ballaststoffgehalt g/100g**
Leinsamen	35
Roggen	13
Weizen	13
Hafer	10
Dinkel	9
Walnüsse	7
Paranüsse	7
Vollkornbrot	7
Vollkornnudeln	5
Kidneybohnen	5
Kichererbsen	5
Linsen	4
Kohlgemüse	3
Birnen	3
Äpfel	2
Reis	2
Erdbeeren	1
tierische Produkte	0

Die Ballaststoffzufuhr erreicht bei üblicher Ernährung nicht die Empfehlung von mindestens 30 Gramm pro Tag. Mit pflanzlicher Kost werden die Empfehlungen dagegen problemlos erreicht oder sogar deutlich überschritten (Tabelle 35).

Tabelle 35: *Empfohlene und erreichte Ballaststoffzufuhr*

<table>
<tr><th></th><th>Ballaststoffe
empfohlene Aufnahme</th><th>(g/Tag)
tatsächliche Aufnahme</th></tr>
<tr><td>Frauen</td><td rowspan="5">30</td><td>20</td></tr>
<tr><td>Männer</td><td>25</td></tr>
<tr><td>Vegetarier</td><td>> 30</td></tr>
<tr><td>Veganer</td><td>~ 40</td></tr>
<tr><td>Afrikaner*</td><td>> 50</td></tr>
</table>

* In Afrika werden traditionell überwiegend ballaststoffreiche Grundnahrungsmittel verzehrt wie Mais, Hirse und Maniok.

Klartext

Ballaststoffreiche Lebensmittel helfen beim Abnehmen. Sie fördern die Speichelbildung, füllen den Magen und wirken daher schnell sättigend. Das reduziert die Nahrungsaufnahme. Ballaststoffe verkürzen zudem die Transitzeit der Nahrung durch den Darm, was ebenfalls das Abnehmen unterstützt.

5. Mineralstoffe – Katalysatoren des Stoffwechsels

Die Mineralstoffe, auch Mineralien genannt, zählen zusammen mit den Vitaminen zu den Mikronährstoffen. Mineralstoffe sind lebensnotwendige anorganische Nährstoffe, die der menschliche Organismus nicht selbst herstellen kann und die wir daher mit der Nahrung aufnehmen müssen. Mineralstoffe werden je nach der Menge, in der sie im Körper vorkommen, in drei Gruppen eingeteilt. Als Maß gilt die Menge eines Stoffes pro Kilogramm Körpertrockenmasse (KTM):

- Mengenelemente: > 50 mg/kg KTM
- Spurenelemente: < 50 mg/kg KTM
- Ultraspurenelemente: < 1 µg/kg KTM

Eisen wird trotz einer Konzentration von 60 mg/kg KTM aufgrund seiner ähnlichen Eigenschaften den Spurenelementen zugeordnet.

Mineralstoffe sind, anders als einige Vitamine, gegen Hitze und Säure sowie Licht und Luft unempfindlich. Sie können sich aber durch langes Kochen aus Lebensmitteln lösen und ins Kochwasser gelangen. Wenn es weggegossen wird, gehen diese Mineralstoffe verloren.

Bei Mineralstoffmängeln, die über eine Blutuntersuchung nachgewiesen werden können, sowie bei bestimmten, durch Mineralstoffmängel verursachte Gesundheitsstörungen wie Anämie ist es empfehlenswert, die Ernährung auf eine vollwertige pflanzliche Kost umzustellen. In schweren Fällen kann der fehlende Mineralstoff auch vorübergehend als Nahrungsergänzungsmittel eingenommen werden.

Mengenelemente

Wenn wir uns gesund ernähren, nehmen wir alle wichtigen Mineralstoffe mit der Nahrung auf, denn vor allem pflanzliche Lebensmittel sind reich daran. Mengenelemente kommen in größeren Mengen im Körper vor, sie haben vielseitige Aufgaben (Tabelle 36).

Tabelle 36: *Empfohlene und erreichte Ballaststoffzufuhr*

Mineralstoff	**Hauptquellen**	**wichtigste Funktionen**
Natrium (Na)	Kochsalz (v. a. verarbeitete Lebensmittel)	Osmoseregulation, Säure-Basen-Bilanz, Membranpotenzial, Zucker- und Aminosäureresorption
Kalium (K)	Gemüse, Obst, Getreide, Hülsenfrüchte	Osmoseregulation, Membranpotenzial
Calcium (Ca)	Milch, Milchprodukte, Nüsse, Gemüse, Ölsaaten	Knochenbau, Blutgerinnung, Erregbarkeit von Nerven und Muskeln, Cofaktor von Enzymen
Magnesium (Mg)	Vollkornprodukte, Nüsse, Ölsaaten, grüne Gemüse	Knochenbau, Cofaktor von Enzymen, Erregbarkeit von Nerven und Muskeln
Chlor (Cl)	Kochsalz (v. a. verarbeitete Lebensmittel)	Magensäure, Osmoseregulation, Säure-Basen-Bilanz
Phosphor (P)	Milch, Fleisch, Fisch, Ei, Getreide, Nüsse, Zusatzstoffe (Phosphat)	Knochenbau, Energie- und Nukleinsäurestoffwechsel
Schwefel (S)	schwefelhaltige Aminosäuren (Cystein und Methionin)	Energiestoffwechsel, Entgiftungsreaktionen

Spurenelemente

Auch Spurenelemente kommen im Körper des Erwachsenen in einer Gesamtmenge von etwa 10 Gramm vor. Sie sind in vielen Lebensmitteln enthalten und erfüllen im Körper vielseitige Aufgaben (Tabelle 37).

Tabelle 37: *Vorkommen und Funktionen der Spurenelemente*

Spurenelement	**Hauptquellen**	**wichtigste Funktionen**
Eisen (Fe)	Gemüse, Vollkorngetreide, Fleisch, Leber, Ei, Hülsenfrüchte	Sauerstofftransport, Muskelfunktion
Zink (Zn)	Getreide, Hülsenfrüchte, Nüsse, Fleisch, Leber	Cofaktor zahlreicher Enzyme

Spurenelement	Hauptquellen	wichtigste Funktionen
Kupfer (Cu)	Vollkorngetreide, Nüsse, Hülsenfrüchte, Innereien	Cofaktor von Enzymen
Mangan (Mn)	Nüsse, Vollkorngetreide, Hülsenfrüchte, Blattgemüse, schwarzer Tee	Cofaktor von Enzymen
Molybdän (Mo)	Vollkorngetreide, Hülsenfrüchte, Ei, Nüsse	Cofaktor von Enzymen
Chrom (Cr)	schwarzer Tee, Käse, Vollkorngetreide, Leber	Glukosetoleranzfaktor
Selen (Se)	tierische Nahrungsmittel, Vollkorngetreide, Nüsse, Sesam, Knoblauch, Hülsenfrüchte	Cofaktor von Enzymen (Oxidationsschutz, Entgiftung, Biosynthese der Schilddrüsenhormone)
Jod (I)	Meeresprodukte, Gemüse, Milch, Milchprodukte, jodiertes Kochsalz, Algen	Bestandteil der Schilddrüsenhormone
Kobalt (Co)*	Vitamin-B_{12}-reiche Nahrungsmittel	Bestandteil von Vitamin B_{12}
Fluor (F)	Mineralwasser, schwarzer Tee, Meerestiere	Knochen- und Zahnaufbau
Silizium (Si)**	Vollkorngetreide, grüne Gemüse	Bindegewebe, Knochenaufbau

* kein eigenständiges Spurenelement

** Essenzialität für den Menschen nicht nachgewiesen

Ultraspurenelemente

Zu den Ultraspurenelementen zählen die chemischen Elemente Aluminium, Antimon, Arsen, Barium, Bismut, Blei, Bor, Brom, Cadmium, Caesium, Germanium, Lithium, Quecksilber, Rubidium, Samarium, Silicium, Strontium, Thallium, Titan und Wolfram. Es sind Stoffe, die im Körper verschiedene Funktionen haben. Für eine Reihe der Ultraspurenelemente ist allerdings noch ungeklärt, ob sie lebenswichtig für uns Menschen sind oder aber unsere Nahrungsmittel verunreinigen. Noch nicht ausreichend erforscht ist Antimon. Bor könnte für den Knorpelaufbau wichtig sein, und Brom scheint bei der Blutzuckerregulation eine Rolle zu spielen. Andere Ultraspurenelemente wie Barium, Caesium, Strontium, Thallium und Vanadium verursachen teilweise schwere Vergiftungen. Sie kommen in der Umwelt und damit auch in Lebensmitteln vor. Zu gefährlich hohen Dosierungen im Körper kommt es aber meist nur nach Unfällen in der Industrie.

Außerdem gibt es noch die toxischen Mineralstoffe Blei (in Algen, Fisch, Meeresfrüchten, Innereien, Nahrungsergänzungsmitteln), Cadmium (in Meeresfrüchten, Innereien, Bitterschokolade, Ölsaaten, Wildpilzen), Quecksilber (in Fisch, Meeresfrüchten) und Arsen (in Getreide, Fisch, Fleisch, Trinkwasser).

Antimon, Bor und Brom werden ausreichend über die Nahrung aufgenommen. Wahrscheinlich benötigt der Körper sie auch nur in geringsten Mengen. In größeren Mengen sind alle hier aufgeführten Substanzen allerdings giftig und schaden dem Menschen.

Klartext

Beim Abnehmen sollten alle Mengen-, Spuren- und Ultraspurenelemente in bedarfsgerechter Menge aufgenommen werden, was mit einer vollwertigen pflanzlichen Ernährung erreicht wird. Um toxische Ultraspurenelemente zu vermeiden, sollten Lebensmittel aus biologischem Anbau bevorzugt werden.

6. Vitamine – Bausteine des Lebens

Die Vitamine sind essenzielle Stoffe, die wie die Mineralstoffe zu den Mikronährstoffen zählen. Sie nehmen in unserem Körper viele lebenswichtige Funktionen wahr und sind an vielen Reaktionen des Stoffwechsels beteiligt. So regulieren sie die Verwertung der Nährstoffe, dienen der Energiegewinnung, stärken das Immunsystem und sind unverzichtbar beim Aufbau von Zellen, Blutkörperchen, Knochen und Zähnen.

Von den 13 Vitaminen müssen wir elf mit der Nahrung aufnehmen. Nur zwei können vom Körper selbst synthetisiert werden, nämlich Vitamin D, das der Körper bei ausreichender Sonnenexposition aus Cholesterin herstellen kann, und Niacin, das im Körper aus der Aminosäure Tryptophan gebildet wird. Vitamin D muss allerdings vor allem im Winter ergänzt werden, da in der dunklen Jahreszeit die Sonneneinstrahlung nicht intensiv genug ist und der Körper Sonnenlicht für die Vitamin-D-Herstellung braucht. Da viele Menschen auch in den Sommermonaten nicht genügend Sonnenlicht »tanken«, wird ihnen auch in dieser Zeit geraten, ein Vitamin-D-Präparat einzunehmen. Am besten vorab den Wert im Blut checken. Vitamin A kommt vornehmlich in tierischen Produkten vor, Pflanzenesser nehmen es als Provitamin A auf, dem Betacarotin, das der Körper dann in die aktive Form, das Vitamin A, umwandelt.

Vitamine werden von Pflanzen, Bakterien oder Tieren gebildet, die wir Menschen dann mit der Nahrung aufnehmen. Vitamin C ist insofern eine interessante Ausnahme, als es auch einige Tiere nicht selbst produzieren können. Dazu gehören Meerschweinchen, Fledermäuse und Sperlingsvögel sowie Trockennasenprimaten, zu denen auch die Menschen zählen – auch wenn das nicht gerne gehört wird.

Die fettlöslichen Vitamine

Vitamine unterscheiden sich hinsichtlich ihrer Wirkungen. Es sind meist komplexe Moleküle, die in wasserlösliche und fettlösliche Vitamine unterteilt werden. Um gesund abnehmen zu können, ist eine ausreichende Versorgung mit allen Vitaminen notwendig, denn nur dann kann der Stoffwechsel optimal ablaufen.

Die vier fettlöslichen Vitamine A, D, E und K werden im Darm zusammen mit Fetten absorbiert. Weil sie der Körper in der Leber und im Fettgewebe speichern kann, müssen sie nicht kontinuierlich aufgenommen werden. Fettlösliche Vitamine sind sowohl in pflanzlichen Lebensmitteln als auch in tierischen Produkten enthalten. Sie nehmen zentrale Aufgaben im Körper wahr (Tabelle 38).

Tabelle 38: *Vorkommen und Funktionen der fettlöslichen Vitamine*

Vitamin	Hauptquellen	wichtigste Funktionen
A (Retinol) Vorstufe: Betacarotin	Leber, Käse, Ei, Gemüse, Obst	Wachstum, Sehvorgang, Reproduktion, Immunantwort
D (Calciferole) Vorstufe: Cholesterin	Leber, Milch, Ei; Eigensynthese nach UV-Einstrahlung	Stoffwechsel von Calcium und Phosphat, Knochen
E (Tocopherole)	Nüsse, Getreide, Gemüse, Samen	Oxidationsschutz
K (Phyllochinon)	Gemüse, Getreide, Milchprodukte, Leber; Eigensynthese im Darm	Blutgerinnung, Knochenstoffwechsel

Die wasserlöslichen Vitamine

Die neun wasserlöslichen Vitamine haben in allen Organen und Geweben sowie im Stoffwechsel zentrale Funktionen (Tabelle 39). Sie sind im Blut, in den Zellen und Zellzwischenräumen zu finden und werden nicht gespeichert, müssen also stetig zugeführt werden. Eine Ausnahme ist Vitamin B_{12}, das in der Leber gespeichert werden kann, allerdings nicht so lange, wie oft angenommen wird.

Tabelle 39: *Vorkommen und Funktionen der fettlöslichen Vitamine*

Vitamin	**Hauptquellen**	**wichtigste Funktionen**
B_1 (Thiamin)	Getreide, Hefe, Fleisch, Hülsenfrüchte	Kohlenhydratstoffwechsel
B_2 (Riboflavin)	Milch, Ei, Getreide, Fleisch, Hefe	Energiestoffwechsel, Fettsäurestoffwechsel
B_6 (Pyridoxin)	Fleisch, Gemüse, Getreide, Hefe	Eiweißstoffwechsel
B_{12} (Cobalamin)	tierische Produkte, milchsaure Nahrungsmittel, Nori-Algen	Regulation der Zellteilung, Funktionsfähigkeit des Zentralnervensystems
Folat	Blattgemüse, Hefe, Ei, Getreide, Leber	Eiweiß- und Nucleinsäurestoffwechsel
Niacin	Leber, Fleisch, Pilze, Getreide, Obst, Gemüse	Energiestoffwechsel
Pantothensäure	fast alle Nahrungsmittel	Stoffwechsel der Hauptnährstoffe
Biotin	Leber, Hefe, Hülsenfrüchte, Nüsse, Ei, Getreide	Stoffwechsel der Hauptnährstoffe
C (Ascorbinsäure)	Obst, Gemüse	universelles Reduktionsmittel, Oxidationsschutz

Die Vitaminoide

Zu den **Vitaminoiden** zählen Cholin, L-Carnitin, Kreatin, m-Inosit, Alpha-Liponsäure, Taurin und Coenzym Q10. Diese Stoffe haben einen vitaminähnlichen Charakter, sind aber im Gegensatz zu den Vitaminen nicht essenziell, weil sie vom menschlichen Körper selbst gebildet werden können.

Vitaminoide sind Bausteine der Körpersubstanz, etwa von Haaren und Nägeln, außerdem finden sie sich im Stoffwechsel. Sie werden normalerweise in ausreichenden Mengen mit der Nahrung aufgenommen, können aber vom Körper auch aus Vorstufen hergestellt werden. Dennoch kann diese Eigenherstellung unzureichend sein, etwa im Fall von Erkrankungen.

Klartext
Beim Abnehmen sollten alle Vitamine in bedarfsgerechter Menge aufgenommen werden. Dieses Ziel wird mit einer vollwertigen pflanzlichen Ernährung erreicht. Nur Vitamin B_{12}, das in Pflanzen nicht enthalten ist, muss ergänzt werden. Da Vitamin D nur bei ausreichender Sonneneinstrahlung vom Körper in ausreichender Menge synthetisiert werden kann, muss zumindest in der sonnenarmen Zeit eine Vitamin-D-Nahrungsergänzung eingenommen werden.

7. Sekundäre Pflanzenstoffe – reich an Heilkraft

Sekundäre Pflanzenstoffe sind einer der Hauptgründe für die große Heilkraft der Pflanzenkost. Naturheilkundler, Pharmazeuten und Tierernährer wissen bereits lange um das Gesundheitspotenzial der Pflanzen. Die Medizin und die Ernährungswissenschaft dagegen haben erst vor etwa 50 Jahren erkannt, dass sekundäre Pflanzenstoffe nicht nur dem Schutz der Pflanzen dienen, sondern dass es sich dabei um eine große Zahl von Stoffen handelt, die im menschlichen Organismus vielfältige gesundheitsfördernde Wirkungen entfalten.

Die sekundären Pflanzenstoffe spielen im Stoffwechsel von Pflanzen unter anderem als Schutzstoffe und Wachstumsregulatoren eine wichtige Rolle. Zu ihren Aufgaben gehören:

- Abwehr von Bakterien, Viren und Insekten
- Anlockung von Bestäubern und Samenverbreitern
- Festigung des Gewebes
- Schutz vor UV-Strahlung
- Schutz vor Verdunstung

In der Natur kommen Hunderttausende sekundäre Pflanzenstoffe vor. Entsprechend ihrer chemischen Struktur bzw. ihrer Funktionen lassen sie sich in Gruppen unterteilen (Tabelle 40). Für den Menschen erweisen sich diese Stoffe als eine überwältigend reiche Quelle zur Vorbeugung, Linderung und Heilung von vielerlei Gesundheitsstörungen und begründen den gesundheitlichen Wert pflanzlicher Lebensmittel (Tabelle 41).

Tabelle 40: *Unterteilung und Wirkungen der sekundären Pflanzenstoffe (Watzl & Leitzmann 2005)*

SPS	A	B	C	D	E	F	G	H	I
Carotinoide	✓		✓		✓			✓	
Phytosterine	✓							✓	
Saponine	✓	✓			✓			✓	
Glucosinolate	✓	✓			✓			✓	
Flovonoide	✓	✓	✓	✓	✓	✓	✓	✓	✓
Phenolsäuren	✓	✓	✓		✓	✓			✓
Protease-Inhibitoren	✓		✓						✓
Monoterpene	✓	✓				✓		✓	
Phytoöstrogene	✓		✓		✓				
Sulfide	✓	✓	✓	✓	✓	✓	✓	✓	
Phytinsäure	✓		✓		✓				✓

A krebsverhindernd, **B** gegen pathogene Mikroorganismen gerichtet, **C** antioxidativ, **D** gegen Thrombosen gerichtet, **E** immunmodulierend, **F** entzündungshemmend, **G** blutdruckregulierend, **H** cholesterinspiegelsenkend, **I** blutzuckerspiegelsenkend, **J** verdauungsfördernd

Tabelle 41: *Gesundheitliche Vorteile und Vorkommen sekundärer Pflanzenstoffe*

Wirkung	**Stoffe & Lebensmittel**
Senkung des Blutdrucks	Polyphenole in Granatapfel
Therapie der Herzinsuffizienz	Herzglykoside aus Digitalis
Senkung des Thromboserisikos	Sulfide in Knoblauch
Regulierung des Blutzuckers	Phytine im Getreide
Förderung der Verdauung	Polyphenole in Gewürzen
Bekämpfung von Bakterien	Phenolsäuren in Früchten
Anregung des Immunsystems	Polysaccharide in Getreide
Entzündungshemmung	Saponine in Hülsenfrüchten und Hafer, Flavonoide in fast allen Pflanzen
Senkung des Cholesterinspiegels	Phytosterine in fast allen Pflanzen, Saponine
antioxidative Wirkung	Flavonoide, Liponsäure
hormonähnliche Wirkung	Phytohormone, Phytoöstrogene
Hemmung von Krebs	Carotinoide in grünblättrigem Gemüse, Proteaseinhibitoren in Kartoffeln, Nüssen, Getreide, Hülsenfrüchten, Polyphenole in Granatapfel; Gallussäure in grünem Tee und Ellagsäure in Himbeeren und Erdbeeren

Klartext

Sekundäre Pflanzenstoffe fördern die Gesundheit in vielfältiger Weise und unterstützen das Abnehmen, da sie den Stoffwechsel und die Verdauung anregen.

8. Nahrungsergänzungsmittel – das gewisse Extra

Nahrungsergänzungsmittel oder Supplemente haben die Aufgabe, den Körper ergänzend zur Ernährung mit Nähr- oder Wirkstoffen zu versorgen, an denen ein nachgewiesener Mangel herrscht. Rechtlich gesehen zählen Nahrungsergänzungsmittel zu den Lebensmitteln. Wie für andere Lebensmittel auch sind krankheitsbezogene Aussagen und Empfehlungen für eine medizinische Anwendung nicht zulässig.

Typische Inhaltsstoffe von Nahrungsergänzungsmitteln sind Mineralstoffe, Vitamine und Antioxidantien, die vor freien Radikalen schützen. Des Weiteren sind aber auch solche Substanzen darin enthalten, die zwar wichtige Funktionen im menschlichen Stoffwechsel erfüllen, aber im Gegensatz zu echten Nährstoffen unter normalen Bedingungen in ausreichender Menge im Körper gebildet werden können. Dazu zählen die Vitaminoide wie Cholin, Carnitin und Kreatin (siehe Seite 432).

Auch sekundäre Pflanzenstoffe sind in vielen Nahrungsergänzungsmitteln enthalten. Diese nur von Pflanzen synthetisierten Verbindungen haben im Körper keine bisher bekannte überlebenswichtige Funktion, besitzen aber vielerlei gesundheitsfördernde Eigenschaften. Als genetisch geprägte Pflanzenesser haben sich die Menschen an die Zufuhr sekundärer Pflanzenstoffe angepasst und nutzen ihre Eigenschaften.

Nährstoffmängel können viele Ursachen haben

Nährstoffmängel entstehen durch ungesunde und einseitige Ernährung, stark verarbeitete Produkte sowie durch oft unreif geerntete und lange transportierte Lebensmittel. Auch Menschen mit chronischen Verdauungsstörungen oder anderen chronischen Krankheiten können von Nährstoffmängeln betroffen sein. Sie sollten zunächst mit einer vollwertigen pflanzlichen Ernährung behoben werden. Denn von Natur aus heilt sich unser Körper selbst, wenn wir uns gesund ernähren. Nährstoffmängel, die durch Krankheiten verursacht werden, müssen aber manchmal zusätzlich durch die Einnahme von Nahrungsergänzungsmitteln behoben werden.

Nährstoffmängel werden auch oft bei übergewichtigen Menschen festgestellt, die teilweise durch restriktive Diäten entstanden sind. Auch hier kann eine vollwertige pflanzliche Ernährung die Mängel beseitigen.

Nicht geklärt ist das Vorkommen von Nährstoffmängeln bei Menschen, die sich (angeblich) vollwertig pflanzlich ernähren. Hier können zu wenig Bewegung, zu viel Stress und ständige Überforderung eine Rolle spielen, aber auch eine Belastung durch Pestizide oder eine fortwährende Antibiotikaeinnahme. Auch an weit verbreitete Umweltgifte und Schadstoffe sowie Elektrosmog aller Art muss gedacht werden. Diese negativen Einflüsse könnten Mikronährstoffe verbrauchen und zu einem Mangel führen. In diesen Fällen ist der Einsatz von Nahrungsergänzungsmitteln gerechtfertigt. Sie sollten zu den Mahlzeiten eingenommen werden, damit die Mikronährstoffe optimal verwertet werden.

Wechselwirkungen mit Arzneimitteln sind möglich

Über die Zusammensetzung und die Menge an Nahrungsergänzungsmitteln, die individuell eingenommen werden müssen, sollte nach einer entsprechenden Blutuntersuchung immer ein Arzt entscheiden – vor allem wenn bereits andere Medikamente eingenommen werden. Diese Sicherheitsmaßnahme wird oft nicht befolgt, was zu Problemen führen kann, denn Nahrungsergänzungsmittel können die Wirkung von Medikamenten verstärken oder behindern, ihre Einnahme in manchen Fällen aber auch überflüssig machen.

Die Einnahme von Vitamin-D-Präparaten wird nicht nur älteren sowie dunkelhäutigen Menschen empfohlen, die naturgemäß weniger Vitamin D bilden, sondern ist auch für all jene Menschen im Winter sinnvoll, die in weit vom Äquator entfernten Regionen leben. Veganer müssen Vitamin B_{12} zuführen, da Pflanzen kein für Menschen verwertbares Vitamin B_{12} enthalten. Gesunde Menschen, die sich vollwertig pflanzlich ernähren, müssen dagegen keine Nahrungsergänzungsmittel einnehmen.

Klartext
Menschen, die Diät halten oder übergewichtig sind, haben häufig Nährstoffmängel und müssen besonders auf eine ausreichende Versorgung achten. Nach einer Blutuntersuchung und diagnostizierten Nährstoffmängeln hilft in leichten Fällen eine vollwertige pflanzliche Ernährung, bei starker Unterversorgung sind ärztlich verordnete Nahrungsergänzungsmittel ratsam.

Ernährung muss nachhaltig sein

»Bei allem, was man tut, das Ende zu bedenken, das ist Nachhaltigkeit.«

Eric Schweitzer, ALBA-Chef, Umweltdienstleister (*1965)

Zwei Themen begegnen uns in diesem Buch immer wieder, die Teil von übergreifenden Aspekten sind: vollwertige pflanzliche Ernährung und Nachhaltigkeit. Wie eng sie zusammenhängen, soll an dieser Stelle abschließend ausführlicher erläutert werden. Sie sind wichtige umweltrelevante und damit zielgerichtete gesellschaftliche und wirtschaftspolitische Folgerungen aus dem Inhalt dieses Buches. Denn mit pflanzlicher Ernährung retten wir nicht nur unsere Gesundheit, sondern auch unsere Lebensgrundlagen.

Der Begriff Nachhaltigkeit stammt aus der Forstwirtschaft. Danach muss ein Bewirtschaftungsprinzip dadurch charakterisiert sein, dass nicht mehr Bäume geschlagen werden, als jeweils nachwachsen können. Dieses Prinzip wurde erstmals 1713 von Oberberghauptmann Hans Carl von Carlowitz (1645–1714) in seiner Schrift »Sylvicultura oeconomica« veröffentlicht und trifft auch auf unsere Ernährung zu. Denn unsere Ernährungsweise hat nicht nur gesundheitliche Auswirkungen auf unseren Körper, sondern auch nachhaltige ökologische, soziale und ökonomische Folgen für die Menschen, Tiere und Pflanzen. Eine pflanzliche Ernährung berücksichtigt auch ethische Anliegen.

Unsere Ernährung zerstört unsere Lebensgrundlagen

Die Erzeugung von Lebensmitteln hat vielfältige ökologische Folgen, denn sie verbraucht Energie und Wasser und belastet die Umwelt durch anfallende Schadstoffemissionen. Die Eingriffe des Menschen in die Kreisläufe der Natur verunreinigen Luft, Ackerböden, Wasser und Lebensmittel. Der weitaus größte Anteil der Umweltprobleme ist eine direkte Folge der Art der Produktion, Verarbeitung, Vermarktung und Zubereitung der Lebensmittel sowie der Art und Weise, wie Verpackungsmüll und organische Abfälle entsorgt (Nelles und Serrer 2021) werden.

Unser Ernährungssystem ist maßgeblich für den weltweiten Artenschwund von Tieren (zum Beispiel bei Bienen und andere Insekten) und Pflanzen beteiligt. Der Transport von Lebensmitteln durch die ganze Welt und die Massentierhaltung tragen erheblich zum Klimawandel bei. Die anhaltende Abholzung der Tropenwälder für die Rinderhaltung, zum Anbau von Soja für die Tiermast und zur Gewinnung von Palmöl vernichtet die Lunge der Erde. Die Bodenzerstörung durch Erosion, Verdichtung, Versalzung, Versteppung, Verwüstung und Überbauung verringert den Bestand an fruchtbaren Ackerböden in erschreckender Geschwindigkeit und gefährdet unsere begrenzten Wasserreserven. Die Überfischung und Verschmutzung der Meere sowie ungelöste Probleme der Abfallentsorgung sind weitere drastische Eingriffe des Menschen in den Naturhaushalt mit teilweise katastrophalen Folgen.

Diese Gefährdung der natürlichen Lebensgrundlagen betrifft alle Menschen. Die Verknappung von sauberem Wasser, sauberen Ackerböden und sauberer Luft sowie Umweltkatastrophen wie Dürren und Überflutungen sind zu Problemen unserer Zeit geworden. Weltweit nimmt die Produktion von Fleisch und Milch weiterhin zu, obwohl immer klarer wird, dass genau das Gegenteil geschehen müsste, damit die Menschen gesünder, die Umwelt sauberer und die Bedingungen für Artenvielfalt besser würden.

Tierische Nahrungsmittel schädigen das Klima

Pflanzliche Ernährung kann einen entscheidenden Beitrag zur Schonung der Umwelt und zum Schutz des Klimas leisten. Die Produktion tierischer Nahrungsmittel trägt überdurchschnittlich zur Schädigung der Umwelt bei, insbesondere zum Klimawandel. Durch eine Verringerung des Verzehrs tierischer Produkte lassen sich die negativen Auswirkungen des globalen Ernährungssystems auf unsere Umwelt am effektivsten reduzieren. Die stetig wachsende Weltbevölkerung und der weltweit rasant steigende Fleischverzehr werden die Umwelt weiter überlasten.

Bei der Produktion pflanzlicher Lebensmittel werden signifikant weniger klimaschädliche Gase wie Kohlendioxid (CO_2), Methan oder Lachgas freigesetzt als bei der Produktion tierischer Produkte (Tabelle 42).

Tabelle 42: *Klimabilanz ausgewählter tierischer Produkte und pflanzlicher Lebensmittel (kg CO_2-Äquivalente*/kg Lebensmittel) (Öko-Institut 2020)*

Tierische Lebensmittel	
Butter	23,6
Rindfleisch	13,4
Käse	8,5
Geflügelfleisch	3,6
Schweinefleisch	3,3
Eier	2,7
Milch	0,9

Pflanzliche Produkte	
Nüsse	1,80
Speiseöl	1,00
Tofu	1,10
Margarine	0,76
Obst	0,45
Kartoffeln	0,20
Gemüse	0,15

* CO_2-Äquivalent: Messzahl zur Vereinheitlichung der Klimawirkung der verschiedenen Treibhausgase. Sie gibt an, wie groß der relative Beitrag zum Treibhauseffekt ist.

Für die Jahre 1752–2017 wurde berechnet, wie hoch bisher der prozentuale Anteil einzelner Länder am gesamten CO_2-Ausstoß war. Die USA liegen mit 25 % vorn, gefolgt von Europa mit 22 % (davon Deutschland 5,9 %). Es folgen China mit 12,7 %, Indien mit 3 % und alle anderen Länder zusammen mit etwa 37 % (Ritchie & Moser 2017).

Den zweitstärksten Effekt auf die Schonung unserer Umwelt hat es, wenn wir ökologisch erzeugte Lebensmittel verzehren. Die ökologische Landwirtschaft ist hier auf dem richtigen Weg und verdient eine entsprechende Unterstützung, damit sie sich weiterverbreiten kann.

Wir verbrauchen jedes Jahr weit mehr als eine Erde

Der jährlich von der Organisation Global Footprint Network neu berechnete »Erdüberlastungstag« stimmt sorgenvoll. Er gibt an, an welchem Tag die gesamten nachhaltig nutzbaren Ressourcen der Erde für das entsprechende Jahr verbraucht sind, die der Weltbevölkerung rechnerisch zur Verfügung stünden, würde sie nur so viel nutzen, wie sich im selben Zeitraum regeneriert. Dieser Tag rückt immer weiter vor und ist im Jahr 2022 weltweit bereits am 28. Juli eingetreten. Rechnerisch sind damit mindestens 1,7 Erden zur Deckung des weltweiten Jahresbedarfs an Ressourcen erforderlich. Deutschland hat seine natürlich verfügbaren Ressourcen übrigens bereits am 4. Mai 2022 verbraucht, sodass für uns drei Erden erforderlich wären (Tabelle 43).

Tabelle 43: *Die Ressourcen einer Erde reichen vielen Ländern nicht mehr. Der heutige Lebensstil lässt den Bedarf an Erden steigen.*

Land	Anzahl benötigter Erden
USA	5,0
Australien	4,1
Russland	3,2
Deutschland	3,0
Großbritannien	2,9
Schweiz	2,8
Frankreich	2,8
Land	**Anzahl benötigter Erden**
China	2,2
Indien	0,7
Gesamte Welt	**1,7**

Unser Ernährungssystem verursacht weltweit soziale Missstände

Die sozialen Folgen unseres Ernährungssystems sind eng mit den ökonomischen Aspekten verbunden. Weltweit besteht keine Verteilungsgerechtigkeit bei Lebensmitteln, denn die Zugangsmöglichkeiten zu Nahrung sind sehr unterschiedlich. In den sogenannten Entwicklungsländern herrschen oft inhumane Lebens- und Arbeitsbedingungen. Für eine Lösung ist ausschlaggebend, inwieweit die Menschen in Industrieländern ihre Verantwortung und Vorbildfunktion wahrnehmen und damit zu einem besseren materiellen Ausgleich zwischen allen Menschen weltweit beitragen. Dadurch könnten sich auch die Flüchtlingsbewegungen stark reduzieren.

Die ökonomischen Folgen der Beziehungen zwischen Ernährung, Wirtschaft und Politik sind eng, teilweise undurchsichtig und von Einzelinteressen geprägt. Die Weltwirtschaftsordnung legt mit ihren Abkommen und Vereinbarungen die Rahmenbedingungen unseres Ernährungssystems fest. Ziel ist es, den Wohlstand aller Nationen zu erhöhen, doch die größten Nutznießer sind dabei stets die Industriestaaten und die multinationalen Unternehmen. Betroffen davon ist besonders die Agrarpolitik, die mit Zöllen und Subventionen Vorteile für die Wohlstandsländer durchgesetzt hat.

Ökologische Landwirtschaft und fairer Handel müssen unterstützt werden

Die Zerstörung der lokalen Landwirtschaft in sogenannten Entwicklungsländern durch den Export subventionierter Lebensmittel aus Industrieländern ist dabei nur die Spitze des Eisbergs. Die Einkommen der Erzeuger, Verarbeiter und Händler von Lebensmitteln haben Auswirkungen auf die Erhaltung der Arbeitsplätze und damit auf die Existenzsicherung der Beschäftigten und der Unternehmen. Diese Zusammenhänge existieren in direkter Verbrauchernähe, aber auch weltweit, unter anderem mit den sogenannten Entwicklungsländern. Die jeweilige Situation der Privat- und Großhaushalte beeinflusst deren Entscheidungen beim Kauf von Lebensmitteln, indem beispielsweise bestimmte sinnvolle Lebensmittel aus

Kostengründen nicht gekauft werden. Dabei sind Lebensmittel bei uns, gemessen am Einkommen, auch deshalb trotz kürzlich gestiegener Preise weiterhin günstig, weil die Umweltkosten bisher kaum auf Produzenten umgelegt werden. Die verursachten Umweltschäden werden vom Steuerzahler bezahlt.

Für die Förderung fairer Wirtschaftsbeziehungen ist entscheidend, wie die Akteure im Ernährungssystem mit ihren Produkten ein angemessenes Einkommen erzielen und die wirtschaftliche Grundlage ihrer Existenz sichern können. Auch die Verbraucher müssen es sich finanziell leisten können, die als wünschenswert angesehenen Lebensmittel in ihre Ernährungsweise zu integrieren. Auf diese Weise wird der Kauf von Biolebensmitteln und von Erzeugnissen aus fairem Handel mit den sogenannten Entwicklungsländern gefördert.

Die gesundheitlichen Folgekosten falscher Ernährung sind immens

Die wirtschaftlichen Aspekte der Ernährung werden auch bei den gesundheitlichen Folgekosten der ernährungsbedingten Krankheiten deutlich. Wir essen zu süß, zu salzig und zu fett (besonders Palmöl). Die verursachten Kosten liegen in Deutschland offiziell bei 17 Milliarden Euro, dabei sind lediglich die direkten Behandlungskosten berücksichtigt. Indirekte Kosten für Arbeitsausfall, Kuraufenthalte und Invalidität sowie durch persönliche Ausgaben für Gesundheitsstörungen werden auf insgesamt weit über 100 Milliarden Euro veranschlagt.

Das Tierwohl geht uns alle an

Die ethischen Folgen unseres Ernährungssystems kann man nicht in Zahlen angeben, aber die Menschen finden das Leid der Nutztiere zu Lande und im Wasser in der industrialisierten Landwirtschaft unerträglich. Sie sind mit den grausamen Methoden und Maßnahmen bei Haltung, Behandlung, Fütterung, Transport und Tötung der Tiere nicht einverstanden. Als erste Maßnahme muss zumindest die Massentierhaltung abgeschafft werden.

Inzwischen wird aber auch die Tierhaltung in der ökologischen Landwirtschaft kritisch gesehen, denn eine artgerechte Haltung der Tiere wird nur dann umgesetzt, wenn sie freigesetzt werden. Ethisch orientierte Menschen meiden den Verzehr tierischer Produkte und ernähren sich pflanzlich, zum Wohle ihrer Gesundheit, der Tiere und der Umwelt.

Pflanzlich ist die Zukunft

Diese verschiedenen negativen Folgen unseres derzeitigen Ernährungssystems zeigen, dass ganzheitliches Denken und Handeln vieler Institutionen und Menschen einen positiven Beitrag zur Verbesserung der Situation leisten können. Dabei ist eine pflanzliche Ernährung ein wichtiger Baustein.

Die Esskultur, einschließlich der unterschiedlichen Rolle von Frauen und Männern bei der Versorgung mit Lebensmitteln, schließt ebenfalls soziale Aspekte mit ein. Kommunikation und Gemeinschaft beim Essen haben Auswirkungen nicht nur auf die einzelnen Menschen, sondern auch auf das soziale Miteinander. So wird ein faires Ernährungsverhalten gefördert und erreicht.

Klartext
Entscheiden wir uns (beim Abnehmen) für eine vollwertige pflanzliche Ernährungsweise, fördern wir nicht nur unsere Gesundheit, sondern folgen ethischen Grundsätzen und leben nachhaltig, umweltschonend und im Einklang mit dem Tierwohl.

Schlusswort der Autoren

Das Ziel unseres Buches ist es, unsere Leserinnen und Leser davon zu überzeugen, dass Übergewicht mit einer vollwertigen pflanzlichen Ernährung erfolgreich und langfristig reduziert werden kann und damit gleichzeitig viele ernährungsbedingte Krankheiten kuriert oder gelindert werden können. Dabei haben wir unsere unterschiedlichen Erfahrungen gebündelt und so aufgeschrieben, dass sie verständlich sind.

Obwohl es inzwischen unzählige Bücher, Kurse und Vorträge zum Thema Abnehmen gibt, besteht unseres Erachtens eine Aufklärungslücke, die wir hiermit schließen möchten. Es fehlte ein Buch mit einem neuen Ansatz, das einen Dreiklang aus theoretischem Wissen, praktischem Handeln und der Nutzung digitaler Medien vereint.

Der umfangreiche Inhalt des Buches ist in vielen Abschnitten und Kapiteln so dargestellt, das jedes Thema für sich abgeschlossen ist und gezielt gelesen werden kann. Es werden die Grundlagen einer vollwertigen pflanzlichen Ernährung dargestellt, die, ohne zu hungern, bestens zum gesunden Abnehmen geeignet ist.

Mit dieser nachhaltigen Ernährungsform erhalten Sie gleichzeitig die Lebensgrundlagen unserer Kinder und weiterer Nachkommen. Denn neben vielen anderen Bereichen muss auch unsere Ernährung deutlich enkeltauglicher und zukunftsfähiger werden, was nur durch aktives Handeln jedes einzelnen Menschen erreicht werden kann.

Denn wirklich klug ist nur, wer nicht nur viel weiß, sondern dieses Wissen auch umsetzt. Dieses Buch ist als freundliches Angebot gemeint. Es soll genügend Wissen vermitteln und dadurch gleichzeitig eine kräftige Motivation sein, dem eigenen Übergewicht endlich den Laufpass zu geben.

Wir wünschen Ihnen von ganzem Herzen, dass Sie mit dieser gesunden Pflanzenkost viel Erfolg haben, Ihr angestrebtes Wunschgericht erreichen und fortan in Gesundheit und mit Freude ein leichteres Leben genießen werden.

Ihre Petra Bracht und Ihr Claus Leitzmann

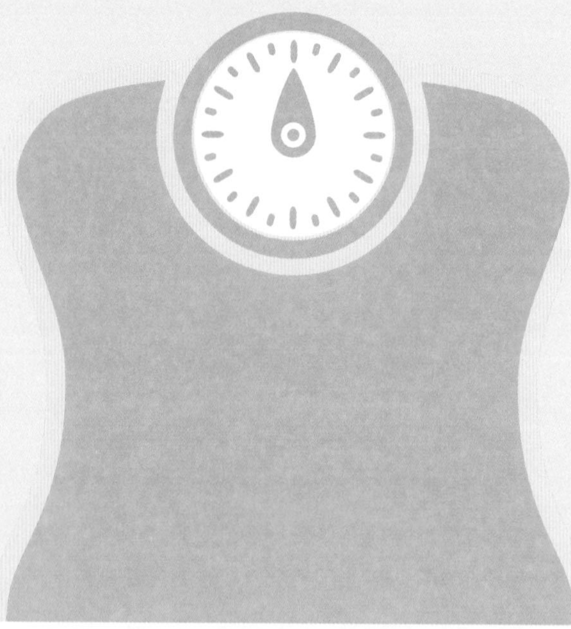

ANHANG

Danksagung

Sachbücher profitieren davon, wenn sie von mehreren Autoren geschrieben werden, denn so können widersprechende Standpunkte, Bewertungen und Empfehlungen – die in der Ernährungswissenschaft nicht selten sind – dargestellt werden, sodass sie nicht zur weiteren Verunsicherung der Leserinnen und Leser beitragen. Wie bereits bei unserem Buch »Klartext Ernährung« haben wir uns entschieden, auch dieses Buch zu zweit zu schreiben.

Dabei haben wir uns auf das Fachwissen von Pionieren auf dem Gebiet der Ernährung gestützt, die sich schon lange und auch weiterhin dem Thema Ernährung und besonders dem Abnehmen widmen. Die wichtigsten Vertreter sind in der Bücherliste genannt. Wir danken allen, die uns wissentlich, aber auch unwissentlich durch ihre Publikationen unterstützt haben.

Ganz besonders bedanken wir uns bei Roland Liebscher-Bracht, der einen wesentlichen Anteil an der Konzeption von Buch I hatte. Sein Engagement, seine Ideen und seine Vorschläge sind ein wichtiger Beitrag zur Motivation und Umsetzung der Maßnahmen, die zu einem erfolgreichen Abnehmen führen, wie das extra für dieses Buch erstellte einfache, aber hocheffektive Übungsprogramm.

Ein besonderer Dank gilt Nicole Just für die Entwicklung der passenden Rezepte für genussvolle Gerichte, ohne die ein aussichtsreiches Abnehmen nicht gelingen kann. Diese Rezepte sind ein Herzstück des Buches und bestimmen maßgeblich den Erfolg der Abnehmwilligen.

Wir bedanken uns bei Dr. med. Anne Fleck für ihren prägnanten O-Ton.

Ein großes Dankeschön gilt unserer Lektorin Dr. Karin Henke-Wendt, die unsere Entwürfe so korrigiert und leicht verständlich gemacht hat, dass die Leserinnen und Leser die verschiedenen Darstellungen ohne Stolpern nachvollziehen können. Ein weiteres Danke auch an Sylvie Hinderberger, die für noch mehr Motivation im Buch I gesorgt hat.

Herzlichen Dank an den Programmleiter Johannes Engelke vom Mosaik Verlag, der durch seine Ratschläge und Geduld zum Gelingen des Buches beigetragen hat. Unser Dank gilt auch seinem Team, ganz besonders Karin Weber, die alle Fäden in der Hand hatte, um ein rundes Ganzes zu formen.

Schließlich bedanken wir uns bei unseren Ehepartnern, Roland Liebscher-Bracht und Ille Leitzmann, für ihr Verständnis dafür, dass wir sehr viel Zeit mit dem Verfassen des Buches verbracht haben und dadurch private Anliegen zu oft vernachlässigt haben.

Bücher der Autoren

Dr. Petra Bracht

Liebscher-Bracht R., Bracht P.: Schmerzfrei und beweglich bis ins hohe Alter. Mosaik Verlag, München 2022.

Bracht P., Just N.: Gesundmacher Intervallfasten. Gräfe und Unzer, München 2022.

Bracht P., Leitzmann C.: Klartext Ernährung. Goldmann Verlag, München 2021.

Liebscher-Bracht R., Bracht P.: Nackenschmerzen selbst behandeln. Gräfe und Unzer, München 2021.

Bracht P.: Abnehmen garantiert. Gräfe und Unzer, München 2021.

Liebscher-Bracht R., Bracht P.: Kiefer & Zähneknirschen Schmerzen selbst behandeln. Gräfe und Unzer, München 2021.

Liebscher-Bracht R., Bracht P.: Rücken & Bandscheiben Schmerzen selbst behandeln. Gräfe und Unzer, München 2020.

Lafer J., Bracht P., Liebscher-Bracht R.: Essen gegen Arthrose. Gräfe und Unzer, München 2020.

Bracht P., Leitzmann C.: Klartext Ernährung. Mosaik Verlag, 2020.

Bracht P.: Intervallfasten. Gräfe und Unzer, München 2019.

Liebscher-Bracht R., Bracht P.: Ischias & ISG-Schmerzen selbst behandeln. Gräfe und Unzer, München 2019.

Liebscher-Bracht R., Bracht P.: Knie & Meniskus Schmerzen selbst behandeln. Gräfe und Unzer, München 2019.

Bracht P., Flatt M.: Das Kochbuch zum Intervallfasten. Gräfe und Unzer, 2019.

Bracht P.: Meine Gesundheitsformel - Gesund, schlank, glücklich. Gräfe und Unzer, München 2019.

Bracht P., Liebscher-Bracht R.: Rolle dich schmerzfrei. Goldmann Verlag, München 2019.

Bracht P., Liebscher-Bracht R.: Deutschland hat Rücken. Mosaik Verlag, München 2018.

Bracht P., Liebscher-Bracht R.: Die Arthrose-Lüge. Goldmann Verlag, München 2017.

Bracht P., Liebscher-Bracht R.: FaYo – Das Faszien-Yoga. Arkana, München 2016.

Prof. Dr. Claus Leitzmann

Wirsam J., Leitzmann C.: Die Vermessung der Ernährung. Ulmer, Stuttgart 2022.

Diehl H., Mildenstein K., Leitzmann C.: Health Power. ibidem Verlag, Stuttgart 2020.

Bracht P., Leitzmann C.: Klartext Ernährung. Mosaik Verlag, München 2020.

Leitzmann C., Keller M.: Vegetarische und vegane Ernährung. Ulmer Verlag, Stuttgart (1. Aufl. 1996), 4. Aufl. 2019.

Elstner F., Leitzmann C.: Leben geht durch den Magen. Piper Verlag, München 2019.

Leitzmann C.: Veganismus. C. H. Beck Verlag, Stuttgart 2018.

Stange R., Leitzmann C.: Ernährung und Fasten als Therapie. Springer, Heidelberg (1. Aufl. 2010), 2. Aufl. 2018.

Leitzmann C.: Die 101 wichtigsten Fragen zur gesunden Ernährung. C. H. Beck Verlag, München (1. Aufl. 2010), 2. Auflage 2013.

Koerber K. v., Männle T., Leitzmann C.: Vollwert-Ernährung: Konzeption einer zeitgemäßen und nachhaltigen Ernährungsweise. Haug Verlag, Stuttgart (1. Aufl. 1981), 11. Aufl. 2012.

Leitzmann C.: Vegetarismus: Grundlagen, Vorteile, Risiken. C. H. Beck Verlag, München (1. Aufl. 2001), 4. Aufl. 2012.

Leitzmann C., Beck A., Hamm U., Hermanowski R.: Praxishandbuch Bio-Lebensmittel: Anbau, Recht, Kontrolle, Verarbeitung, Vermarktung. Loseblattsammlung. Behr's Verlag, Hamburg (1. Aufl. 1996–2003), 2. Aufl. 2004–2012.

Hoffmann I., Schneider K., Leitzmann C.: Ernährungsökologie. Komplexen Herausforderungen integrativ begegnen. oekom Verlag, München 2011.

Leitzmann C., Million H.: Vollwertküche für Genießer. Bassermann, München (1. Aufl. 1988), 5. Aufl. 2010.

Leitzmann C. Müller C., Michel P., Brehme U., Triebel T., Hahn A., Laube H.: Ernährung in Prävention und Therapie. Hippokrates Verlag, Stuttgart (1. Aufl. 2001), 3. Aufl. 2009.

Leitzmann C., Keller M., Hahn A.: Alternative Kostformen. Hippokrates Verlag, Stuttgart (1. Aufl. 1999), 2. Aufl. 2005.

Watzl B., Leitzmann C.: Bioaktive Substanzen in Lebensmitteln. Hippokrates Verlag, Stuttgart (1. Aufl. 1995), 3. Aufl. 2005.

Leitzmann C., Dittrich K.: Bioaktive Substanzen – Pflanzenpower für das Immunsystem. Haug Verlag, Stuttgart 2003.

Schmiedel V., Leitzmann C., Lützner H., Heine H.: Ernährungsmedizin in der Naturheilkunde. Urban und Fischer (1. Aufl. 1999), 2. Aufl. 2001.

Leitzmann C., Million H.: Power Food. Lustvoll schlemmen mit bioaktiven Substanzen. Gräfe und Unzer Verlag, München (1. Aufl. 1998), 2. Aufl. 1999.

Leitzmann C., Hahn A.: Vegetarische Ernährung – gesund und bewusst essen. Trias Verlag, Stuttgart 1998.

Leitzmann C., Groeneveld M.: Gesundheit kann man essen. Bioaktive Stoffe in Lebensmitteln. Deutscher Taschenbuch Verlag, München 1997.

Leitzmann C., Weiger M., Kurz M.: Ernährung bei Krebs. Gräfe und Unzer Verlag, München 1996.

Dittrich K., Leitzmann C.: Bioaktive Substanzen. Trias Verlag, Stuttgart 1996.

Leitzmann C., Dauer U.: Dictionary of Nutrition (English/German/French/Italian/Spanish). Ulmer Verlag, Stuttgart 1996.

Leitzmann C., Dittrich K., Kurz C., Kurz G.: Das Immunsystem stärken durch vegetarische Küche. Falken Verlag, Niedernhausen 1996.

Leitzmann C., Dittrich K., Kurz C., Kurz G.: Vegetarisch kochen und genießen. Falken Verlag, Niedernhausen 1992 (als Taschenbuch, 1995).

Spitzmüller E.-M., Schönfelder-Pflug K., Leitzmann C.: Ernährungsökologie: Essen zwischen Genuss und Verantwortung. Haug Verlag, Heidelberg 1993.

Leitzmann C., Laube H., Million H.: Vollwertküche für Diabetiker. Falken-Verlag, Niedernhausen 1990.

Hollen A. v., Leitzmann C.: Richtige Ernährung in der Risikogesellschaft. Govi Verlag, Eschborn 1989.

Leitzmann C., Öhrig E., Dauer U.: Wörterbuch der Ernährungswissenschaft (Deutsch/Englisch/Französisch/Italienisch/Spanisch). Ulmer Verlag, Stuttgart 1988.

Glasauer P., Leitzmann C.: Nahrungsmittelhilfe in Katastrophenfällen (Leitfaden). (Als englische Ausgabe: Food aid in disasters, 1988), Diakonisches Werk, Stuttgart, (1. Aufl. 1982), 2. Aufl. 1988.

Glasauer P., Friedrich-Kaiser J., Leitzmann C.: Nahrungsmittelhilfe in Form von Milchprodukten. Weltforum Verlag, Köln 1986.

Diehl J. M., Leitzmann C.: Measurement and determinants of food habits and food preferences, EURO-NUT, Wageningen NL 1985.

Sichert W., Oltersdorf U., Leitzmann C.: Ernährungs-Erhebungs-Methoden. Umschau Verlag, Frankfurt 1984.

Kaluza H., Leitzmann C.: Die Kosten der Unterernährung. Zentrum für regionale Entwicklungsforschung, Universität Gießen 1982.

Leitzmann C., Oltersdorf U.: Möglichkeiten zur Verbesserung der Ernährungssituation in Entwicklungsländern. Weltforum Verlag, Köln 1981.

Weitere Angebote zu Ihrer Unterstützung

Ihr direkter Kontakt zu uns
Dr. med. Petra Bracht
Liebscher-Bracht Behandlungszentrum
Kisseleffstrase 10
D-61348 Bad Homburg
+49 (0)6172-17 10 50
info@drpetrabracht.de

Liebscher & Bracht
Büro/Verwaltung
Kaiser-Friedrich-Promenade 111
D-61348 Bad Homburg
+49 (0)6172-139 59 89
service@liebscher-bracht.com

Liebscher & Bracht
Ausbildungszentrum
Schaberweg 7
D-61348 Bad Homburg
+49 (0) 6172-139 59 49
ausbildung@liebscher-bracht.com

Websites
www.drpetrabracht.de
www.liebscher-bracht.com

Social-Media-Kanäle
Instagram: @dr.petrabracht
YouTube: Dr. Petra Bracht

Kostenfreie Übungen
www.liebscher-bracht.com/youtube
https://www.instagram.com/liebscher.bracht
https://de-de.facebook.com/Schmerzspezialisten/
https://www.pinterest.de/liebscherbracht/
https://www.tiktok.com/@liebscher.bracht

Die Liebscher & Bracht-App
www.lie-br.com/app

Weiterführende Bücher

Barnard N. D.: Raus aus der Käsefalle. Warum der Verzicht auf Käse uns schlanker, gesünder und vitaler macht. Unimedica Verlag, Kandern 2018.

Bircher-Benner M.: Ordnungsgesetze des Lebens. Edition Bircher-Benner, CH-Braunwald 2014.

Bruker M. O.: Unsere Nahrung - unser Schicksal. Lahnstein. Emu-Verlag, Lahnstein 2016.

Campbell T. C., Campbell T. M.: China Study - die wissenschaftliche Begründung für eine vegane Ernährungsweise. Verlag Systemische Medizin, Bad Kötzting 2004.

Campbell T. C.: Interessen. Verlag Systemische Medizin, Bad Kötzting 2014.

Diamond H., Diamond M.: Fit fürs Leben. Waldthausen Verlag, Ritterhude 1990.

Dobos G.: Chronische Krankheiten natürlich behandeln. ZS Verlag, München 2012.

Dobos G.: Das gestresste Herz. Scorpio Verlag, München 2019.

Enders G.: Darm mit Charme. Ullstein Verlag, Berlin 2018.

Englert H., Siebert S.: Vegane Ernährung. Haupt Verlag, Bern 2016.

Esselstyn C. B.: Essen gegen Herzinfarkt. Trias Verlag, Stuttgart 2017.

Foer J. S.: Tiere essen. Fischer, Frankfurt am Main 2012.

Foer J. S.: Wir sind das Klima. Kiepenheuer & Witsch, Köln 2019.

Grabola A.: Kein Fleisch macht glücklich. Goldmann Verlag, München 2012.

Greger M.: How not to die. Unimedica Verlag, Kandern 2016.

Greten H. J.: Kursbuch Traditionelle Chinesische Medizin. Thieme Verlag, Heidelberg 2017.

Grober U.: Die Entdeckung der Nachhaltigkeit. Kunstmann Verlag, München 2013.

Jacob L. M.: Dr. Jacobs Weg des genussvollen Verzichts. NutricaMedia, Heidesheim am Rhein 2013.

Katz D.: The truth about food. Dystel & Goderich, New York 2018.

Keller M., Gätjen G.: Vegane Ernährung. Schwangerschaft, Stillzeit und Beikost. Ulmer Verlag, Stuttgart 2017.

Keller M., Sabersky A.: Öfter mal die Sau rauslassen. Ulmer Verlag, Stuttgart 2022.

Kleine-Gunk, B.: Abnehmen mit Sirtfood, GU Verlag, München 2017.

Kollath W.: Die Ordnung unserer Nahrung. Haug, Stuttgart 2005.

Kuchenbaur A.: Vegan - warum vegane Ernährung uns und die Welt heilt. Trias, Stuttgart 2015.

Lendle G., Bracht P.: No-Fat Cookbook, Trias Verlag, Stuttgart 2017.

Longo V.: Iss dich jung. Goldmann Verlag, München 2018.
Michalsen A.: Heilen mit der Kraft der Natur. Insel Verlag, Berlin 2017.
Michalsen A.: Mit Ernährung heilen. Insel Verlag, Berlin 2019.
Mutter J.: Grün essen. VAK Verlag, Freiburg 2019.
Piquardt J.: Lust auf Pflanzenkost. G5 NETZ Verlag, Ulm 2017.
Pollan M.: Lebensmittel. Goldmann Arkana Verlag, München 2009.
Precht R. D.: Tiere denken. Goldmann Verlag, München 2016.
Rittenau N.: Vegan-Klischee ade. Ventil Verlag, Mainz 2018.
Rollinger M.: Milch besser nicht. You Verlag, Erfurt 2007.
Sabersky A.: Einfach fermentieren. Gesund durch fermentiertes Superfood. Heyne Verlag, München 2017.
Schatalova, G.: Wir fressen uns zu Tode. Goldmann Verlag, München 2002.
Semler E.: Rohkost. Historische, therapeutische und theoretische Aspekte einer alternativen Ernährungsform. Dissertation, Universität Gießen, 2006.
Sinclair, D. A.: Das Ende des Alterns, DuMont, Köln 2019.
Volkert D.: Ernährung im Alter. De Gruyter Verlag, Berlin 2015.
Wendt L.: Eiweißspeicherkrankheiten. Haug Verlag, Heidelberg 1984.
Willett W., Skerrett P.: Gesunde Ernährung. Trias Verlag, Stuttgart 2022.
Worlitschek M.: Säure-Basen-Haushalt –Grundlagen und Therapie. Thieme, Stuttgart 2019.

Literaturverzeichnis

Anbauverbände Logos: https://www.bund.net/themen/massentierhaltung/haltungskenn zeichnung/bio-siegel

Awe M.: Wohlfühlgewicht. Knaur, München, 2019.

Ballon A. et al.: Breakfast skipping is associated with increased risk of Type 2 diabetes among adults: a systematic review and meta-analysis of prospective cohort studies. J Nutr 149(1):106-113, 2019.

Bitok E. et al.: Effects of long-term walnut supplementation on body weight in free-living elderly: results of a randomized controlled trial. Nutrients 10(9):1317, 2018.

Bobe G. et al.: A randomized controlled trial of long-term (R)-α-lipoic acid supplementation promotes weight loss in overweight or obese adults. J Nutr. 150(9):2336-2345, 2020.

Campbell T. C.: InterEssen – Ernährungswissenschaft zwischen Ökonomie und Gesundheit. Verlag Systemische Medizin, Bad Kötzting 2014.

Cannon G., Leitzmann C.: Commentary. Food and nutrition science - the new paradigm. Asia Pac J Clin Nutr 31 (1): 1-15, 2022.

Craddock J. C.: et al.: Vegetarian-based dietary patterns and their relation with inflammatory and immune biomarkers: a systematic review and meta-analysis. Adv Nutr 10(3):433-451, 2019.

Crosby L. et al.: Ketogenic diets and chronic disease: weighing the benefits against the risks. Front Nutr 8:702802, 2021.

DGE (Deutsche Gesellschaft für Ernährung): Niedrige Energiedichte bei Lebensmitteln unterstützt Übergewichtige beim Abnehmen. DGEinfo 11:162-165, 2016.

Elmadfa I. et al.: Nährwert-Kalorien Tabelle. Gräfe und Unzer Verlag, Stuttgart 2021/22.

Fernández-Rodríguez R. al.: The relationship of tree nuts and peanuts with adiposity parameters: a systematic review and network meta-analysis. Nutrients 13(7):2251, 2021.

Freisling H. et al.: Nut intake and 5-year changes in body weight and obesity risk in adults: results from the EPIC-PANACEA study. J. Eur J Nutr 57(7):2399-2408, 2018.

Froböse, I.: Der Stoffwechselkompass. Ullstein Verlag, Stuttgart 2022.

Garaulet M. et al.: Timing of food intake predicts weight loss effectiveness. Int J Obes 37(4):604-11, 2013.

Gregory R. (2006): AMP-activated protein kinase-the fat controller of the energy railroad. Can J Physiol Pharmacol. 84(7):655-65.

Guarneiri L. L., Cooper J. A.: Intake of nuts or nut products does not lead to weight gain, independent of dietary substitution instructions: a systematic review and meta-analysis of randomized trials. Adv Nutr. 12(2):384-401, 2021.

Holt S. H. et al.: A satiety index of common foods. Eur J Clin Nutr 49(9):675-90, 1995.

Jeon S.-M.: Regulation and function of AMPK in physiology and diseases. Exp Mol Med. 48(7):e245, 2016.

Kang J. W., Zivkovic A. M.: Are eggs good again? A precision nutrition perspective on the effects of eggs on cardiovascular risk, taking into account plasma lipid profiles and TMAO. J Nutr Biochem 100:108906, 2022.

Koerber K. v., Männle T., Leitzmann C.: Vollwert-Ernährung. Haug, Stuttgart 2012.

Leitzmann C. et al.: Die Gießener Formel. Aktuelle Definition der Vollwert-Ernährung. UGB-Forum 20: 257, 2003.

Li V. L., He Y., Contrepois K. et al: An exercise-inducible metabolite that suppresses feeding and obesity. Nature 606(7915):785-790, 2022.

Li X., Fan Z., Cui J. et al.: Trimethylamine N-Oxide in Heart Failure: A Meta-Analysis of Prognostic Value. Front Cardiovasc Med. 9:817396, 2022.

Livingstone K. M. et al.: FTO genotype and weight loss: systematic review and meta-analysis of 9563 individual participant data from eight randomised controlled trials. BMJ 2016;354:i4707, 2016.

Lopez-Minguez J. et al.: Timing of breakfast, lunch, and dinner. Effects on obesity and metabolic risk. Nutrients 11(11):2624, 2019.

McCrory M. A. et al. Dietary variety within food groups: association with energy intake and body fatness in men and women. Am J Clin Nutr 69(3):440-447, 1999.

McHill A. W. et al.: Later circadian timing of food intake is associated with increased body fat. Am J Clin Nutr 106(5):1213-1219, 2017.

Melnik B. C. et al.: Gesundheitsrisiken durch Milchkonsum. Eine kritische Bewertung aus ärztlicher Sicht. MMW - Fortschritte der Medizin | Sonderheft 4/2021.

Morewedge C. K. et al.: Thought for food: imagined consumption reduces actual consumption. Science 330(6010):1530-3, 2010.

Nelles D., Serrer C.: Die Klimalösung. Bonitasprint, Würzburg 2021.

Pape D. et al.: Schlank im Schlaf. Gräfe und Unzer, München 2006.

Picó C. et al.: Leptin as a key regulator of the adipose organ. Rev Endocr Metab Disord 23 (1): 13-30, 2022.

Porflitt-Rodríguez M., Guzmán-Arriagada V., Sandoval-Valderrama R. et al.: Effects of aerobic exercise on fibroblast growth factor 21 in overweight and obesity. A systematic review. Metabolism. 129:155137. 2022.

Ravula A. R., Teegala S. B., Kalakotla S., Pasangulapati J. P., Perumal V., Boyina H. K.: Fisetin, potential flavonoid with multifarious targets for treating neurological disorders: An updated review. Eur J Pharmacol 910:174492. doi: 10.1016/j.ejphar.2021.174492.

Ritchie H., Moser M.: Our World in Data, Global Carbon Project, Carbon Dioxide Analysis Center. Aufgerufen 15.09.2022.

Shi Q. et al.: Pharmacotherapy for adults with overweight and obesity: a systematic review and network meta-analysis of randomised controlled trials. Lancet 399(10321):259-269, 2022.

Sievert K. et al.: Effect of breakfast on weight and energy intake: Systematic review and meta-analysis of randomised controlled trials. BMJ 364:l42, 2019.

Spadaro O. et al.: Caloric restriction in humans reveals immunometabolic regulators of health span. Science 375 (8:6581):671-677, 2022.

Spann R. A., Morrison C. D., den Hartigh L. J.: The nuanced metabolic functions of endogenous FGF21 depend on the nature of the stimulus, tissue source, and experimental model. Front Endocrinol (Lausanne). 12:802541, 2022.

Steinberg G. R. (2006): AMP-activated protein kinase – the fat controller of the energy railroad. Can J Physiol Pharmacol. 84(7):655-65.

Wan Y. et al.: Effects of dietary fat on gut microbiota and faecal metabolites, and their relationship with cardiometabolic risk factors: a 6-month randomised controlled-feeding trial. Gut 68(8):1417-1429, 2019.

Worlitschek M.: Säure-Basen-Haushalt – Grundlagen und Therapie. Thieme, Stuttgart 2019.

Wu C. T., Chaffin A .T., Ryan K. K.: Fibroblast growth factor 21 facilitates the homeostatic control of feeding behavior. J Clin Med. 11(3):580, 2022.

Yu G. et al.: Poultry and fish intake and pancreatic cancer risk: a systematic review and meta-analysis. Nutr Cancer. 74 (1), 55-67, 2022.

Zhang Y., Wang Y., Ke B., Du J.: TMAO: how gut microbiota contributes to heart failure. Transl Res. 228:109-125, 2021.

Zhao B., Gan L., Graubard B. I. et al.: Associations of dietary cholesterol, serum cholesterol, and egg consumption with overall and cause-specific mortality, and systematic review and updated meta-analysis. Circulation. 2022. doi:10.1161/CIRCULATIONAHA.121.057642.

Zhong V. W. et al.: Associations of dietary cholesterol or egg consumption with incident cardiovascular disease and mortality. JAMA 321 (11):1081-1095, 2019.

Sachregister

O

P

R

S

T

U

Rezeptregister

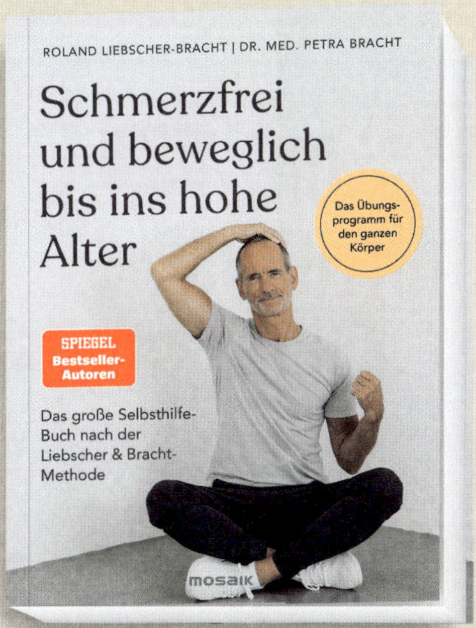

ROLAND LIEBSCHER-BRACHT | DR. MED. PETRA BRACHT
Schmerzfrei und beweglich bis ins hohe Alter
Das Übungsprogramm für den ganzen Körper
SPIEGEL Bestseller-Autoren
Das große Selbsthilfe-Buch nach der Liebscher & Bracht-Methode
mosaik

Unsere Leseempfehlung

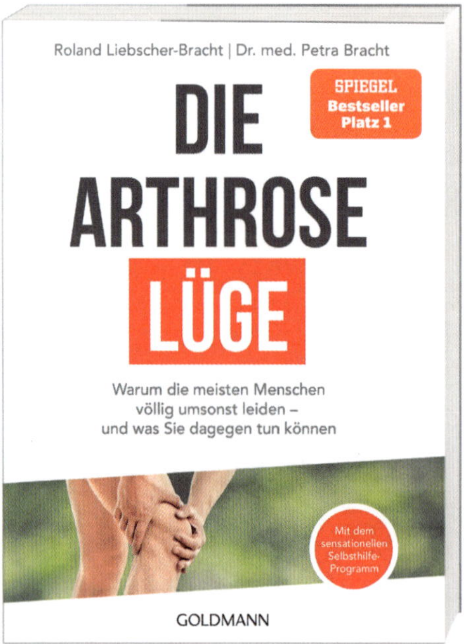

280 Seiten
Auch als E-Book erhältlich

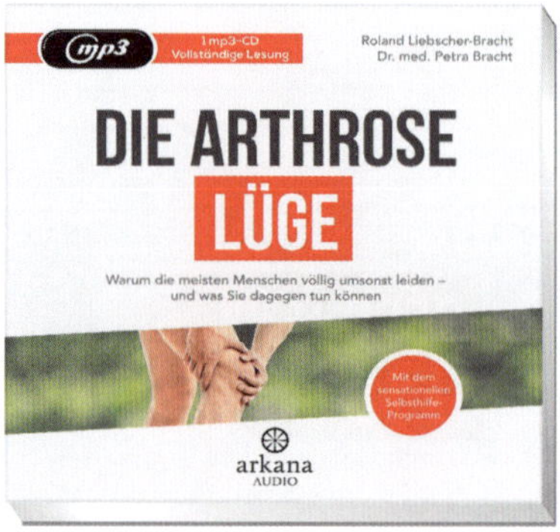

1 mp3-CD
Auch als Download erhältlich

Arthrose ist die weltweit häufigste Gelenkerkrankung und das Schmerzthema Nr. 1. Viele meinen bis heute, Arthrose sei ein von der Genetik vorbestimmtes, nicht heilbares Schicksal. Die bekannten Schmerzspezialisten Liebscher & Bracht sind überzeugt vom Gegenteil. Dieses Buch erklärt, wie wir Arthrose wirklich umkehren können. Es bietet ein hochwirksames Regenerationsprogramm mit zahlreichen bebilderten Übungen und ausführlichen Empfehlungen zur richtigen Ernährung.

goldmann-verlag.de

GOLDMANN

Für ein schlankes gesundes Leben und dauerhaftes Wunschgewicht

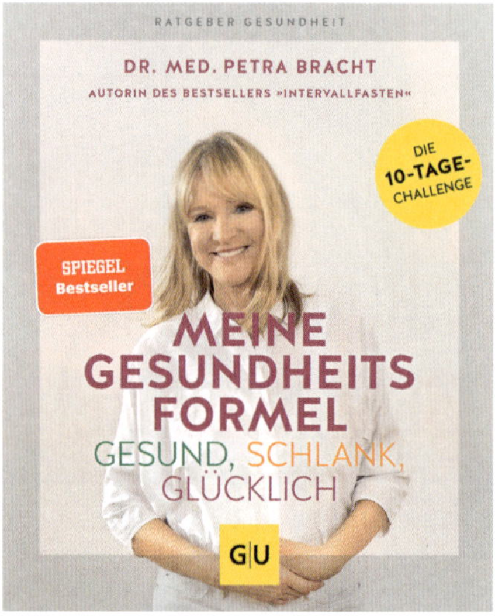

978-3-8338-6889-4

Das 10-Tage-Einsteigerprogramm für ein schlankes, gesundes Leben von Bestsellerautorin Dr. Petra Bracht.

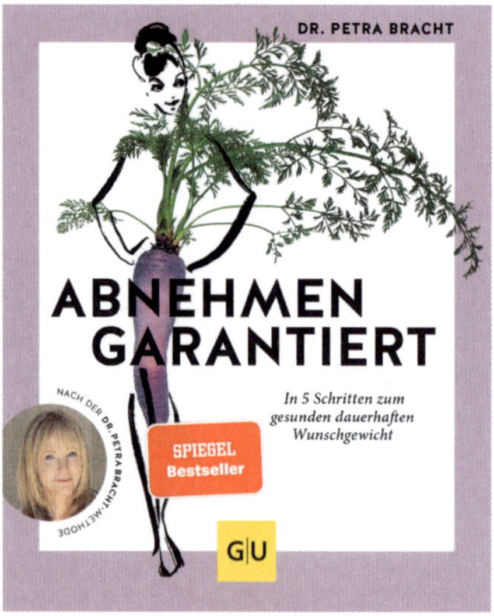

978-3-8338-7663-9

Das gezielt auf die Heilung aller Zivilisationskrankheiten ausgerichtete Abnehmprogramm der Intervallfasten-Päpstin.

Von der Intervallfastenexpertin Dr. Petra Bracht

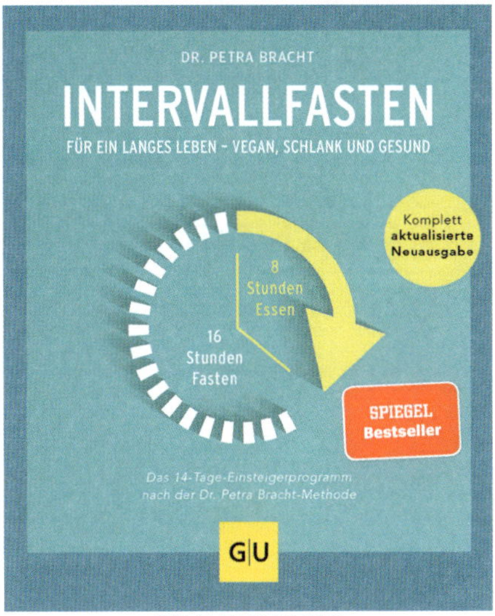

978-3-8338-7417-8

Gesunde Ernährungsweise und alltagstaugliche Diät in einem: Nehmen Sie ohne Jo-Jo-Effekt ab und bleiben Sie gesund.

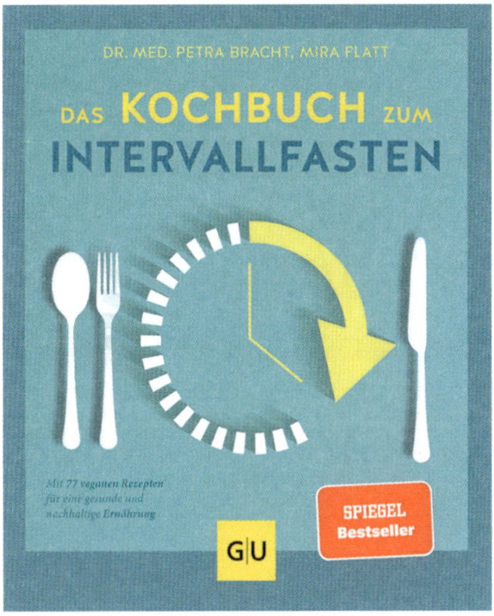

978-3-8338-7098-9

Die perfekte Begleitung durch den Fastentag: von der 16-stündigen Essenspause über das Fastenbrechen bis hin zur letzten Mahlzeit des Tages.

Heilen durch Intervallfasten mit einfachen veganen Rezepten

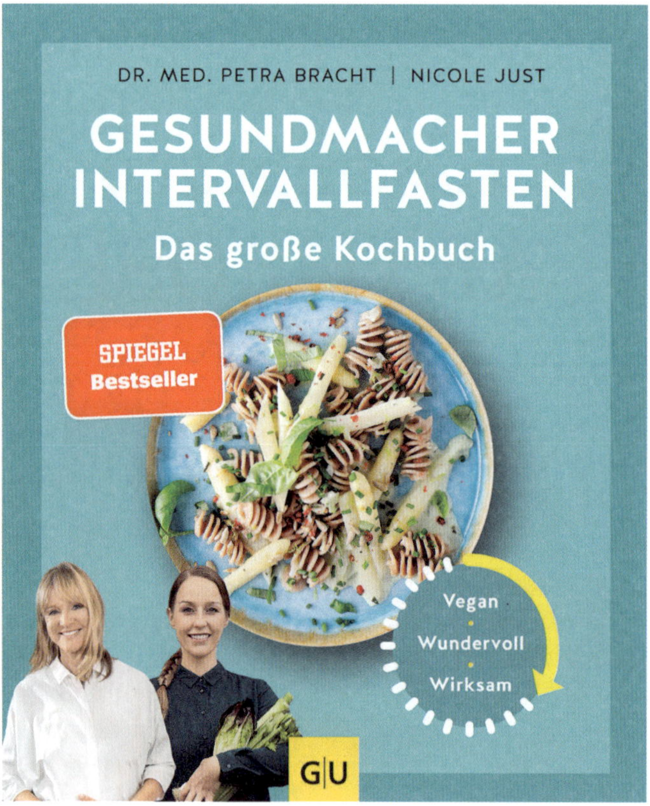

ISBN: 978-3-8338-8404-7

Intervallfasen heilt – das ist die Botschaft der Bestsellerautorinnen Dr. Petra Bracht und Nicole Just. Ihre 80 alltagsgerechten Gesundmacherrezepte helfen bei vielen chronischen Beschwerden und Erkrankungen und beugen vor.